**Nutrição Funcional
na Saúde da Mulher**

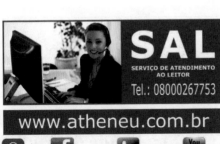

Nutrição Funcional na Saúde da Mulher

Autoras
Ana Paula da Silva Ramos
Bruna Ferreira Antunes
Juliana da Rocha Moreira
Natalia Gonçalves Mação

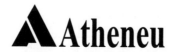

EDITORA ATHENEU

São Paulo — Rua Maria Paula, 123 – 13º andar –
Conjuntos 133 e 134
Tel.: (11) 2858-8750
E-mail: atheneu@atheneu.com.br

Rio de Janeiro — Rua Bambina, 74
Tel.: (21)3094-1295
E-mail: atheneu@atheneu.com.br

PRODUÇÃO EDITORIAL: Sandra Regina Santana
CAPA: Equipe Atheneu

CIP-BRASIL. CATALOGAÇÃO NA PUBLICAÇÃO
SINDICATO NACIONAL DOS EDITORES DE LIVROS, RJ

P279m
Ramos, Ana Paula da Silva
    Nutrição Funcional na Saúde da Mulher / Ana Paula da Silva Ramos, Bruna
Ferreira Antunes, Juliana da Rocha Moreira, Natalia Gonçalves Mação. - 1. ed. - Rio
de Janeiro : Atheneu, 2018.
    Formato: 17 x 24 cm

Inclui bibliografia
ISBN 978-85-388-0759-9

    1. Nutrição. 2. Saúde da Mulher. 3. Nutrição Funcional. 4 I. Ramos, Ana Paula
da Silva II. Antunes, Bruna Ferreira III. Moreira, Juliana da Rocha IV. Mação, Natalia
Gonçalves. IV. Título.

617.32
617.32   18-49103 CDD:

RAMOS, A. P. S.; ANTUNES, B. F.; MOREIRA, J. R.; MAÇÃO, N. G.
Nutrição Funcional na Saúde da Mulher

© Direitos reservados à EDITORA ATHENEU – Rio de Janeiro, São Paulo, 2018.

Autoras

Ana Paula da Silva Ramos

Nutricionista formada pela Universidade Federal do Rio de Janeiro (UFRJ), possui especialização em Nutrição Clínica, Metabolismo, Prática e Terapia Nutricional pela Universidade Estácio de Sá (Unesa). Atualmente, atua como nutricionista clínica e membro da Equipe Multidisciplinar de Terapia Nutricional no Instituto Estadual de Cardiologia Aloysio de Castro (IECAC) e no Hospital Municipal São Francisco Xavier.

Bruna Ferreira Antunes

Nutricionista formada em Nutrição pela Universidade Federal do Estado do Rio de Janeiro (Unirio), possui especialização em Nutrição Clínica e Pediátrica também pela Unirio e em Nutrição Clínica Funcional pela Universidade Cruzeiro do Sul (Unicsul). Coautora do livro Reaproveitamento Integral dos Alimentos: Economia Doméstica em Tempos de Crise e autora do livro SuCORterapia, pela Editora Atheneu. Atualmente é diretora administrativa e nutricionista do Centro de Nutrição Vida e Saúde e nutricionista clínica e membro da Equipe Multidisciplinar de Terapia Nutricional do Instituto Estadual de Cardiologia Aloysio de Castro (IECAC).

Juliana da Rocha Moreira

Nutricionista formada pela Universidade Federal do Estado do Rio de Janeiro (Unirio), mestre em Ciência de Alimentos pela Universidade Federal do Rio de Janeiro (UFRJ), pós-graduada em Nutrição Clínica pela Universidade Federal Fluminense (UFF) e em Fitoterapia Funcional pela Universidade Cruzeiro do Sul (Unicsul). Atualmente é diretora técnica e nutricionista clínica do Centro de Nutrição Vida e Saúde (CNVS), professora convidada da Fundação Educacional de Além Paraíba (FEAP), nutricionista do Hospital Municipal Nelson Sá Earp e Parecerista do Núcleo de Assessoria Técnica do Estado do Rio de Janeiro (NAT-RJ). Possui experiência em Nutrição Hospitalar e desempenhou atividades docentes na FEAP, na Universidade Castelo Branco (UCB) e na especialização a distância em Saúde da Família na Coordenadoria de Educação a Distância da Unirio.

Natalia Gonçalves Mação

Nutricionista graduada pelo Instituto Metodista Bennett, mestre em Ciências Morfológicas pela Universidade Federal do Rio de Janeiro (UFRJ), pós-graduada em Nutrição Clínica e Funcional pela Universidade Estácio de Sá (Unesa), com ênfase em Saúde da Mulher. Foi docente e coordenadora do curso de graduação em Nutrição do Instituto Metodista Bennett. Atualmente é nutricionista clínica e membro da equipe multidisciplinar de Terapia Nutricional do Instituto Estadual de Cardiologia Aloysio de Castro (IECAC) e professora convidada do curso de Especialização em Nutrição Clínica da Universidade do Grande Rio (Unigranrio).

Agradecimentos

A Deus, por nos possibilitar a confecção desta obra e nos iluminar na bela missão de ajudar as pessoas por meio da Ciência da Nutrição. Aos nossos mestres, alunos e pacientes, por serem os responsáveis pelo incessante desejo de ampliar nossos conhecimentos como nutricionistas e compartilhá-los. A todas as pessoas que estiveram ao nosso lado, ajudando-nos e incentivando-nos a concretizar este trabalho e, especialmente, aos nossos amigos, companheiros e familiares, que são a razão do nosso viver, que nos deram força e ânimo e, por vezes, entenderam nossas ausências. Agradecemos também a todas as mulheres que foram fontes de inspiração no tema e que possuem o direito a um viver saudável e feliz.

Apresentação

A saúde da mulher envolve aspectos emocionais, sociais e seu bem-estar físico, sendo determinada por um contexto político, cultural e econômico, além do biológico. O conceito da saúde da mulher é resultado de análises da condição feminina que abrange as esferas de produção e reprodução e aborda as complexas relações entre ambos, tanto no tocante às práticas sociais quanto às ideológicas[1]. Essa ampla definição reconhece a validade das experiências das mulheres, suas opiniões sobre saúde e suas experiências[2]. Esse campo de estudo, de natureza multidisciplinar, inclui de análises históricas de estereótipos culturais a avaliações de tecnologias reprodutivas de ponta[1].

O organismo da mulher possui características específicas que lhe permitem desempenhar as atividades que lhe são próprias. O corpo da mulher modifica em função da idade, passando por alterações e evoluções que provocam mudanças físicas e psíquicas muito relevantes nas várias fases da vida[3].

A saúde das mulheres durante os anos férteis ou reprodutivos é relevante não apenas para as mulheres em si, mas pelo impacto na saúde e no desenvolvimento da próxima geração. As mulheres, por possuírem expectativa de vida maior que a dos homens, representam uma proporção crescente na população idosa e a sociedade precisa se preparar para prevenir e administrar problemas crônicos de saúde, frequentemente associados à velhice. O estabelecimento de hábitos saudáveis desde cedo pode ajudar as mulheres a desfrutar de uma vida ativa até atingir idade avançada[4].

As opções de estilos de vida modificáveis incluem nutrição adequada, administração do peso corporal, redução do estresse, prática de exercícios físicos e suspensão do uso de drogas, inclusive fumo e álcool[5].

Os bons hábitos alimentares são de extrema importância na prevenção e no tratamento dos distúrbios que comprometem a saúde da mulher[4]. A inclusão de alimentos funcionais, caracterizados por oferecer benefícios à saúde, além do valor nutritivo inerente à sua composição química, desempenhando papéis benéficos ao organismo, é estudada com a finalidade de serem inseridos em uma dieta balanceada, auxiliando no tratamento de acometimentos da saúde[6,7].

A prevenção e o tratamento dos agravos de saúde comuns nas mulheres e das consequências das oscilações hormonais - próprias da fisiologia feminina - de forma mais natural demandam a realização de ajustes alimentares compatíveis com as necessidades nutricionais, além do emprego de alternativas funcionais. Diante disso, torna-se relevante ampliar o conhecimento sobre o papel da nutrição na saúde da mulher nas diferentes fases da vida.

Juliana da Rocha Moreira

REFERÊNCIAS BIBLIOGRÁFICAS

1. Giffin KM. Mulher e saúde. Cadernos de Saúde Pública. 1991 abr/jun;7(2): 133-4.
2. Melo SB. Saúde da mulher: acolhimento na clínica municipal de referência em saúde da mulher. Caruaru/Recife, 2012.
3. Pinotti JA. Saúde da mulher. São Paulo. 2004.
4. Organização Mundial da Saúde. Mulheres e saúde: evidências de hoje, agenda de amanhã. 2011
5. Botogoski SR, Lima SMRR, Ribeiro PAAG, Tsutomu Aoki. Os benefícios do exercício físico para mulheres após a menopausa. Arq Med Hosp Fac Cienc Med Santa Casa São Paulo. 2009.
6. Neumann P, Cruz AI, Simioni E, Silva EAF. Alimentos saudáveis, alimentos funcionais, fármaco alimentos, nutracêuticos: você já ouviu falar? Higiene Alimentar. 2002;14:19-23.
7. Taipina MS, Fonts MAS, Cohen VH. Alimentos funcionais – Nutracêuticos. Higiene Alimentar. 2002;16(100):28-9.

Prefácio

Foi com muita alegria e honra que recebi o convite para fazer este prefácio. Fico feliz ao ver uma nova geração de nutricionistas trabalhando com dedicação e compromisso a ciência da Nutrição, principalmente em áreas pouco exploradas.

Este livro que versa sobre o tema "Nutrição e saúde da mulher", vem preencher uma lacuna científica existente. Em todo momento, as autoras apresentam os conteúdos fisiológicos e fisiopatológicos, usando uma linguagem simples e acessível. Vale destacar que, incessantemente, buscou-se enfatizar os aspectos nutricionais nas principais alterações da mulher, o que o torna um importante veículo de informações na área.

A leitura deste livro permitirá ao leitor o aprofundamento da importância da Nutrição, que, ser for implementada diariamente, com certeza melhorará sua saúde e seu bem-estar.

Para finalizar, com o coração esperançoso, desejo que este seja o primeiro de muitos outros livros que ajudem a divulgar a importância e a necessidade da alimentação saudável para todas nós!

Boa leitura!

Cláudia dos Santos Cople Rodrigues
Professora-associada do Instituto de Nutrição da Universidade do Estado do
Rio de Janeiro (UERJ) e coordenadora do Centro de Referência de Nutrição à Pessoa com
Doença Falciforme (Nutrifal)

Sumário

1. HORMÔNIOS SEXUAIS FEMININOS, CONTROLE HORMONAL DO CICLO REPRODUTIVO E CICLO MENSTRUAL, 1
Natalia Gonçalves Mação

2. NUTRIÇÃO NA SAÚDE DA GESTANTE, 17
Bruna Ferreira Antunes
Natalia Gonçalves Mação

3. SÍNDROME PRÉ-MENSTRUAL, 63
Ana Paula da Silva Ramos

4. CANDIDÍASE VULVOVAGINAL, 83
Ana Paula da Silva Ramos

5. SÍNDROME DO OVÁRIO POLICÍSTICO, 99
Bruna Ferreira Antunes

6. ENDOMETRIOSE, 121
Natalia Gonçalves Mação

7. CLIMATÉRIO E MENOPAUSA: UMA FASE NA VIDA DAS MULHERES, 149
Juliana da Rocha Moreira

APÊNDICE, 173

ÍNDICE REMISSIVO, 179

CAPÍTULO 1

HORMÔNIOS SEXUAIS FEMININOS, CONTROLE HORMONAL DO CICLO REPRODUTIVO E CICLO MENSTRUAL

Natalia Gonçalves Mação

HORMÔNIOS SEXUAIS FEMININOS E CONTROLE DO CICLO REPRODUTIVO

A reprodução é um evento que requer a coordenação do sistema nervoso em conjunto com órgãos periféricos. Essa coordenação ocorre para garantir que ambos os ambientes, interno e externo, sejam ideais para que a procriação da espécie seja bem-sucedida. O grande responsável pela coordenação do comportamento reprodutivo com a ovulação é o eixo hipotálamo-hipófise-gonadal (HPG). A complexidade do controle do HPG é observada em vários níveis, incluindo a regulação hormonal periférica e uma extensa rede de células neuronais e gliais que medeiam essa função. O sinal primário de controle é a liberação do hormônio liberador da gonadotrofina (GnRH). Em seguida, ocorre a modulação da atividade de mais dois hormônios, o hormônio folículo-estimulante (FSH) e o hormônio luteinizante (LH). Na periferia do HPG estão os hormônios de origem esteroide, que podem ser agrupados em três grandes grupos: androgênios, estrógenos e progestinas[1].

O ciclo reprodutivo é controlado pelo cérebro. Esse controle tem início no hipotálamo, que sintetiza e secreta o GnRH, que é liberado por neurônios hipotalâmicos e considerado o principal mediador do processo reprodutivo (Figura 1.1). Tais neurônios são células neuroendócrinas cujos axônios desembocam da eminência média hipotalâmica no sistema portal hipotálamo-hipofisário. O GnRH é levado por essa via sanguínea até a hipófise anterior, onde se liga aos receptores específicos da membrana de células produtoras de dois hormônios gonadotróficos, o luteinizante (LH) e o folículo-estimulante (FSH)[2].

Os neurônios liberadores de GnRH, como qualquer outra célula desse tipo no sistema nervoso central (SNC), estão integrados com o restante da rede por conexões sinápticas. A secreção de GnRH é regulada diretamente por diversos sistemas neuronais e, indiretamente, por outros sistemas integrados de forma exponencial. Além das conexões sinápticas, neurônios secretores de GnRH também se relacionam por múltiplos canais intercelulares[3].

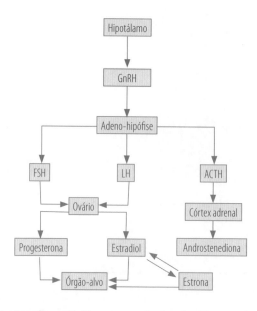

Figura 1.1. Esquema do eixo hipotálamo-hipófise na secreção de esteroides sexuais na mulher. Adaptada de Bydlowski, 2006[4].

CAPÍTULO 1 ▪ HORMÔNIOS SEXUAIS FEMININOS, CONTROLE HORMONAL DO CICLO REPRODUTIVO E CICLO MENSTRUAL

Dando seguimento à ativação do eixo HPG, estão o FSH e o LH, os quais são glicoproteínas e controlam os processos de maturação sexual e reprodução, parecendo agir por meio de mecanismos similares, envolvendo a ativação da adenilatociclase e a formação de AMPc. São secretados de maneira episódica, a cada 30 a 90 minutos[5].

Essas gonadotrofinas são liberadas pela hipófise anterior na circulação sistêmica, viajando até as gônadas, onde estimularão a produção de gametas e hormônios gonadais. Nas mulheres, o FSH estimula o desenvolvimento do folículo ovariano no início de cada ciclo reprodutivo, fundamentalmente por meio da maturação das células da granulosa, onde contribui para a síntese de estrógenos, estimulando especificamente o sistema de aromatização de esteroides. Sua contribuição principal parece ser a de aumentar a atividade ou o número de receptores do próprio FSH, mas também do LH nas células da granulosa, em ação conjunta com os estrógenos. O LH age nas células da teca e nas células intersticiais, promovendo a sua diferenciação e a secreção de hormônios esteroidais. Atua também nas células da granulosa dos folículos mais desenvolvidos e no corpo lúteo, promovendo a ovulação e a luteinização de células que foram previamente expostas ao FSH. Dessa forma, o LH promove a sustentação do corpo lúteo, mantendo-o secretor, que tem como produto de secreção a progesterona. Sendo assim, o FSH e o LH estimulam, conjuntamente, a ovulação no meio do ciclo, além da produção de hormônios ovarianos, estrogênio e progesterona. Estes, por sua vez, são responsáveis pelo desenvolvimento dos caracteres sexuais femininos[6].

Os estrógenos apresentam diversas ações biológicas e ocorrem naturalmente como 17-betaestradiol (E_2), estrona (E_1) e estriol (E_3). O principal estrógeno secretado é o 17-betaestradiol, sendo o mais ativo. Essa síntese ocorre a partir do colesterol proveniente do acetato formado *in situ* ou do colesterol captado das lipoproteínas de baixa densidade (LDL). Após a ligação nos receptores de LDL, o colesterol é captado pelas células esteroidogênicas, armazenado e, posteriormente, transportado para os locais de síntese de esteroides. A esteroidogênese é um processo altamente compartimentado e se dá por uma sequência de reações que se iniciam e têm como etapa limitante translocação do colesterol do citosol para a membrana mitocondrial interna, que é um processo controlado por hormônios e mediado pela proteína reguladora aguda esteroidogênica (StAR) e pela proteína translocadora de 18KDa (TSPO)[7].

Posteriormente, ocorre a ação das enzimas do complexo enzimático citocromo P450 aromatase e P450c17, localizadas no retículo endoplasmático liso, que resulta na aromatização, que é o último passo na formação dos esteroides sexuais. O estradiol e a estrona são formados a partir de seus precursores, a testosterona e a androstenediona, respectivamente. Já o estriol pode ser formado em nível hepático, a partir do estradiol[4].

Há duas vias para a formação de estrógenos porém, em ambas, é comum a conversão inicial de colesterol em pregnenolona, sendo essa a etapa crítica da ação dos hormônios tróficos hipofisários. A primeira via é executada pela síntese intermediária de 17-OH-pregnenolona e de desidroepiandrosterona. A segunda via é também a produtora de progesterona, pois ocorre na formação intermediária de progesterona e de 17-OH-progesterona. Os estrógenos são os esteroides dominantes produzidos antes da ovulação, enquanto tanto esses como a progesterona são sintetizados após a ovulação (Figura 1.2).

A produção de estrógenos sofre flutuações durante o ciclo menstrual. Esses hormônios atuam como estimulantes de crescimento nos tecidos dos órgãos sexuais e de outros ligados à reprodução. No útero são responsáveis por estimular o crescimento do endométrio e miométrio e promovem o desenvolvimento do sistema vascular uterino. Agem também no epitélio vaginal que, durante a infância, é mais delgado, o que promove a proliferação das células de revestimento, tornando-o mais espesso. Ações dos estrógenos semelhantes às que ocorrem no

3

útero também são observadas na trompa uterina. Nas mamas, esses hormônios promovem a deposição de gordura e o desenvolvimento do estroma mamário e do sistema de ductos[9]. Durante a puberdade, os estrógenos são responsáveis por estimular maior retenção de cálcio e crescimento ósseo[10] e aumentar o conteúdo proteico no corpo, que promove crescimento somático e causa balanço nitrogenado positivo (Tabela 1.1).

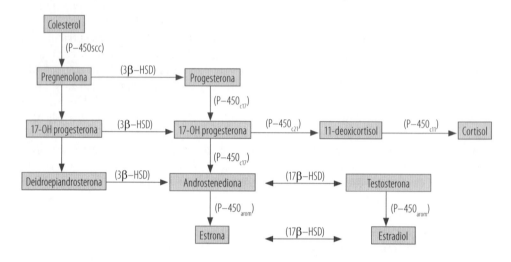

Figura 1.2. Via biossintética de esteroides para a conversão do substrato colesterol em progestinas, andrógenos e estrógenos. Adaptada de Albrecht & Pepe, 1998[8].

Tabela 1.1. Produção e concentração sérica de estrógenos no ciclo menstrual em mulheres normais[11]

Taxas de produção e concentração sérica de estrógenos no ciclo menstrual em mulheres normais					
Fase	17-betaestradiol		Estrona		Estriol	
	Concentração sérica (pg/mL)	Produção diária (µg)	Concentração sérica (pg/mL)	Produção diária (µg)	Concentração sérica (pg/mL)	Produção diária (µg)
Folicular	40-200	60-150	30-100	50-100	3-11	6-23
Pré-ovulatória	250-500	200-400	50-200	200-350	–	–
Lútea	100-150	150-300	30-115	120-250	6-16	12-30
Pré-menstrual	40-50	50-70	15-40	30-60	–	–
Pós-menopausa	< 20	5-25	15-80	30-80	3-11	5-22

Além dos efeitos sobre o ciclo reprodutivo, há muito se conhece suas ações em outros sistemas. Os estrógenos apresentam efeitos neuroprotetores, por induzir remodelamento sináptico e dendrítico e ativação glial[12,13]. Agem também reduzindo as flutuações de humor na perimenopausa em mulheres[14]. Outro efeito é o cardioprotetor. São conhecidos como agentes vasoprotetores naturais, tendo seus receptores sido observados nas células musculares lisas das artérias coronárias e das células endoteliais em diferentes localizações[15]. Levam à vasodilatação a curto prazo, mediante o aumento da formação e liberação de óxido nítrico (NO) nas células endoteliais[16]. Reduzem também o tônus muscular liso por abertura de canais de cálcio específicos por um mecanismo dependente da guanosina monofosfato (GMP)[17]. Os

CAPÍTULO 1 ▪ HORMÔNIOS SEXUAIS FEMININOS, CONTROLE HORMONAL DO CICLO REPRODUTIVO E CICLO MENSTRUAL

estrógenos podem prevenir e reverter a osteoporose, agindo de forma direta e inibindo a ação dos osteclastos[18,19]. Por fim, no fígado, estimulam a absorção de lipoproteínas do soro, bem como a produção de fatores de coagulação[11]. Sabe-se que a ação estrogênica ocorre por meio de vários mecanismos em diferentes órgãos.

A progesterona é outro hormônio esteroide essencial para a coordenação da fisiologia reprodutiva normal da mulher[20,21]. Sua secreção se dá principalmente pelo corpo lúteo, que se desenvolve no ovário após o evento da ovulação[22]. Conforme descrito anteriormente, a progesterona é formada também a partir do colesterol, sendo este convertido em pregnenolona no interior da mitocôndria pela ação do complexo enzimático citocromo P450. A pregnenolona formada sofre ação da enzima 3-beta-hidroxiesteroide desidrogenase, dando origem à progesterona[23].

A progesterona afeta vários tecidos e órgãos, incluindo o cérebro, as mamas, o útero e o ovário. No útero, sua ação reflete-se na diferenciação funcional do endométrio, pelo estímulo da atividade secretória. Promove o aumento do conteúdo de glicogênio das células epiteliais e torna o estroma menos denso, por menor acúmulo de água. Essas mesmas ações são observadas também nas trompas uterinas[22]. Enquanto nas mamas os estrógenos promovem o desenvolvimento do sistema ductal, a progesterona promove o desenvolvimento dos lóbulos e alvéolos mamários, deixando um aspecto secretor. Pode também aumentar a reabsorção renal de eletrólitos e de água. Entretanto, esse efeito é de pequena proporção, visto que, ao mesmo tempo, a progesterona parece competir com outro hormônio, a aldosterona, bloqueando o efeito muito mais potente desse último[4].

Assim como os estrógenos, a progesterona também apresenta efeitos que ultrapassam o ciclo reprodutivo. O primeiro efeito descrito sobre o sistema cardiovascular foi o natriurético[24]. Seguido dele, vários outros efeitos têm sido descritos como protetores: em conjunto com os estrógenos, é capaz de diminuir os aumentos diurnos da pressão arterial em mulheres na pós-menopausa[25,26]; pode levar à vasodilatação, promovendo também diminuição na pressão arterial tanto em pacientes normotensos como em hipertensos[27,28]; elevadas concentrações de progesterona em mulheres na pós-menopausa com um balanço de sódio baixo estão relacionadas à redução das respostas pressóricas e renovasculares associadas à angiotensina II[29]; o tratamento com progesterona reduz a hipertensão induzida pela gestação[30].

Estudos com animais e humanos demonstraram que o tratamento com progesterona leva a aumento agudo na atividade da enzima que sintetiza o NO, a NO sintase endotelial, associada a incremento de NO e vasodilatação[31-33]. Ações não genômicas diretas da progesterona também têm sido descritas nas células musculares lisas. Esse hormônio parece levar a um rápido decréscimo do influxo de cálcio nas células musculares lisas vasculares[31].

A progesterona também exerce efeitos sobre o desenvolvimento cerebral. É capaz de regular o desenvovimento de neurônios do cerebelo, como as células de Purkinje[34], além da diferenciação e proliferação de células gliais, como os oligodendrócitos[35-37]. Tem participação na regulação da morfologia das células nervosas e plasticidade sináptica[38-40]. Observa-se também ação da progesterona em nível hipotalâmico e do hipocampo e regulação da neurogênese[41,42].

Estudos demonstram que a progesterona pode exercer um efeito protetor no SNC em modelos animais de doenças neurológicas e neurodegenerativas, como nas doenças de Alzheimer, Parkinson, epilepsia, excitotoxicidade, acidente vascular encefálico, degeneração de motoneurônios, esclerose múltipla e desmielinização, além de lesão cerebral traumática, podendo promover redução do edema cerebral, disfunção mitocondrial, peroxidação lipídica, perda neuronal e, ainda, facilitar a recuperação cognitiva após traumatismo cranioencefálico[43].

Na Tabela 1.2 estão citadas algumas das ações dos hormônios estrogênio e progesterona, não somente relacionadas com o processo reprodutivo[4].

Tabela 1.2. Ações fundamentais dos hormônios ovarianos

Hormônios secretados pelos ovários
Estrógenos: estradiol (17-betaestradiol); estriol; estrona
Progestinas (progestágenos): progesterona; 17-beta-hidroxiprogesterona
Andrógenos: desidropiandrosterona (DHEA); androstenediona
Principais ações dos estrógenos
▪ Estimulação do crescimento do útero, das trompas e da vagina
▪ Crescimento do sistema de ductos da glândula mamária
▪ Secreção de muco cervical
▪ Estimulação do crescimento folicular
▪ Estimulação da síntese de moléculas receptoras de LH nas células da camada granulosa
▪ Estimulação da formação de osteoide
▪ Formação da calbindina na célula prismática epitelial
▪ Estimulação da secreção sebácea fina
▪ Estimulação do fechamento da epífise do osso longo (cessação do crescimento)
▪ Estimulação da proliferação endometrial e neoformação vascular do endométrio
▪ Aumento da contratilidade uterina
▪ Exacerbação da síntese de glicogênio e proliferação celular vaginal
▪ Diminuição da colesterolemia
▪ Aumento do HDL-c
▪ Decréscimo do teste de tolerância à glicose
▪ Acentuação da produção de fatores de coagulação
▪ Aumento da formação de transcortina, globulina ligada à tiroxina e globulina ligada a hormônios sexuais
▪ Aumento dos receptores de progesterona
▪ Estímulo à vasodilatação, particularmente coronária
▪ Proteção da apoptose de neurônios (proteção de mal de Alzheimer)
▪ Aumento da população das células adiposas
▪ Estimulação da síntese de fatores de crescimento, como IGF-1 (*insulin-like growth factor-1*)
Principais ações da progesterona
▪ Estimulação da formação de glândulas e da secreção endometrial
▪ Aumento do conteúdo de glicogênio nas células epiteliais
▪ Estimulação da secreção moderada de muco cervical viscoso
▪ Estimulação do crescimento loboalveolar da glândula mamária
▪ Supressão da formação de leite
▪ Aumento da temperatura corporal (maior termogênese)
▪ Redução da motilidade uterina
▪ Aumento da ventilação pulmonar

Os hormônios esteroides sexuais modulam a secreção hipotalâmica de GnRH de forma indireta, visto a ausência de receptores esteroides nas células liberadoras de GnRH e a presença destes nos sistemas neuronais que fazem contato íntimo com tais células. O *feedback* negativo da progesterona ocorreria preferencialmente no hipotálamo, reduzindo a frequência de pulsos de GnRH e, por conseguinte, os pulsos de LH. Já o *feedback* negativo do estradiol aconteceria mais fortemente no nível hipofisário, permitindo apenas a redução da amplitude dos pulsos de LH[3] (Figura 1.3).

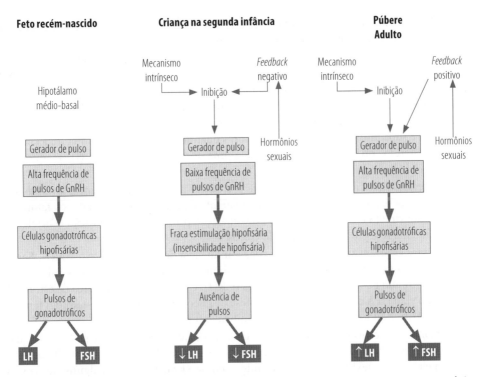

Figura 1.3. Esquema do sistema de controle gonadal por meio da geração de pulsos de GnRH pelos neurônios do eixo hipotálamo ventrobasal em três etapas da vida: (A) fetal; (B) infantil; (C) adulta. Adaptada de Bydlowski, 2006[4].

Os receptores dos esteroides gonadais são abundantes em diferentes áreas cerebrais. São encontrados na amígdala, hipocampo, núcleos da base, córtex, cerebelo, *locus coeruleus*, núcleo da rafe, hipófise e hipotálamo[44]. O aparecimento de receptores de estrogênio e progesterona pode ser estimulado pelos fatores de crescimento semelhante à insulina (IGF-1), epidérmico (EGF), transformador (TGF-β), por monofosfato de adenosina cíclico (AMPc), ativadores de proteína quinase e vários outros neurotransmissores[45]. Portanto, a ativação do sistema de neurotransmissores pode possuir um efeito modulador direto nas ligações de hormônios gonadais no SNC[46].

Entre os sistemas que sofreriam influência dos hormônios esteroidais e, por sua vez, influenciariam a liberação de GnRH estão incluídos opioide, GABAérgico, catecolamínico e neurônio neuropeptídeo Y (NPY). Estudos demonstram que os níveis do opioide endógeno betaendorfina (que atua inibindo a secreção de GnRH) são menores no início da fase folicular e maiores na fase lútea, quando as taxas de progesterona estão elevadas para reduzir a frequência de pulsos do LH[47].

O estresse pode alterar o ciclo reprodutivo, levando até mesmo à amenorreia nos casos mais graves. Existem diversos agentes promotores do estresse. Dentre eles, pode-se destacar situações ambientais extremas, reações imunes e inflamatórias, alterações psicológicas, demanda metabólica aumentada e trauma ou mesmo execução da rotina diária simplesmente. A reprodução nas mulheres pode ser impactada por quaisquer desses agentes estressores, os quais podem interferir na função em vários níveis, não só no SNC, mas também no adeno-hipofisário e no ovariano, observando-se como resultado alterações no comportamento sexual e inibição da ovulação. Entretanto, os mecanismos pelos quais o estresse leva a resultados reprodutivos negativos ainda não são bem compreendidos[48].

Além dos estresses metabólicos, como privação alimentar (anorexia nervosa) e prática regular de exercícios extenuantes, outros fatores podem influenciar a atividade do GnRH. Para exemplificar, a restrição alimentar elimina a secreção de LH num indivíduo normal. Porém, quando animais agonadais são submetidos a esse estresse, a supressão de gonadotrofinas é bem menos efetiva[3]. Ainda como exemplo, estudos demonstram que a secreção pulsátil de LH é suprimida em minutos ou até horas quando o indivíduo é submetido a choques elétricos repetidos ou quando é administrada uma dose de interleucina 1 (IL-1), que é um imunomodulador.

O estresse social crônico também pode prejudicar a função reprodutora, levando a alterações em meses ou até anos. Independentemente de sua heterogeneidade, os fatores estressantes suprimem o eixo reprodutivo por uma ação primária em sua porção central, mais especificamente reduzindo a liberação de GnRH[3].

Duas vias estariam supostamente ligadas à influência do estresse sobre o GnRH. Seriam elas a da betaendorfina e a do eixo hipotálamo-hipófise-adrenal (HPA), que se inicia com a ação do hormônio liberador de corticotrofina (CRH). Uma vez que uma marca de estresse é a ativação do eixo HPA com o aumento da síntese de glicocorticoides, esses esteroides têm sido temas de vários estudos para determinar se inibem a função reprodutiva.

Na maioria das espécies de mamíferos, o glicocorticoide principalmente sintetizado quando o eixo HPA é ativado é o cortisol. Além do aumento na liberação de glicocorticoides induzido pelo estresse, existem condições clínicas, em seres humanos e em alguns animais, em que as concentrações de cortisol estão patologicamente elevadas, o que se associa à disfunção reprodutiva. Tais condições incluem síndrome de Cushing[49,50], obesidade, hipertensão, *diabetes mellitus* do tipo 2, síndrome metabólica, depressão[51], amenorreia hipotalâmica funcional[52] e hipertireoidismo[53].

Muitos mediadores dos efeitos inibidores do estresse na reprodução têm sido propostos, incluindo catecolaminas, opioides, citocinas e hormônios do eixo HPA. A supressão de LH induzida por choques elétricos em ratos pode ser prevenida pela administração prévia do antagonista opioide naloxona. A administração de CRH no sistema ventricular cerebral de animais impede a secreção de gonadotrofinas e a de seu antagonista pode prevenir a supressão dos hormônios reprodutivos induzida por estresse[3].

A regulação do ciclo reprodutivo é extremamente complexa e requer a coordenação de vários sistemas centrais e periféricos. Embora a neuroendocrinologia tenha já desvendado uma ampla variedade de processos fisiológicos envolvidos no eixo reprodutivo, muito ainda não se conhece a respeito da ação dos esteroides sobre a liberação de GnRH e, consequentemente, muitas questões não solucionadas ainda precisam ser respondidas.

O ENDOMÉTRIO E O CICLO MENSTRUAL

O endométrio é um tecido especializado que recobre internamente o útero e sofre mudanças morfológicas, celulares e moleculares de forma sequencial, a cada mês, sob a ação dos hormônios sexuais, por meio de moléculas bioativas, na preparação para a implantação ovular[54]. É formado por duas diferentes camadas[55].

A camada basal está localizada próximo ao miométrio, ou seja, mais profundamente, e sofre pouca modificação ao longo do ciclo menstrual. É nela que se localizam os brotos glandulares e vasculares que se encarregam de regenerar a mucosa uterina no ciclo seguinte, após a menstruação, não sofrendo descamação após esse evento. A camada funcional apresenta modificações mais marcantes do que a basal durante o ciclo, sob o estímulo dos hormônios esteroides sexuais.

A irrigação do endométrio se faz por um sistema vascular característico e exclusivo desse órgão, sendo fundamental no mecanismo da menstruação. Origina-se no miométrio, das artérias uterinas. Estas se dividem em artérias arqueadas, gerando as artérias radiadas que penetram de forma perpendicular o endométrio, originando as artérias basais, que se dividem em ramos horizontais, nutrindo a camada basal, e em ramos verticais, que nutrem a camada funcional[56]. Esses vasos dão origem às artérias espiraladas ou helicoidais, que se modificam durante o ciclo[57].

A caracterização histológica da fase do ciclo endometrial é bem estabelecida e segue os critérios descritos por Noyes em 1950[58]. A primeira fase que se inicia com um novo ciclo é denominada proliferativa ou folicular. As glândulas durante a fase proliferativa são estreitas, tubulares e algumas mitoses e pseudoestratificações estão presentes. A espessura do endométrio é geralmente entre 0,5 e 5 mm.

Após a ovulação, sob a ação da progesterona, o endométrio se diferencia, tornando-se secretor (fase secretória ou luteínica). Nessa fase, as glândulas assumem uma característica mais pseudoestratificada, com glicogênio se acumulando na porção basal do epitélio glandular, e alguns núcleos são deslocados para a porção média das células. Isso confirma a formação de um corpo lúteo funcional e secretor de progesterona. Logo após a menstruação, o endométrio encontra-se baixo, regenerado por volta do quinto dia, a partir de células da camada basal (estroma, brotos glandulares e vasos) e de células remanescentes da porção baixa do corpo uterino que não são descamadas e permanecem durante a menstruação[59].

Ciclo menstrual

O ciclo menstrual pode ser estudado em bases clínicas e neuronais. O conhecimento da sua fisiologia já está bastante assentado, sabendo-se que depende da interação entre cérebro, glândula hipófise, ovários e endométrio: estímulos ambientais (nutrição, estresse, emoção, luz, odor, som) são transformados pelo hipotálamo em neuropeptídeos, o que leva a glândula hipófise a secretar gonadotrofinas, as quais estimularão o ovário; os ovários secretam estradiol e progesterona que, por sua vez, estimulam o endométrio a se preparar para uma gravidez e mantêm a estimulação do hipotálamo e da hipófise. Se a gravidez não ocorre, o endométrio degenera (há sangramento) e o ciclo se repete[60]. A duração média do ciclo menstrual é de 28 dias, mas pode variar de 20 a 45 dias[61]. A tendência à duração maior do ciclo se dá nos anos subsequentes ao período de menarca e nos anos imediatamente anteriores ao período de menopausa. Convencionou-se designar o primeiro dia de menstruação por "dia 1" do ciclo, porque o fluxo de sangue menstrual é a mais evidente das alterações que acontecem.

Fisiologicamente, o ciclo menstrual é caracterizado por três diferentes fases: a fase folicular, proliferativa ou estrogênica, que é a fase inicial do ciclo, ocorrendo logo após a menstruação, que se prolonga por 15 dias, podendo variar entre 9 e 23 dias; a fase ovulatória, que é a mais curta do ciclo, tendo de um a três dias de duração, e culmina na ovulação; a fase secretória, progestacional ou luteínica, que segue a ovulação e precede a menstruação seguinte, com duração aproximada de 13 dias.

Fase folicular, proliferativa ou estrogênica

Quando o ciclo menstrual está chegando ao fim, no final da fase secretória do ciclo anterior, os hormônios gonadotróficos hipofisários FSH e LH apresentam-se com níveis mais baixos. Um ou dois dias antes da menstruação, por um mecanismo de *feedback* negativo, as concentrações de FSH começam a elevar-se, atingindo seu pico em torno da metade dessa fase. De forma mais tardia e leve, os níveis de LH também se elevam. Esse maior aumento do FSH é o que levará ao desenvolvimento dos folículos ovarianos, iniciado pelo crescimento dos folículos primários, seguido da transformação destes em folículos secundários. Apenas um desses folículos secundários, o denominado folículo dominante, será selecionado para alcançar a maturidade, passando a folículo de Graaf, o que ocorre próximo à ovulação[54,62,63].

O processo de maturação folicular leva, automaticamente, a um aumento na produção de estrógenos, principalmente do 17-betaestradiol, que é produzido pelas células da granulosa do folículo dominante. Já a estrona é produzida de forma periférica, a partir do estradiol e da androstenediona. O pico da concentração desses estrógenos ocorre por volta do dia 12 do ciclo, ou seja, dois dias antes da ovulação. Nesse momento, o organismo feminino está sob influência de altas concentrações de estrógenos, o que promove maior desenvolvimento folicular, aumento da camada granulosa e síntese de receptores de FSH.

Dessa forma, embora as concentrações de FSH não aumentem durante a segunda metade da fase folicular, seu efeito estimulante estará sempre atuante. O FSH também estimula várias enzimas esteroidogênicas, incluindo a aromatase e a 3-beta-hidroxiesteroide desidrogenase (3β-HSD). Com o estradiol, estimula a síntese de receptores de LH nas células da granulosa, permitindo a secreção de pequenas quantidades de progesterona e de 17-hidroxiprogesterona (17-OHP).

Diferentemente das células da granulosa, as células da teca apresentam receptores para LH durante todo o ciclo menstrual. Esse hormônio estimula a síntese de androstenediona, que é transportada para as células da granulosa, onde sofre aromatização, convertendo-se em estrona e, posteriormente, em estradiol. Esse evento é conhecido como teoria das duas células/duas gonadrotrofinas na regulação da síntese de estrogênio no ovário[64].

Os níveis aumentados de estrógenos ativam um *feedback* positivo hipotalâmico, aumentando os pulsos de GnRH e a síntese e secreção de LH. Dessa forma, os níveis de LH sobem de maneira abrupta, não sendo acompanhado pelos níveis de FSH. De 24 a 36 horas após o pico de LH, ocorrem o rompimento folicular e a queda precipitada dos níveis de estrógenos[4].

Em nível endometrial, a ação estrogênica provoca uma série de alterações morfológicas. No início da fase proliferativa, as glândulas presentes no endométrio estão menores, retas e estreitas e a lâmina própria, compacta. A presença de estrógenos leva a uma alta atividade mitótica do epitélio. Ao final dessa fase, as glândulas crescem de forma rápida e tornam-se tortuosas e a lâmina própria torna-se mais edematosa[2].

Fase ovulatória e mecanismo de ovulação

Durante a fase anterior, a proliferativa, o folículo, à medida que sofre maturação, migra para a superfície ovariana. Enzimas proteolíticas e prostaglandinas, como colagenases e a plasmina, sofrem ativação e digerem o colágeno presente na parede do folículo, o que leva à liberação do óvulo. As concentrações de prostaglandinas das séries E e F e do ácido hidroxieicosatetranoico (HETE), produtos derivados da ciclo-oxigenase e lipo-oxigenase, respectivamente, alcançam um pico no líquido folicular justamente para priorizar a ovulação, onde as

CAPÍTULO 1 ▪ HORMÔNIOS SEXUAIS FEMININOS, CONTROLE HORMONAL DO CICLO REPRODUTIVO E CICLO MENSTRUAL

prostaglandinas podem estimular as enzimas proteolíticas, enquanto o HETE pode estimular a angiogênese e a hiperemia[65].

Previamente à ovulação, o crescimento do folículo e sua migração levam ao surgimento de uma protuberância na superfície denominada estigma, onde ocorre necrose vascular, já demonstrada por estudo laparoscópico. Nesse estudo, os autores relataram ter visualizado uma espécie de vesícula evaginando na superfície folicular para a cavidade peritoneal, contendo um líquido amarelo viscoso. Além da função de digestão, as prostaglandinas podem também estimular a liberação do óvulo mediante a estimulação da musculatura lisa do ovário.

Dessa forma, ao contrário do que se atribuía anteriormente, a ovulação não ocorre pelo aumento da pressão intrafolicular[4]. Em humanos, já foi descrito que a ovulação pode ocorrer de forma aleatória a partir de quaisquer ovários, tendo alguns estudos sugerido que pode ocorrer mais comumente no ovário direito, mas a ovulação no ovário esquerdo é a que apresenta maior potencial para gerar gestação.

A síntese desse sistema enzimático responsável pela ovulação é regulada de forma muito importante pelas gonadotrofinas, pelo aumento inicial de progesterona. A ovulação ocorre como resultado dos efeitos sequenciais do FSH e LH nos folículos ovarianos, aproximadamente 10 a 12 horas após o pico de LH. Pelo *feedback* positivo do estradiol produzido pelo próprio folículo pré-ovulatório, a secreção de LH tem um aumento repentino. O início do pico de LH ocorre 24 a 36 horas antes da ovulação e é um preditor para temporizar o momento da ovulação[66,67].

Esse aumento de LH estimula a síntese de progesterona pelas células da granulosa, que é responsável pelo aumento também de FSH na metade do ciclo menstrual. Os níveis aumentados de FSH estão relacionados com a liberação do óvulo dos anexos foliculares, com a ativação do plasminogênio em plasmina e pelo incremento dos receptores de LH nas células da granulosa. Como no aumento do FSH, o LH desempenha outros papéis importantes na ovulação: sua atuação sobre as células da granulosa, induzindo a ciclo-oxigenase-2 (COX-2) à produção de prostaglandinas, que desempenham importante papel na síntese de prostaglandinas, estas fundamentais nos processo de sinalização celular e criação de um ambiente pseudoinflamatório local; indução do receptor nuclear de progesterona, que regula diversas funções no útero, glândula mamária e ovário.

Um dos alvos desse receptor de progesterona é uma proteína denominada ADAMTS-1, que desempenha múltiplas funções e apresenta diversos domínios relacionados com a degradação da parede folicular, ativação de vias de sinalização celular e efeito antiangiogênico, impedindo a formação de novos vasos nesse passo específico da ovulação[68].

Em termos morfológicos, próximo à ovulação (ao redor do 14º dia), o endométrio começa a se espessar, sendo observada pseudoestratificação epitelial, além de aumento no volume do estroma[69]. Após a ovulação, a progesterona atua sobre o endométrio estimulado e preparado pelos estrogênios, induzindo a síntese e secreção glandular de um material rico em glicoproteínas[70].

Após a ovulação, o folículo roto vazio é transformado pelo LH em uma nova estrutura denominada corpo lúteo ou corpo amarelo, o que determina a entrada na fase seguinte do ciclo menstrual, a fase luteínica.

Fase secretória, progestacional ou luteínica

O início da fase secretória é determinado, principalmente, pelo aparecimento do corpo lúteo e aumento da secreção de progesterona. As células da granulosa remanescentes no folículo roto aumentam de tamanho e exibem um aspecto vacuolizado e começam a acumular um pigmento amarelo denominado luteína[71]. O corpo lúteo é um órgão endócrino, que funciona de forma temporária e é responsável pela síntese de progesterona, principalmente, e estrógenos. Sua função primária é fazer a manutenção do endométrio, que foi previamente preparado pelo estrogênio para uma possível implantação do ovócito fecundado.

Os picos de estrógeno e progesterona são alcançados em torno do oitavo ou nono dia após a ovulação, que corresponderia, aproximadamente, ao período de implantação, no caso de uma gravidez. Nesse momento, o pico de vascularização do endométrio é alcançado. As modificações morfológicas são mais marcantes e se correlacionam de forma muito precisa com a data do ciclo. Há um acúmulo progressivo de glicogênio nas células estromais e inicia-se o desenvolvimento de um sistema secretor nas células epiteliais glandulares, as glândulas se tornam mais tortuosas e há maior desenvolvimento de artérias espiraladas[59,72].

Em termos hormonais, conforme relatado anteriormente, o início da fase luteínica é caraterizado pelas altas concentrações de progesterona e estrógenos, ambas determinadas pela presença do corpo lúteo. As altas concentrações de progesterona exercem, em conjunto com o estradiol, *feedback* negativo sobre as secreções de LH e FSH[73]. Além disso, há a síntese de inibina A, que exerce exatamente a mesma função. Como o FSH é um hormônio responsável pelo desenvolvimento e pela maturação folicular, sua supressão retarda o desenvolvimento de novos folículos, impossibilitando, assim, novas ovulações nos dias seguintes do ciclo.

O tempo de vida do corpo lúteo depende de um apoio continuado da secreção de LH. No caso de fertilização e gravidez, a gonadotrofina coriônica e a prolactina, que são hormônios com efeito luteotrófico, mantêm funcionante o corpo lúteo. Outros hormônios com esse efeito são a ocitocina e a vasopressina, que exercem seus efeitos via um mecanismo autócrino/ parácrino.

A função do corpo lúteo declina até o final da fase lútea na ausência de gravidez. Este sofre luteólise sob a influência de estradiol e prostaglandinas, degenerando-se e formando um tecido cicatricial denominado corpo albicans. A prostaglandina F2α exerce seus efeitos sobre o processo de luteólise: pela via de síntese de endotelina-1, responsável por inibir a esteroidogênese e estimular a liberação do fator de necrose tumoral alfa (TNF-α), que induz a apoptose das células[74,75].

Nos últimos quatro dias do ciclo menstrual, a secreção de estrógenos e progesterona diminui de forma importante, decorrente da regressão do corpo lúteo. Ao não ocorrer gravidez, essas alterações endometriais necessitam de um sistema próprio de remodelamento, do qual participa a menstruação, processo que inclui destruição do tecido superficial, remodelamento e angiogênese, seguido de uma nova fase de crescimento tecidual estimulado pelos estrogênios no ciclo seguinte[56].

A menstruação normal é composta de sangue (predominantemente arterial; cerca de 75%), células endometriais descamadas, prostaglandinas e fibrinolisina, sendo a última responsável pela lise dos coágulos, de forma que o sangue menstrual não contém coágulos, a menos que o fluxo seja volumoso, de forma anormal. A duração do fluxo pode variar de três a sete dias, podendo variar volumetricamente de forma discreta[76]. Entretanto, o volume do fluxo é determinado por fatores como espessura do endométrio, medicação e coagulopatias.

REFERÊNCIAS BIBLIOGRÁFICAS

1. Christensen A, Bentley GE, Cabrera R, Ortega HH, Perfito N, Wu TJ, et al. Hormonal regulation of female reproduction. Horm Metab Res. 2012;44(8):587-91.

CAPÍTULO 1 ▪ HORMÔNIOS SEXUAIS FEMININOS, CONTROLE HORMONAL DO CICLO REPRODUTIVO E CICLO MENSTRUAL

2. Kierszembaum AL. Sistema neuroendócrino. In: Kierszembaum AL. Histologia e biologia celular: uma introdução à patologia. Rio de Janeiro: Guanabara Koogan, 2004.

3. Frohman L, Cameron J, Wise P. Neuroendocrine system II: growth, reproduction and lactation. In: Zigmond MJ, Bloom FE, Landis SC, Roberts JL, Squire LR. Fundamental neuroscience. Londres: Academic Press, 1999.

4. Bydlowski SP. Fisiologia da gônada feminina. In: Douglas CR. Fisiologia aplicada à nutrição. 2. ed. Rio de Janeiro: Guanabara Koogan, 2006.

5. Thompson IR, Kaiser UB. GnRH pulse frequency-dependent differential regulation of LH and FSH gene expression. Mol Cell Endocrinol. 2013.

6. Palermo R. Action of FSH and LH during folliculogenesis. Reprod BioMed. 2007;15(3):326-37.

7. Kallen CB, Billheimer JT, Summers SA, Stayrook SE, Lewis M, Strauss JF III. Steroidogenic acute regulatory protein (StAR) is a sterol transfer protein. J Biol Chem. 1998;273:26285-8.

8. Albrecht ED, Pepe GJ. Placental steroidogenesis in primate pregnancy. In: Knobil E, Neill J. Encyclopedia of reproduction. 2. ed. Boston: Academic Press, 1998.

9. Porter JC. Hormonal regulation of breast development and activity. J Invest Dermatol. 1974;63:85-92.

10. Bouillon R, Bex M, Vanderschueren D, Boonen S. Estrogens are essential for male pubertal periosteal bone expansion. J Clin Endocrinol Metabol. 2004;89:12.

11. Gruber JG, Tschugguel W, Schneeberger C, Huber JC. Production and actions of estrogens. N Engl J Med. 2002;346(5).

12. Toran-Allerand CD, Singh M, Setalo G Jr. Novel mechanisms of estrogen action in the brain: new players in an old story. Front Neuroendocrinol. 1999;20:97-121.

13. Garcia-Segura LM, Naftolin F, Hutchison JB, Azcoitia I, Chowen JA. Role of astroglia in estrogen regulation of synaptic plasticity and brain repair. J Neurobiol. 1999;40:574-84.

14. Naftolin F, Garcia-Segura LM, Keefe D, Leranth C, Maclusky NJ, Brawer JR. Estrogen effects on the synaptology and neural membranes of the rat hypothalamic arcuate nucleus. Biol Reprod. 1990;42:21-8.

15. Karas RH, Patterson BL, Mendelsohn ME. Human vascular smooth muscle cells contain functional estrogen receptor. Circulation. 1994;89:1943-50.

16. Kim HP, Lee JY, Jeong JK, Bae SW, Lee HK, Jo I. Nongenomic stimulation of nitric oxide release by estrogen is mediated by estrogen receptor a localized in caveolae. Biochem Biophys Res Commun. 1999;263:257-62.

17. White RE, Darkow DJ, Lang JL. Estrogen relaxes coronary arteries by opening BKCa channels through a cGMP-dependent mechanism. Circ Res. 1995;77:936-42.

18. Oursler MJ, Osdoby P, Pyfferoen J, Riggs BL, Spelsberg TC. Avian osteoclasts as estrogen target cells. Proc Natl Acad Sci U S A. 1991;88:6613-7.

19. Eriksen EF, Colvard DS, Berg NJ, Graham ML, Mann KG, Spelsberg TC, et al. Evidence of estrogen receptors in normal human osteoblast-like cells. Science. 1988;241:84-6.

20. Lee K, Jeong J, Tsai MJ, Tsai S, Lydon JP, DeMayo FJ. Molecular mechanisms involved in progesterone receptor regulation of uterine function. J Steroid Biochem Mol Biol. 2006;102:41-50.

21. Lydon JP, DeMayo FJ, Funk CR, Mani SK, Hughes AR, Montgomery Jr CA, Shyamala G, et al. Mice lacking progesterone receptor exhibit pleiotropic reproductive abnormalities. Genes Dev. 1995;9:2266-78.

22. Graham JD, Clarke CL. Physiological action of progesterone in target tissues. Endocr Rev. 1997;18:502-19.

23. Melcangi RC, Garcia-Segura LM, Mensah-Nyagan AG. Neuroactive steroids: state of the art and new perspectives. Cellular and Molecular Life Sciences. 2008;65:777-97.

24. Landau RL, Bergenstal DM, Lugibihl K, Kascht ME. The metabolic effects of progesterone in man. J Clin Endocrinol Metab. 1955;15:1194-215.

25. Lee D-Y, Kim J-Y, Kim J-H, Choi D-S, Kim D-K, Koh KK, et al. Effects of hormone therapy on ambulatory blood pressure in postmenopausal Korean women. Climacteric. 2011;14:92-9.

26. Barbagallo M, Dominguez LJ, Licata G, Shan J, Bing L, Karpinski E, et al. Vascular effects of progesterone: role of cellular calcium regulation. Hypertension. 2001;37(1):142-7.

27. Rylance PB, Brincat M, Lafferty K, De Trafford JC, Brincat S, Parson V, et al. Natural progesterone and antihypertensive action. Br Med J. 1985;290:13-4.

28. Omar HA, Ramirez R, Gibson M. Properties of a progesterone-induced relaxation in human placental arteries and veins. J Clin Endocrinol Metab. 1995;80:370-3.

29. Szmuilowicz ED, Adler GK, Ricchiuti V, Hopkins PN, Seely EW. Relationships between endogenous sex hormone concentrations and vascular function in postmenopausal women. J Clin Endocrinol Metab. 2007;92:4738-41.

30. Sammour MB, El-Makhzangy MN, Fawzy MM, Shindler A. Progesterone therapy in pregnancy-induced hypertension: therapeutic value and hormone profile. Clin Exp Hypertens. 1982;1:455-78.

31. Chow RWY, Handelsman DJ, Ng MKC. Minireview: rapid actions of sex steroids in the endothelium. Endocrinology. 2010;151(6):2411-22.

32. Mendelsohn ME. Genomic and nongenomic effects of estrogen in the vasculature. Am J Cardiol. 2002;90(1A):3F-6F.

33. Chambliss KL, Shaul PW. Estrogen modulation of endothelial nitric oxide synthase. Endocr Rev. 2002;23:665-86.

34. Tsutsui K, Ukena K, Sakamoto H, Okuyama S, Haraguchi S. Biosynthesis, mode of action, and functional significance of neurosteroids in the purkinje cell. Frontiers in Endocrinol. 2011;2:61.

35. Ghoumari AM, Baulieu EE, Schumacher M. Progesterone increases oligodendroglial cell proliferation in rat cerebellar slice cultures. Neuroscience. 2005;135:47-58.

36. Ghoumari AM, Ibanez C, El-Etr M, Leclerc P, Eychenne B, O'Malley BW, et al. Progesterone and its metabolites increase myelin basic protein expression in organotypic slice cultures of rat cerebellum. J Neurochem. 2003;86:848-59.

37. Jung-Testas I, Schumacher M, Robel P, Baulieu, EE. The neurosteroid progesterone increases the expression of myelin proteins (MBP and CNPase) in rat oligodendrocytes in primary culture. Cel Molecul Neurobiol. 1996;16:439-43.

38. Guerra-Araiza C, Amorim MA, Camacho-Arroyo I, Garcia-Segura LM. Effects of progesterone and its reduced metabolites, dihydroprogesterone and tetrahydroprogesterone, on the expression and phosphorylation of glycogen synthase kinase-3 and the microtubule-associated protein tau in the rat cerebellum. Develop Neurobiol. 2007;7:510-20.

39. Reyna-Neyra A, Camacho-Arroyo I, Ferrera P, Arias C. Estradiol and progesterone modify microtubule associated protein 2 content in the rat hippocampus. Brain Research Bulletin. 2002;58:607-12.

40. Foy MR, Akopian G, Thompson RF. Progesterone regulation of synaptic transmission and plasticity in rodent hippocampus. Learning and Memory. 2008;15: 820-2.

41. Giachino C, Galbiati M, Fasolo A, Peretto P, Melcangi R. Neurogenesis in the subependymal layer of the adult rat: a role for neuroactive derivatives of progesterone. Annals of the New York Academy of Sciences. 2003;1007:335-9.

42. Wang JM, Liu L, Irwin RW, Chen S, Brinton RD. Regenerative potential of allopregnanolone. Brain Research Reviews. 2008;57:398-409.

43. Melcangi RC, Giatti S, Calabrese D, Pesaresi M, Cermenati G, Mitro N, et al. Levels and actions of progesterone and its metabolites in the nervous system during physiological and pathological conditions. Prog Neurobiol. 2014;113:56-69.

44. Stomati M, Genazzani AD, Petraglia F, Genazzani AR. Contraception as prevention and therapy: sex steroids and the brain. Eur J Contracept Reprod Health Care. 1998;3(1):21-8.

45. Culig Z, Hobisch A, Cronauer MV, Hittmair A, Radmayr C, Bartsch G, et al. Activation of the androgen receptor by polypeptide growth factors and cellular regulators. World J Urol. 1995;13:285-9.

46. Steiner M, Dunn E, Born L. Hormones and mood: from menarche to menopause and beyond. J Affect Disord. 2003;74(1):67-83.

47. Goodman RL, Coolen LM, Lehman MN. Unraveling the mechanism of action of the GnRH pulse generator. A possible role for kisspeptin/neurokinin b/dynorphin (kndy) neurons. Cel Endocrinol Health Disease. 2014;133-52.

48. Ralph C, Lehman M, Goodman RL, Tilbrook A. Impact of psychosocial stress on gonadotropins and sexual behaviour in females: role for cortisol? Reproduction. 2016;152(1):R1-R14.

49. Bertagna X, Guignat L, Groussin L, Bertherat J. Cushing's disease. Best Pract Resear Clin Endocrinol Metabol. 2009;23:607-23.

50. Spencer SJ, Tilbrook A. The glucocorticoid contribution to obesity. Stress. 2011;14:233-46.

51. Berga SL, Daniels TL, Giles DE. Women with functional hypothalamic amenorrhea but not other forms of anovulation display amplified cortisol concentrations. Fertil Steril. 1997;67:1024-30.

52. Sapolsky RM, Romero ML, Munck AU. How do glucocorticoids influence stress responses? Integrating permissive, suppressive, stimulatory, and preparative actions. Endocr Rev. 2000;21: 55-89.

53. Breen KM, Karsch FJ. Does cortisol inhibit pulsatile luteinizing hormone secretion at the hypothalamic or pituitary level? Endocrinol. 2004;145:692-8.

54. Groome NP, Illingworth PJ, O'Brien M, Pai R, Rodger FE, Mather JP, et al. Measurement of dimeric inhibin B throughout the human menstrual cycle. J Clin Endocrinol Metab. 1996;81(4):1401-5.

55. Gartner LP, Hiatt JL. Tratado de histologia. 2. ed. Rio de Janeiro: Guanabara Koogan, 1999.

56. Hickey M, Fraser IS. The structure of endometrial microvessels. Hum Reprod. 2000;15 Suppl 3:57-66.

57. Gordon JD, Shifren JL, Foulk RA, Taylor RN, Jaffe RB. Angiogenesis in the human female reproductive tract. Obstet Gynecol Surv. 1995;50(9):688-97.

58. Kohorn EI, Tchao R. Conversion of proliferative endometrium to secretory endometrium by progesterone in organ culture. J Endocrinol. 1969;45(3):401-5.

59. Strauss III JF, Gurpide E. The endometrium: regulation and dysfunction. In: Yen SSC, Jaffe RB. Reproduc endocrinology. 3. ed. Filadélfia: W. B. Saunders, 1991.

60. Barbieri RJ, Ryan KJ. The menstrual cycle. In: Ryan KJ. Kistner's gynecology: principles & practice. 6. ed. St. Louis: Mosby Year Book, 1995.

61. Frankovich RJ, Lebrun CM. The athletic woman: menstrual cycle, contraception, and performance. Clin Sport Med. 2000.

62. Welt CK, Pagan YL, Smith PC, Rado KB, Hall JE. Control of follicle-stimulating hormone by estradiol and the inhibins: critical role of estradiol at the hypothalamus during the luteal-follicular transition. J Clin Endocrinol Metab. 2003;88(4):1766-71.

63. Tsafriri A. Local nonsteroidal regulators of ovarian function. In: Knobil E, Neill JD. The physiology of reproduction. New York: Raven, 1994. p. 817-60.

64. Sawetawan C, Carr BR, McGee E, Bird IM, Hong TL, Rainey WE. Inhibin and activin differentially regulate androgen production and 17 alpha-hydroxylase expression in human ovarian thecal-like tumor cells. J Endocrinol. 1996;148(2): 213-21.

65. Espey LL, Yoshioka S, Ujioka T, Fujii S, Richards JS. Ovarian hydroxyeicosatetraenoic acids compared with prostanoids and steroids during ovulation in rats. Am J Physiol. 1991;260(2 Pt 1):E163-E169.

66. Pauerstein CJ, Eddy CA, Croxatto HD, Hess R, Siler-Khodr TM, Croxatto HB. Temporal relationships of estrogen, progesterone, and luteinizing hormone levels to ovulation in women and infrahuman primates. Am J Obstet Gynecol. 1978;130(8): 876-86.

67. Hoff JD, Quigley ME, Yen SS. Hormonal dynamics at midcycle: a reevaluation. J Clin Endocrinol Metab. 1983;57(4):792-6.

68. Duffy DM, Stouffer RL. The ovulatory gonadotrophin surge stimulates cyclooxygenase expression and prostaglandin production by the monkey follicle. Mol Hum Reprod. 2001;7(8):731-9.

69. Fata JE, Ho ATV, Leco KJ, Moorehead RA, Khoka R. Cellular turnover and extracellular matrix remodeling in female reproductive tissues: functions of metalloproteinases and their inhibitors. Cell Mol Life Sci. 2000.

70. Ferenczy A, Bertrand G, Gelfand MM. Proliferation kinetics in human endometrium during normal menstrual cycle. Am J Obstet Gynecol. 1979;133(8):859-67.

71. Koos RD. Potential relevance of angiogenic factors to ovarian physiology. Semin Reprod Endocrinol. 1989.

72. Junqueira LC, Carneiro J. Aparelho reprodutor feminino. Histologia básica. 11. ed. Rio de Janeiro: Guanabara Koogan, 2008.

73. McNeely MJ, Soules MR. The diagnosis of luteal phase deficiency: a critical review. Fertil Steril. 1998;50(1):1-15.

74. Auletta FJ, Flint AP. Mechanisms controlling corpus luteum function in sheep, cows, nonhuman primates, and women especially in relation to the time of luteolysis. Endocr Rev. 1998;9(1):88-105.

75. Shikone T, Yamoto M, Kokawa K. Apoptosis of human corpora lutea during cyclic luteal regression and early pregnancy. J Clin Endocrinol Metab. 1996;81(6):2376-80.

76. Machado LV. Sangramento uterino disfuncional. Arq Bras Endocrinol Metab. 2001;45(4):375-82.

CAPÍTULO 2

NUTRIÇÃO NA SAÚDE DA GESTANTE

Bruna Ferreira Antunes

Natalia Gonçalves Mação

A gestação é caracterizada por alterações anatômicas, fisiológicas e psicológicas que afetam diversas funções orgânicas da gestante e demanda cuidados essenciais, principalmente sob a ótica da assistência à saúde e à nutrição. Do ponto de vista nutricional, ocorrem mudanças no metabolismo de todos os nutrientes, que requerem ajustes fisiológicos continuados, e as necessidades nutricionais aumentam. Tais mudanças são fundamentais para regular o metabolismo materno, promover o crescimento fetal e preparar a mãe para o trabalho de parto e a lactação[1].

Sob o ponto de vista nutricional, pode-se dividir a gestação em duas grandes fases: materna e fetal. Na fase materna, que corresponde aproximadamente à primeira metade da gravidez, o organismo da gestante se prepara para permitir o desenvolvimento do feto que ocorre na segunda metade da gestação - a fase fetal.

Várias adaptações fisiológicas são observadas no organismo da mãe durante a fase materna: aumento do apetite e da eficiência digestiva e absortiva do tubo digestivo; incremento da volemia e do volume do líquido intracelular; aumento no débito cardíaco e nos fluxos sanguíneos renal e periférico; incremento na ventilação pulmonar; formação de "estoques de nutrientes"; aumento na produção de insulina, na produção hepática de triglicerídeos e na mobilização de ácidos graxos pelo tecido adiposo[2,3].

Na fase fetal (segunda metade da gestação), boa parte das reservas nutricionais da mãe é utilizada. Nesse período, o feto experimenta extraordinário crescimento: na 14ª semana gestacional, pesa cerca de 20 g; na 34ª, aproximadamente 2.500 g, ou seja, 125 vezes maior. É interessante salientar que, apesar da intensidade do crescimento fetal, as reservas nutricionais da mãe permanecem praticamente estáveis nos últimos meses da gravidez[4].

MODIFICAÇÕES METABÓLICAS E FUNCIONAIS NA GESTAÇÃO

O feto requer glicose e aminoácidos para seu crescimento, mesmo em situações de jejum materno. Com isso, em situações de jejum prolongado, o feto continua a extrair glicose e aminoácidos da circulação materna, em taxas idênticas às existentes nos períodos de alimentação normal, constituindo o parasitismo verdadeiro[5].

Visando conservar a glicose para o consumo fetal e para o próprio sistema nervoso materno, ocorrem ajustes no metabolismo lipídico da gestante. Há mais mobilização da gordura corporal para a produção de energia para o metabolismo materno e, com isso, ocorre elevação dos níveis plasmáticos de ácidos graxos, triglicerídeos, colesterol, entre outros. Os níveis de colesterol aumentam em torno de 50%, enquanto os de triglicerídeos podem triplicar[6].

A necessidade de proteínas durante a gestação aumenta, pois estas estão associadas com a produção de novos tecidos e com maior gasto energético, em função da massa corporal aumentada. Os níveis séricos de aminoácidos são menores durante a gestação. A hemodiluição provoca redução das proteínas plasmáticas, principalmente albumina, facilitando o desenvolvimento de edema[7]. De acordo com Vitolo[8], durante a etapa final da gestação, o volume sanguíneo chega a apresentar um aumento de até 50% em comparação ao seu volume inicial.

Em relação ao sistema urinário, o fluxo da urina é mais retardado em razão da obstrução mecânica dos ureteres pela dilatação das veias ovarianas, aumentando a predisposição às infecções urinárias. Ocorre incremento de 50% da quantidade de glicose filtrada e a habilidade renal máxima em absorvê-la é mantida, tornando comum a glicosúria fisiológica, mesmo na ausência de glicemia elevada[9].

No sistema digestório, os sintomas mais comuns no primeiro trimestre são náuseas, enjoos e vômitos matinais (que estão relacionados com níveis sanguíneos crescentes de estrogênio),

CAPÍTULO 2 ▪ NUTRIÇÃO NA SAÚDE DA GESTANTE

os quais podem acarretar anorexia. As gengivas ficam edemaciadas, hiperêmicas, sangram com facilidade, possivelmente pela ação da gonadotrofina coriônica humana (hCG), progesterona e estrogênio. Hipotonia do sistema gastrintestinal ocorre por ação da progesterona que, associada à compressão das estruturas abdominais pelo útero gravídico, retarda o trânsito intestinal e, como consequência desse efeito, tem-se maior incidência de constipação intestinal e hemorroidas.

GESTAÇÃO E ALTERAÇÕES HORMONAIS

Na gestação, são produzidos os hormônios responsáveis pelas modificações corporais na gestante (Tabela 2.1), os quais são os responsáveis pelo desenvolvimento e amadurecimento fetais, parto e lactação. Tal produção sofre influência direta do estado geral da mulher, sobretudo o nutricional[1].

Tabela 2.1. Hormônios na gestação e seus principais efeitos[1]

Hormônios	Fonte primária de secreção	Efeitos principais
Gonadotrofina coriônica humana (hCG)	Células do trofoblasto e placenta	Diagnóstico hormonal da gravidez Impede a rejeição imunológica do embrião; estimula a produção de relaxina e progesterona
Progesterona	Placenta	Indispensável para a implantação e placentação Reduz a motilidade do trato gastrointestinal Favorece a deposição materna de gordura Aumenta a excreção renal de sódio Interfere no metabolismo de ácido fólico Estimula o apetite materno na primeira metade da gestação
Estrogênio	Placenta	Reduz as proteínas séricas Aumenta a afinidade higroscópica dos tecidos Favorece a proliferação da musculatura uterina e aumento da vascularização Afeta a função da tireoide Interfere no metabolismo do ácido fólico Fundamental na mamogênese Inibe a secreção de prolactina Reduz o apetite na segunda metade da gestação Modifica o metabolismo glicídico
Hormônio lactogênio placentário humano (hPL)	Placenta	Ação mamotrófica Promove a mobilização das reservas de glicogênio Promove a lipólise e a elevação dos níveis sanguíneos de ácidos graxos livres
Hormônio do crescimento (GH)	Adeno-hipófise	Eleva a glicemia Estimula o crescimento de ossos longos Promove a retenção de nitrogênio
Tiroxina	Tireoide	Regula a velocidade da oxidação celular (taxa metabólica basal)
Insulina	Células betapancreáticas	Reduz a glicemia para produção energética e síntese de gordura
Glucagon/ cortisona	Células alfapancreáticas/ córtex adrenal	Eleva a glicemia
Aldosterona	Córtex adrenal	Estimula a retenção de sódio e a excreção de potássio
Renina-angiotensina	Rins	Estimula a secreção de aldosterona

Continua

Hormônios	Fonte primária de secreção	Efeitos principais
Calcitonina	Tireoide	Inibe a reabsorção óssea de cálcio (Ca)
Ocitocina	Hipotálamo	Potencializa as contrações uterinas Estimula a síntese de prostaglandinas

AVALIAÇÃO NUTRICIONAL DA GESTANTE

Avaliação antropométrica e ganho de peso

A avaliação antropométrica é considerada o meio mais acessível entre os não invasivos, além de rápido e, portanto, o mais recomendável para avaliar e monitorar o estado nutricional durante a gestação[8].

Durante a gestação, o estado anabólico permanece dinâmico em razão das demandas nutricionais, promovendo ajustes contínuos em relação a diversos nutrientes e micronutrientes. No início do período gestacional, o ganho de peso é reduzido comparado à fase final, necessitando ser permanentemente controlado para evitar a ocorrência de deficiência ou excesso. O ganho de peso em excesso pode expor a gestante ao desenvolvimento de diversas enfermidades, como hipertensão arterial, diabetes, obesidade pós-parto, macrossomia fetal, além de complicações no parto e puerpério[10]. A deficiência do ganho de peso pode trazer prejuízo ao crescimento e ao desenvolvimento fetal. No entanto, o ganho de peso insuficiente extrapola esse único aspecto, sendo prejudicial para a tríade gestante, trabalho de parto e feto[11].

A preocupação da gestante, quanto ao ganho de peso, divide-se entre o peso necessário e suficiente que deverá obter sem prejuízo para a gestação e o peso que terá após o parto[10]. Todavia, vale lembrar que a dieta de controle para perda ou manutenção de peso não é indicada nessa fase, mesmo para gestantes obesas, praticantes ou não de atividade física[11].

O ganho de peso recomendado na gestação, conforme ilustrado na Tabela 2.2, é oriundo não apenas do ganho ponderal do feto e da presença de edema, comum na gestação, mas também proveniente das mudanças que ocorrem no organismo da mãe[12].

Tabela 2.2. Ganho de peso recomendado de acordo com o índice de massa corporal pré-gestacional[1]

Estado nutricional antes da gestação (IMC)	Ganho de peso total no primeiro trimestre (< 14 semanas)	Ganho de peso por semana no segundo e no terceiro trimestre (kg)	Ganho de peso durante a gestação (kg)
Baixo peso (< 18,5)	2,3 kg	0,5	12,5-18
Adequado (18,5-24,9)	1,6 kg	0,4	11,5-16
Sobrepeso (25,0-29,9)	0,9 kg	0,3	7-11,5
Obesidade (≥ 30,0)	—	0,2	5-9

Avaliação clínica

Apesar de a habilidade em realizar uma boa avaliação clínica ser aperfeiçoada à medida que aumentam a experiência e a prática clínica do observador, mesmo profissionais menos treinados podem obter valiosas observações com base na avaliação de sinais subjetivos da gestante, conforme ilustrado na Tabela 2.3. Os aspectos geral e psicológico, bem como o da

CAPÍTULO 2 ▪ NUTRIÇÃO NA SAÚDE DA GESTANTE

pele e mucosas, são indicadores úteis para avaliar o estado nutricional materno. Por meio deles, podem ser identificadas carências nutricionais, como anemia (palidez da conjuntiva, fraqueza e sonolência), carências de iodo (aumento da tireoide) e de vitamina C (gengivite frequente e persistente), excesso de ingestão de açúcares (cáries), entre outros[13].

Tabela 2.3. Sinais clínicos de boa nutrição na gestante[13]

Aspectos geral e psicológico	Atenta, responsiva e com reflexos normais
Pele, mucosas, olhos e cabelos	Peles e mucosas íntegras e coradas, olhos e cabelos brilhantes
Pernas e pés	Com boa coloração, sem dor ou edema
Função cardiovascular	Batimentos cardíacos e pressão arterial normais
Função gastrointestinal	Apetite preservado, digestão normal e eliminações regulares

Exames laboratoriais

A análise dos resultados de exames laboratoriais da gestante permite avaliar possíveis deficiências nutricionais e corrigi-las por meio de um plano alimentar individualizado. Em razão das adaptações fisiológicas que ocorrem na gravidez, é importante observar que alguns marcadores bioquímicos apresentam-se naturalmente alterados, sem que isso seja motivo de preocupação[8]. A Tabela 2.4 apresenta os principais valores laboratoriais normais para gestantes.

Dentre os exames pré-natais rotineiros, os principais a serem observados, sob o ponto de vista nutricional, incluem dosagem de hemoglobina (Hb) e níveis de hematócrito (Ht), que podem indicar anemia. Outro parâmetro importante é a determinação da albumina plasmática, que pode indicar deficiência de proteínas[14].

Tabela 2.4. Principais valores laboratoriais normais para gestantes[8]

Componente	Referência	Componente	Referência
ACTH	20-100 pg/mL	Hematócrito	33%-44%
Albumina	2,5-4,5 g/dL	Hemoglobina	10,5-14 g/dL
Aldosterona (plasma)	< 20 ng/dL	Insulina (jejum)	8-30 µU/mL
Aldosterona (urina)	15-40 µg/24 h	Nitrogênio ureico sanguíneo	5-12 mg/dL
Bilirrubina total	0,3-1 mg/dL	Proteína plasmática total	4,5-7 g/dL
Cálcio total	8,1-9,5 mg/dL	Proteínas urinárias	250-300 mg/24 h
Colesterol	180-280 mg/dL	Sódio	130-140 mEq/L
Cortisol (plasma)	15-55 µg/dL	TGO	0-35 U/L
Creatinina	< 1,0 mg/mL	TGP	0-35 U/L
Ferritina	5-150 ng/mL	Tiroxina (T4)	10-17 µg/dL
Ferro	90 µg/dL	Tri-iodotironina (T3)	100-220 ng/dL
Fosfatase alcalina	60-200 mU/mL	Triglicerídeos	≤ 260 mg/dL
Glicose (jejum)	60-105 mg/dL	TSH	4-5 µU/mL

SINTOMAS COMUNS NA GESTAÇÃO

Náuseas e vômitos

A náusea é o sintoma mais frequente durante o primeiro trimestre da gravidez, ocorrendo em 80% a 85% das grávidas, estando associada a vômito em 52% dos casos[15]. Diferentes teo-

21

rias foram elaboradas para explicar a etiologia desses sintomas, aceitando-se a influência de fatores hormonais, psicossomáticos e infecciosos.

O aumento de hCG que ocorre nos primeiros três meses da gestação coincide com o incremento da prevalência de náuseas e vômitos. Esse hormônio leva a um aumento dos hormônios tireoidianos (T_3 e T_4), com predomínio da forma livre do hormônio T_4. Essa elevação do T_4 livre também pode estar relacionada com a gênese e manutenção de náuseas e vômitos, em particular, nos casos de hiperêmese gravídica.

Outro hormônio que parece apresentar relação com a etiologia desses sintomas é o estradiol, pois estudos demonstraram aumento na concentração de estradiol total e de estradiol não ligado à proteína em mulheres com hiperêmese gravídica. Outros estudos referiram influência do estradiol de origem fetal para explicar a maior ocorrência do problema entre gestantes com fetos do sexo feminino[16].

Alguns pesquisadores correlacionam formas mais intensas de náuseas e vômitos com a infecção por *Helicobacter pylori*, associada a distúrbios da motilidade gastrintestinal. Especula-se também que gestantes com fetos portadores da trissomia do cromossomo 21 estejam mais sujeitas a esses sintomas pelo aumento do DNA livre fetal no plasma materno[16].

Aproximadamente 3% das gestações podem evoluir para hiperêmese gravídica (HG), que evolui para distúrbios nutricionais caracterizados por alteração hidroeletrolítica, com perda de peso igual ou superior a 5%, cetose e cetonúria, distúrbios neurológicos, hepáticos ou renais[17]. Em geral, esses sintomas melhoram ao longo da gravidez, porém um estudo observacional transversal revelou que 13% das mulheres relataram que a náusea e o vômito persistiram além das 20 semanas de gestação[18].

Pirose e refluxo

São decorrentes da ação da progesterona, que causa hipotonia do esfíncter esofagiano inferior e, associada ao maior tempo de esvaziamento gástrico, favorece o refluxo gastroesofágico e a pirose[1].

O refluxo gastroesofágico é uma ocorrência comum durante a última etapa de gestação e ocorre frequentemente no período da noite[19].

Constipação e hemorroidas

A principal causa de constipação durante a gestação é o aumento da produção de progesterona, hormônio que promove a redução da motilidade gastrointestinal, retardando o trânsito intestinal. Tal situação é intensificada pelo sedentarismo e redução na ingestão de fibras e água pela gestante[1,8].

Como resultado da constipação e da compressão do intestino grosso pelo útero aumentado, pode ocorrer inflamação das hemorroidas[19].

Picamalacia

A picamalacia ou picacismo é uma condição clínica caracterizada pela ingestão de substâncias não alimentares, que incluem gelo, papel, palitos de fósforo queimados, pedras ou saibros e borra de café[8]. É uma prática bastante comum em mulheres gestantes, apresentando relação, geralmente, com baixo nível socioeconômico, parecendo estar associada à anemia ferropriva[20].

A etiologia da pica ainda não está bem elucidada, entretanto têm sido postulados fatores culturais (tabus e crenças), ambientais, nutricionais (deficiências de micronutrientes e anemia), fisiológicos (náuseas, constipação e distensão), emocionais (alterações hormonais e estresse) e socioeconômicos[21], podendo gerar resultados obstétricos indesejáveis, com sérios prejuízos para o binômio mãe-filho[22]. Já foi sugerido que a depleção das reservas de ferro associada à baixa concentração sanguínea de zinco seja a origem da pica e resultados positivos têm sido demonstrados com a oferta desses micronutrientes[20].

A prática da picamalacia durante o período gestacional pode gerar consequências variáveis, levando-se em consideração a natureza da substância ingerida[21]. Para a mãe, os prejuízos variam desde problemas dentários a feridas na cavidade oral, constipação e obstrução intestinal e até infecções por parasitas, toxemia, envenenamento por metais e hipercalcemia. Os transtornos para o bebê variam de prematuridade, baixo peso ao nascer, irritabilidade, redução do perímetro cefálico, exposição a pesticidas e risco de morte perinatal[20].

Vale lembrar que a ingestão de substâncias não alimentares, além de poder causar saciedade, diminui o consumo de nutrientes, como carboidratos, proteína animal e zinco, e prejudica a absorção de ferro pela formação de compostos insolúveis[23].

A consulta pré-natal é de imensa importância. Para identificar e tratar esse transtorno alimentar, deve-se realizar avaliação clínica para se investigar a sintomatologia digestiva, sinais que sugiram deficiências nutricionais e intercorrências gestacionais, ocorrência e frequência do transtorno, substância ingerida, presença de histórico familiar e de problemas emocionais[1].

A dieta deve ser variada e saudável, de maneira que se garanta a oferta de micronutrientes, especialmente fontes de ferro e zinco. Evidências asseguram que a correta suplementação e a correção dos níveis carenciais dos nutrientes associam-se ao desaparecimento da doença[24].

INTERCORRÊNCIAS NA GESTAÇÃO

Diabetes gestacional

O *diabetes mellitus* gestacional (DMG) é definido pela diminuição da tolerância à glicose, que se inicia ou é reconhecida pela primeira vez na gestação, podendo ou não persistir após o parto. Essa definição pode incluir pacientes com características clínicas de *diabetes mellitus* (DM) tipo 1 ou 2 e casos de tolerância à glicose diminuída, cujo diagnóstico tenha sido feito somente na gestação atual[25]. Resulta da incapacidade de as mulheres aumentarem a secreção de insulina, na maioria das vezes determinada por um defeito funcional, não imunológico nas células pancreáticas, que prejudica a capacidade de compensar a resistência insulínica da gravidez[26].

Alguns autores sugerem como prováveis mecanismos para essa descompensação a mutação do gene da glicoquinase[27], a resistência insulínica associada à idade, à obesidade, ao sedentarismo, ao estilo de vida e à história familiar[28] e o defeito nos receptores de glicose nos adipócitos[29].

No início da gestação, os níveis elevados de estrogênio e progesterona determinam hiperplasia das células betapancreáticas, aumentando a resposta da insulina a uma carga de glicose. Na segunda metade da gestação, o hPL acarreta maior secreção de insulina, apesar de diminuir sua sensibilidade no âmbito celular, estimulando a lipólise e a gliconeogênese. No terceiro trimestre, há maior alteração da glicemia pela elevada mobilização de glicogênio. Assim, gestantes com reservas pancreáticas limitadas de insulina desenvolvem o quadro de diabetes. Nesse período da gestação continuam crescentes as necessidades de insulina até as últimas semanas, quando se inicia a senescência placentária e se reduz a produção de fatores hiperglicemiantes[1].

Os critérios laboratoriais para o diagnóstico do diabetes gestacional são apresentar glicemia de jejum acima de 126 mg/dL e, ainda, glicemia de duas horas após a alimentação acima de 200 mg/dL no teste de tolerância à glicose[1]. O ponto de corte para classificar o rastreamento positivo é o da glicemia de 85 mg/dL, independentemente do momento da gravidez[30].

As repercussões maternas são diversas, incluindo complicações de síndromes hipertensivas, polidramnia, necessidade de parto cirúrgico, risco de desenvolvimento de DM após a gestação, pielonefrite e candidíase, entre outras[1]. Malformações fetais, macrossomias fetais, síndrome da angústia respiratória e hipoglicemia neonatal são repercussões que o concepto pode ter por causa de diabetes gestacional e não acompanhamento médico[9].

O tratamento inicial consiste em controle dietético para manejo do ganho ponderal recomendado, nutrição materno-fetal e controle metabólico adequados. Esse último inclui níveis de glicemia na faixa de normalidade, isto é, glicemia de jejum inferior a 95 mg/dL (5,3 mmol/L) e a pós-prandial (2 h) inferior a 120 mg/dL (6,8 mmol/L)[25]. Além de controle dietético, atividade física deve fazer parte da estratégia de tratamento do DMG[31].

Síndromes hipertensivas

Presente desde a implantação do embrião, a doença caracteriza-se, clinicamente, por aumento dos níveis da pressão arterial após a 20ª semana de gestação, associado (pré-eclâmpsia) ou não (hipertensão gestacional) à proteinúria. Nessa fase, a doença é assintomática, dependendo seu diagnóstico unicamente do exame físico e de dados laboratoriais da gestante. A evolução natural da doença, quando não tratada ou não se interrompe a gestação, é o desenvolvimento para as formas graves, entre elas, a eclâmpsia e a síndrome HELLP[32]. Define-se hipertensão na gravidez a partir dos níveis pressóricos superiores a 140 x 90 mmHg ou pelo aumento de 30 mmHg e 15 mmHg nas pressões sistólica e diastólica, respectivamente[33].

Diante de diferentes classificações da hipertensão arterial na gravidez existentes na literatura, em 1990 o National High Blood Pressure Education Program – (NHBPEP) apresentou uma classificação que foi atualizada em 2000[34], conforme descrito na Tabela 2.5.

Tabela 2.5. Classificação das síndromes hipertensivas na gestação[34]

Classificação	Características
Hipertensão arterial crônica	Elevada pressão sanguínea já existente antes da gestação[1]
Pré-eclâmpsia	Ocorre geralmente após a 20ª semana de gestação, com desenvolvimento gradual de hipertensão (≥ 140/90 mmHg) e proteinúria (300 mg/24 h)[1]
Eclâmpsia	Manifesta-se com uma ou mais crises convulsivas tônico-clônicas generalizadas e/ou coma, em gestante com hipertensão gestacional ou pré-eclâmpsia, na ausência de doenças neurológicas[35,36]
Hipertensão arterial crônica superposta por pré-eclâmpsia	Elevada pressão sanguínea já existente antes da gestação. Pode ser diagnosticada em retrospecto quando a pré-eclâmpsia ou a hipertensão gestacional não retornam aos níveis tensionais iniciais. Mulheres com hipertensão crônica têm risco elevado para a pré-eclâmpsia superposta
Hipertensão gestacional	Pressão elevada detectada pela primeira vez na segunda metade da gestação, com ausência de proteinúria. Se a proteinúria se desenvolve e a hipertensão regride após a gravidez, o diagnóstico é modificado para pré-eclâmpsia. Se a hipertensão persiste, a hipertensão crônica é diagnosticada. Na ausência de outros dados, o diagnóstico proposto é de hipertensão transitória da gravidez

CAPÍTULO 2 ▪ NUTRIÇÃO NA SAÚDE DA GESTANTE

A síndrome HELLP é a complicação mais grave das mulheres que desenvolvem pré-eclâmpsia. HELLP são as iniciais usadas para descrever condição de paciente com pré-eclâmpsia grave que apresenta hemólise (H), níveis elevados de enzimas hepáticas (EL) e um número baixo de plaquetas (LP)[36].

Entre as complicações fetais, estão a redução do suprimento de oxigênio e nutrientes, o baixo peso ao nascer, prematuridade e o maior risco de desenvolver doenças pulmonares agudas e crônicas. Como alterações tardias, crianças pequenas para a idade gestacional, frequentemente associadas ao diagnóstico de hipertensão gestacional, podem apresentar maiores níveis de pressão arterial e dislipidemia precocemente na fase adulta[37].

As gestantes que apresentam um ou mais aspectos que caracterizam grupo de risco em quaisquer das síndromes hipertensivas da gravidez devem ser orientadas quanto à necessidade de reduzir a velocidade de ganho de peso e melhorar a qualidade de sua dieta, não sendo recomendada a restrição severa de sal de modo geral, podendo variar de 3 a 5 g de sal/dia (dependendo da gravidade), evitando-se alimentos ricos em sódio[38].

Anemia ferropriva

A gestação está associada a uma série de alterações tanto anatômicas quanto fisiológicas que se iniciam já no período do processo de nidação, mantendo-se até o final da lactação. Essas mudanças ocorrem em vários sistemas, incluindo o hematológico[39].

Além das alterações funcionais, destaca-se como uma das complicações mais comuns da gestação a anemia ferropriva. Dependendo do quadro de gravidade, prejuízos podem ocorrer para a mãe e o feto. Essa complicação está relacionada, de forma direta, aos mecanismos de expansão dos volumes sanguíneo e plasmático[40].

Esse aumento volêmico ocorre para que as demandas uterinas com o sistema vascular hipertrofiado sejam atendidas, com a finalidade de proteger a mãe dos efeitos adversos da perda de sangue associada ao parto e o feto das consequências do comprometimento do retorno venoso[41]. Em decorrência dessa elevação mais acentuada do plasma do que dos eritrócitos, ocorrem alterações no hematócrito e no metabolismo do ferro. Entretanto, apesar do aumento da eritropoiese na gestação normal, observa-se redução progressiva na concentração de Hb, glóbulos vermelhos e hematócrito[42].

Nos países em desenvolvimento, estudos demonstram que 56% das gestantes são anêmicas. Em contrapartida, a prevalência de anemia ferropriva na gestação diminui para 18% nos países industrializados[43]. No Brasil, os estudos de prevalência de anemia em gestantes e puérperas são mais frequentes nas regiões Nordeste e Sudeste, com valores que oscilam entre 30% e 50%, aumentando a prevalência com o avançar da gestação[44]. No âmbito da saúde pública, a relevância da anemia na gestação decorre não só da incidência, mas, principalmente, dos efeitos deletérios que podem ocorrer na mãe e no feto.

A Organização Mundial da Saúde (OMS)[45] define a anemia como um estado caracterizado pela diminuição dos níveis de Hb segundo a idade, o sexo e a altitude, para indivíduos normovolêmicos. Os limites mínimos permitidos, ao nível do mar, são de 14 g/dL para homens, 12 g/dL para mulheres e 11 g/dL para crianças e grávidas. Para as gestantes, especificamente, considera-se anemia leve quando as taxas de Hb variam de 9,5 a 10,9 g/dL, moderada, de 7,6 a 9,4 g/dL, e grave, inferior a 7,5 g/dL[46].

Existem diversos parâmetros hematológicos que refletem o estágio da carência de ferro como hematócrito, Hb, ferro sérico, ferritina sérica, índice de saturação da transferrina, nível

25

dos receptores solúveis da transferrina sérica, hemossiderina, capacidade total de ligação com o ferro (CTLF) e protoporfirina eritrocitária livre (PEL). Estes podem ser utilizados isoladamente ou associados ao diagnóstico nutricional de ferro em indivíduos. Quando utilizados separadamente, nenhum deles é suficientemente sensível. Na anemia em gestantes, espera-se encontrar níveis de ferro sérico, ferritina e saturação de transferrina baixos, hemossiderina ausente, CTLF aumentada e PEL aumentada[47].

A identificação do quadro clínico na forma leve ou moderada de anemia na gestação pode ser difícil, visto que os sinais e sintomas na maioria das gestantes não são evidentes ao exame físico. Nos casos de anemia severa, a grávida tende a apresentar fadiga física, cefaleia, letargia, tonturas, parestesias, taquicardia, taquipneia, palidez cutâneo-mucosa, glossite e queilite angular. Nos casos muito avançados, com hemoglobina abaixo de 6 g/dL, consequências mais graves para a saúde podem ocorrer, como falência do músculo cardíaco por reduzida oxigenação[46].

Infecção urinária

As transformações anatômicas e fisiológicas que ocorrem no trato urinário durante a gravidez facilitam o desenvolvimento de infecções urinárias sintomáticas em mulheres que muitas vezes já apresentam bacteriúria no momento da concepção[48]. A compressão extrínseca dos ureteres e a redução da atividade peristáltica provocada pela progesterona provocam dilatação progressiva das pelves renais e ureteres.

Essas mudanças, com o aumento do débito urinário, levam à estase urinária. A estase ainda é favorecida pela diminuição do tônus vesical, com subsequente aumento da capacidade da bexiga e seu esvaziamento incompleto, facilitando o refluxo vesicoureteral e pielonefrites. Além disso, o rim perde a capacidade máxima de concentrar urina, reduzindo sua atividade antibacteriana, e passa a excretar quantidades maiores de glicose e aminoácidos, fornecendo um meio apropriado para a proliferação bacteriana[49].

O perfil microbiológico das infecções do trato urinário (ITUs) na gravidez é bem conhecido. A *Escherichia coli* é o uropatógeno mais comum, sendo responsável por mais de três quartos dos casos[50].

Aproximadamente 4% a 10% das gestantes têm bacteriúria assintomática e, destas, cerca de 20% a 60% terminam por desenvolver ITU posteriormente[51]. A suspeita de infecção urinária sintomática se dá por micção frequente, ardência, dor lombar, náuseas, vômitos, sangue na urina e febre[52].

Durante a gravidez, ITUs podem causar sérias complicações, como trabalho de parto prematuro, recém-nascidos com baixo peso, ruptura prematura das membranas, restrição de crescimento intrauterino e óbito perinatal[53,54].

ABORDAGEM NUTRICIONAL NA GESTAÇÃO

A alimentação tem papel relevante para a saúde dos indivíduos, principalmente nas etapas da vida caracterizadas pelo aumento da demanda de energia e de nutrientes, como a gestação. Nesse período, ocorrem intenso e peculiar processo de formação de tecidos e grandes transformações orgânicas durante um curto espaço de tempo[55,56].

A aplicação da Nutrição Clínica Funcional durante esse período pode trazer benefícios tanto para a mãe como para o bebê, como consumo de alimentos ricos em nutrientes e fi-

CAPÍTULO 2 ▪ NUTRIÇÃO NA SAÚDE DA GESTANTE

toquímicos com ação antioxidante, que poderão neutralizar um possível estresse oxidativo presente no organismo materno[57].

Alguns nutrientes devem ser analisados quando se estuda a alimentação de gestantes, em razão de serem os que têm maior probabilidade de consumo inadequado, pelo fato de não serem amplamente distribuídos nos alimentos e/ou por suas recomendações serem percentualmente muito maiores em comparação com os demais[58].

Ferro

Durante a gestação, as necessidades de ferro variam ao longo dos trimestres gestacionais. Apesar de os requerimentos desse mineral variarem ao longo desse período, não são alterados nos três primeiros meses pela ausência do evento da menstruação. Entretanto, quando há incremento da necessidade de oxigênio da mãe e do feto, o que ocorre a partir do quarto mês de gestação, esses requerimentos começam a sofrer elevação, que perdurará até o final da gestação, na tentativa de manter adequados os níveis de hemoglobina maternos, garantindo, dessa forma, não só a saúde materna, como a do concepto[59].

Esse aumento nos requerimentos de ferro ocorre para satisfazer as necessidades de incremento da massa eritrocitária, da formação da placenta e de armazenamento de aproximadamente 1 g de ferro pelo feto ao nascimento, quantidade essa adequada somente até os primeiros seis meses de vida. Isso ocorre pela combinação da mobilização dos estoques de ferro materno, da redução da perda do mineral e do aumento da absorção de ferro com a dieta materna. No entanto, a deficiência de ferro na gestação continua a ser um problema que pode levar a diversos riscos tanto para a mãe quanto para o bebê[60].

A anemia ferropriva moderada e a grave na gestante apresentam forte associação com o aumento da mortalidade materna. Os possíveis danos gerados por essa carência são hemorragia antes e durante o parto, imunossupressão materna, além de comprometimento cardíaco[61]. Hipertrofia da placenta tendo como resultado maior risco de baixo peso ao nascer está relacionada com quadros de anemia grave[62].

O comprometimento do desenvolvimento do cérebro do recém-nato, levando a prejuízo nos desenvolvimentos físico e metal, redução na capacidade cognitiva, aprendizagem, concentração, memorização e alteração do estado emocional, é outro evento que pode ocorrer com uma criança gerada por uma mãe que apresente estado carencial de ferro. É provável que tal evento ocorra por alterações no metabolismo de neurotransmissores e na formação da bainha de mielina[63]. Após o nascimento, caso a deficiência ocorra até os seis meses de vida, a anemia ferropriva poderá resultar em prejuízos na condução nervosa e na memória, danos estes irreversíveis mesmo após se corrigir a deficiência de ferro[64].

Diversos estudos epidemiológicos demonstraram que a exposição a um ambiente desfavorável no início da vida está associada a um significativo aumento do risco de desenvolvimento de doenças no futuro, evento esse conhecido como programação metabólica. O termo "programação" define perturbação em um período crítico do desenvolvimento que causa alterações para a vida toda, com consequências irreversíveis. Um estudo realizado por Hales e Barker fez uma conexão entre o crescimento fetal deficiente com o desenvolvimento de tolerância a glicose diminuída e diabetes tipo 2, assim como hipertensão e doenças cardiovasculares[65].

Estudos realizados demonstram que dieta restrita em ferro individualmente ou em combinação com outros minerais resulta em aumento no percentual de gordura corporal e exerce efeitos variáveis sobre a resistência à insulina e elevação da pressão arterial no concepto[66,67].

Como dificilmente as necessidades de ferro são atingidas somente via dietética, recomenda-se suplementação desse mineral, mesmo na ausência de anemia, objetivando satisfazer o aumento dos requerimentos de ferro nos dois últimos trimestres da gestação. Segundo a Organização Mundial da Saúde[63], a recomendação para suplementação desse micronutriente é de 30 a 60 mg de ferro elementar ao dia, durante seis meses. Se uma mulher for diagnosticada com anemia em qualquer momento da gestação, deverá receber 120 mg de ferro elementar até que sua concentração de hemoglobina atinja o nível normal.

Zinco

No organismo humano, o zinco é o micronutriente mais encontrado. É necessário para o funcionamento de aproximadamente 3 mil proteínas, o que confere 10% das proteínas codificadas pelo genoma humano[69]. Tem participação em diversos processos metabólicos, como na síntese e degradação de proteínas, carboidratos e lipídeos. Além disso, é essencial nos processos de diferenciação e replicação celulares, na fagocitose e imunidade celular.

Esse mineral constitui muitas enzimas envolvidas em processos metabólicos, como síntese e degradação de ácidos nucleicos e metabolismo dos micronutrientes. É um importante estabilizador da membrana celular, favorecendo a integridade da célula e do órgão, e exerce, ainda, papel fundamental no processo de expressão genética, na mobilização de vitamina A, na maturação sexual, na fertilidade e na reprodução[70].

A deficiência de zinco é responsável por diversas anormalidades bioquímicas e funcionais no organismo humano. Durante o período gestacional, a deficiência de zinco afeta não só a produção hormonal, mas também uma ampla variedade de enzimas envolvidas nos mecanismos reprodutivos e embrionários[70]. Já é fato concreto que tal deficiência apresenta efeitos deletérios em muitos estágios da gravidez, tendo relação com aborto espontâneo, retardo no crescimento intrauterino, parto prematuro, pré-eclâmpsia, prejuízo na função imune (especificamente na função dos linfócitos T) e anormalidades congênitas, como retardo neurocomportamental[71,72].

Sugere-se que 80% das mulheres grávidas e lactantes estejam em risco de deficiência marginal de zinco pelas estimativas de baixa ingestão de zinco com aumento das necessidades desse micronutriente durante a reprodução[73], podendo essa taxa chegar a 100% nos países em desenvolvimento.

Estima-se que a quantidade total de zinco mantido durante a gravidez seja aproximadamente de 100 mg. A exigência desse elemento durante o terceiro trimestre é aproximadamente duas vezes mais elevada do que a de mulheres não grávidas. Concentrações plasmáticas de zinco diminuem à medida que a gestação avança. Além disso, uma análise revelou que as ingestões dietéticas diárias pelas gestantes incluem não mais que 50% da necessidade diária desse mineral[74].

Há bastante tempo, já se discute que eventos ocorridos durante o período fetal e de crescimento pós-natal podem ser considerados críticos para determinar alterações metabólicas permanentes durante a vida adulta. Já foi demonstrado que a desnutrição durante a gestação não somente aumentaria o risco de morte precoce, mas também a pré-disposição ao desenvolvimento de patologias crônicas, como hipertensão, cardiopatias, obesidade e diabetes tipo 2.

Sugere-se que mecanismos biológicos possam existir para "memorizar" os efeitos metabólicos de alterações ocorridas[75]. O zinco tem participação na programação fetal por mecanismos epigenéticos, uma vez que controla reações de metilação e modificações epigenéticas do DNA e histonas[76].

CAPÍTULO 2 ▪ NUTRIÇÃO NA SAÚDE DA GESTANTE

Vários estudos descrevem que os micronutrientes podem atuar como agentes antioxidantes e/ou componentes do sistema antioxidante. Dentre esses, encontra-se o zinco, um potente modulador enzimático. A restrição dietética materna desse mineral, em modelo animal, reduziu o nível de atividade da enzima 11-beta-hidroxiesteroide desidrogenase placentária do tipo 2, demonstrando que esta parece ser sensível ao estado nutricional materno[77].

Sob condições normais, o feto é tamponado contra a exposição excessiva ao cortisol por essa enzima, a qual converte o cortisol ativo em cortisona inativa, protegendo, dessa forma, o feto contra a superexposição aos glicocorticoides maternos. A exposição fetal a glicocorticoides tem sido associada a restrição no crescimento intrauterino, prejuízo na nefrogênese, pressão sanguínea elevada, metabolismo lipídico alterado e resistência à insulina na vida adulta. Além disso, pode alterar o ponto de ajuste de funcionamento do eixo hipotálamo-hipófise--adrenal após o nascimento[78].

O crescimento fetal também é influenciado pelo *status* do zinco[79,80]. Prejuízo no crescimento pode ocorrer, pois a deficiência de zinco é capaz de reduzir a atividade do fator de crescimento semelhante à insulina-1 (IGF-1) e dos seus receptores[81,82].

A deficiência grave de zinco pode trazer prejuízos ao desenvolvimento do coração[83]. Já foi demonstrado que o *status* do zinco pré-natal pode influenciar a função cardiovascular autonômica. A suplementação materna com esse mineral levou a uma frequência cardíaca média inferior nos fetos na 20ª semana gestacional, maior variabilidade na frequência cardíaca e acelerações no início da 28ª semana gestacional, sugerindo maior controle parassimpático do coração[84].

As funções das células betapancreáticas e dos rins podem ser alteradas de acordo com o *status* do zinco. A deficiência desse nutriente pode causar alterações irreversíveis nos níveis de insulina de jejum no concepto e um silenciamento à resposta no teste de tolerância oral à glicose[85]. Com relação à função renal, observaram-se aumento relativo no peso dos rins[67] e redução no número de néfrons na prole. Em outro estudo realizado em modelo animal, a restrição materna moderada de zinco resultou em grande redução irreversível da taxa de filtração glomerular, aumento na pressão arterial sistólica e fibrose em várias estruturas no córtex renal[86].

A ingestão inadequada de zinco e outros micronutrientes no período gestacional apresenta forte correlação com o desenvolvimento da obesidade. Um estudo realizado com crianças de 6 a 8 anos nascidas de mães que receberam suplementação de zinco, entre outros micronutrientes, durante a gestação, a partir da 11ª semana gestacional, demonstrou que estas eram significativamente mais altas, tinham menores dobras cutâneas tricipital e subescapular e apresentavam menor área de gordura do braço se comparadas àquelas cujas mães não receberam essa suplementação[87].

A secreção de leite também sofre redução com a restrição de zinco, podendo ter implicações importantes para a transferência de nutrientes para o lactente, causando impacto na sua saúde e desenvolvimento[88,89].

Embora o zinco encontre-se bem distribuído nos alimentos, diferentes fatores podem afetar sua disponibilidade. A suplementação de ferro com 30 mg/dia, o consumo de uma dieta rica em alimentos integrais e fitatos, o tabagismo, o consumo de álcool e o estresse causado por infecção ou trauma podem reduzir a concentração plasmática materna desse mineral, diminuindo, consequentemente, sua disponibilidade para o concepto.

Dessa forma, recomenda-se que as gestantes nessas condições devam receber suplementação de 25 mg/dia de zinco para minimizar o risco de complicações associadas à sua deficiência nesse período[90]. Portanto, é de suma importância pesquisas que permitam o desenvolvimento de novas estratégias de suplementação de zinco em mulheres lactantes para melhorar a saúde e o desenvolvimento infantil[89].

Selênio

O selênio é um elemento bastante importante no período gestacional, desempenhando um papel na regulação e desenvolvimento do feto e do recém-nascido[91]. A deficiência desse mineral pode levar a diferentes eventos, como abortos[92] e partos prematuros[93].

A maioria dos estudos sobre os níveis de selênio materno durante a gestação demonstra diminuição desses níveis. Durante o período gestacional, as concentrações de selênio sofrem redução, sejam estas séricas, nas unhas ou no cabelo, independentemente ou não das complicações gestacionais[94-96]. Três explicações são plausíveis para explicar essa redução: a) expansão do plasma materno, o que leva à hemodiluição; b) transporte de selênio para o feto[97], uma vez que as concentrações séricas no cordão umbilical aumentam com a gestação[98]; c) maior utilização para a produção de compostos antioxidantes, como glutationa peroxidase e selenoproteína P, o que, por sua vez, explicaria a redução do sistema de defesa antioxidante normalmente observada durante a gestação[99,100].

A concentração de selênio no organismo pode ser aferida com a dosagem dos níveis no sangue (total, concentração nos eritrócitos, soro ou plasma), na urina, nas unhas ou, ainda, no cabelo. Setenta e cinco por cento da quantidade total de selênio do sangue está contida no soro e no plasma e reflete a ingestão recente do mineral. A medida plasmática da atividade da glutationa peroxidase também pode ser utilizada[101].

Estudos sugerem que um estado de estresse oxidativo exacerbado durante a gestação leva a desfechos perinatais ruins, como abortamento, DMG, ruptura prematura de membranas, crescimento intrauterino restrito e pré-eclâmpsia[102-104]. Já foi demonstrado que baixos níveis de selênio maternos estão positivamente correlacionados com baixo peso ao nascer[105]. Entretanto, a ingestão excessiva do mineral pode causar selenose, resultando em queda de cabelos e unhas, lesões em pele e no sistema nervoso central (SNC), fadiga e irritabilidade na mãe[106,107], além de apresentar efeitos tóxicos para o desenvolvimento intrauterino, levando a malformações embrionárias em modelos animais[108,109].

A deficiência de selênio no final do primeiro trimestre apresenta relação com parto prematuro, podendo também aumentar o risco de ruptura prematura de membranas. Possivelmente, os mecanismos responsáveis por esses eventos seriam resposta inflamatória e infecção, placentação isquemia-reperfusão placentária, estresse oxidativo, produção de anticorpos antitireóideos e degradação prematura da matriz extracelular das membranas fetais[103].

A gestação é caracterizada por diversas alterações metabólicas, sendo uma das principais a resistência à insulina[110]. Por esse fato e pela necessidade aumentada de insulina na gestação, algumas mulheres grávidas sofrem de intolerância à glicose, podendo desenvolver DMG[111]. Relata-se que o selênio pode ser considerado um agente que mimetiza a insulina, promovendo a entrada de glicose nos tecidos[112]. Estudos demonstram que esse mineral pode estar envolvido na manutenção e na captação normal de glicose, regulação da utilização celular desta e na redução da resistência à insulina e diabetes. A redução dos níveis de selênio nas mulheres grávidas é maior nas que desenvolveram DMG, o que demonstra uma relação inversa com o *status* desse mineral e tolerância à glicose[113,114].

Na presença de diabetes, pesquisas apontam que o selênio é capaz de reduzir, de forma significativa, a glicemia, além de aumentar a atividade da glutationa peroxidase, mesmo sem incrementar a insulina plasmática[115]. Esse mineral também apresenta capacidade de reverter anormalidades na expressão hepática de enzimas glicogênicas e gliconeogênicas, além de melhorar a função cardiovascular e o perfil dos lipídeos plasmáticos[112]. O selênio possui também efeito antiaterogênico por inibir a expressão de moléculas de adesão promovida pelo aumento da glicemia e da insulina[115].

Outras intercorrências em que o selênio apresenta um papel importante são nas síndromes hipertensivas da gestação. A pré-eclâmpsia vem sendo relacionada a um estado de estresse oxidativo, representado por produção excessiva de espécies reativas de oxigênio, secundária à isquemia placentária, que resulta em disfunção endotelial, hipertensão e outras manifestações clínicas da síndrome. Dessa forma, o selênio, no papel das selenoproteínas antioxidantes, é capaz de reduzir danos endoteliais[116].

Por meio de estudos retrospectivos, demonstrou-se a associação entre deficiência desse mineral e redução da função antioxidante da enzima glutationa peroxidase, associadas em mulheres com pré-eclâmpsia[117]. Tem sido sugerido que o *status* de selênio adequado é importante para a defesa antioxidante, principalmente para mulheres em risco de pré-eclâmpsia[118]. Segundo Rayman, a ingestão e a concentração sérica de selênio interferem no risco do desenvolvimento de doenças hipertensivas da gestação[119].

Diversas condições fisiológicas, entre elas a gestação, podem alterar as concentrações dos hormônios tireoidianos, o que resulta em um desbalanço no *status* do selênio[120]. Esse desequilíbrio ocorre porque a ativação e a inativação dos hormônios da tireoide são catalisadas por enzimas que contêm esse mineral. Especialmente no momento inicial da gestação, é possível que a redução da atividade das enzimas iodotironina deiodinase e glutationa peroxidase esteja associada à ocorrência de atraso no desenvolvimento mental, visto que os hormônios tireoidianos, por sua vez, regulam vários processos metabólicos, como a termogênese, o crescimento e a audição, indispensáveis para o desenvolvimento cerebral fetal[121,122].

O hipotireoidismo que pode ocorrer na gestação também apresenta consequências sobre o sistema imunológico, reduzindo a capacidade de atuação dos neutrófilos perante um patógeno. Entretanto, é necessário cuidado com a ingestão excessiva de selênio, pois observa-se prejuízo na regulação dos hormônios tireoidianos, com especial redução dos níveis séricos de tri-iodotironina[120].

Durante a gestação, as recomendações nutricionais de selênio aumentam sua necessidade média estimada de 4 µg de selênio/dia para 49 µg/dia. Tais recomendações têm como base a quantidade necessária média do mineral para otimizar a função da glutationa peroxidase. Esse incremento da ingestão no período gestacional é para assegurar a quantidade necessária para o metabolismo materno e permitir que quantidades satisfatórias sejam transferidas para o feto, saturando suas selenoproteínas[71].

A selenometionina é considerada a melhor forma de suplementação de selênio, por ser o composto mais frequentemente encontrado nos alimentos, por sua ótima absorção (cerca de 90%) e por ser diretamente metabolizado em proteínas corporais. Na gestação, o período de suplementação pode variar do período pré-natal ao pós-parto, com doses diárias contendo até 200 µg de selênio elementar (selenometionina)[123].

Iodo

O iodo é um oligoelemento essencial para o organismo humano, que existe sob várias formas químicas, das quais se destacam o iodeto, o iodato e o iodo elementar. Está presente em quantidades relativamente constantes em águas salgadas, mas a sua distribuição na terra e em águas doces é desigual, o que particulariza a importância da fonte dos alimentos com iodo[124]. O iodo é uma parte essencial da estrutura química dos hormônios da tireoide, sendo responsável por sua biossíntese, que, por sua vez, tem papel ativo na regulação do metabolismo celular e na estimulação do crescimento e desenvolvimento orgânico[125]. A deficiência grave de iodo na gestação causa cretinismo e danos cerebrais irreversíveis ao feto[126].

Durante a gestação, a necessidade de iodo aumenta como resultado de, pelo menos, três fatores: necessidade de manter o metabolismo normal materno e estimular o fetal, o que leva a um aumento da exigência de tiroxina (T_4); transferência materna de iodeto para o feto; suposta perda acima do normal de iodeto pelos rins, em razão do aumento da depuração renal do mineral[127,128]. Estima-se que cerca de 40% do T_4 do feto seja de origem materna, visto que sua concentração foi medida no sangue do cordão umbilical ao nascimento[129].

No período gestacional, ocorrem mudanças na fisiologia tireoidiana. A alteração mais marcante nos primeiros três meses de gestação é a possível supressão do hormônio estimulante da tireoide (TSH), que corresponde ao pico de gonadotrofina coriônica humana, agindo como um agonista por sua homologia molecular com o TSH. Entretanto, por ser uma ação transitória, não é necessário tratamento. Ainda no primeiro trimestre, ocorre um aumento na síntese da globulina carreadora de tiroxina (TGB), que se estende até o nascimento, por ação estrogênica. Consequentemente, a tri-iodotironina (T_3) e a tiroxina (T_4) totais se elevam.

Outro evento tireoidiano na gestação é a alteração na atividade enzimática responsável pela deiodação dos hormônios da tireoide. A monodeiodase tipo I (MID I) não sofre alteração na gestação. Entretanto, a monodeiodase tipo II (MID II) é expressa na placenta e sua atividade demonstra os mecanismos de regulação para a manutenção da produção local de T_3 quando as concentrações maternas de T_4 encontram-se diminuídas. Em suma, para um funcionamento adequado da tireoide, torna-se necessário ingestão suficiente de iodo[130].

Somente na segunda metade da gestação é que o feto produz hormônios tireoidianos, sendo totalmente dependente dos níveis hormonais maternos durante os primeiros meses e da concentração de iodo circulante na mãe durante toda a gravidez, pois este é necessário em uma primeira fase de síntese hormonal materna e, posteriormente, para a produção pelo feto de seus próprios hormônios tireoidianos[131].

Já na fase de lactação, essa forte relação de dependência iniciada na gestação se confirma com o aporte materno de iodo. Apesar de já sintetizar seus próprios hormônios, o bebê ainda recebe aporte de iodo via leite materno, em estreito compromisso com a ingestão alimentar da mãe[132].

Se a insuficiência de iodo leva à produção inadequada de hormônios da tireoide e hipotireoidismo durante a gestação, esta pode resultar em danos irreversíveis ao cérebro fetal. Durante a primeira infância, pode levar à insuficiência da tireoide, que também interferirá no desenvolvimento neurológico que ocorre nessa fase. Dessa forma, a nutrição adequada de iodo durante a gravidez, lactação e infância é um objetivo importante de saúde pública. O corpo não produz iodo, devendo este ser derivado exogenamente.

A principal fonte de iodo é a dieta, com outras fontes, como preparações de vitaminas/minerais. Diferentes estudos experimentais em animais recém-nascidos de mães com baixos níveis de T_4 durante a gestação observaram que baixos níveis desse hormônio levam a danos irreversíveis na citoarquitetura do cérebro fetal[129,133].

A deficiência de iodo tem vários efeitos adversos sobre o crescimento e o desenvolvimento em animais e humanos. Estes são coletivamente denominados de distúrbios por deficiência, sendo essa deficiência considerada uma das doenças humanas mais importantes[134]. São o resultado da inadequada produção de hormônios da tireoide por falta de iodo suficiente. A deficiência de iodo durante a gravidez prejudica o desenvolvimento neurológico do feto.

Nas áreas de deficiência de iodo grave e crônica, hipotiroxemias materna e fetal podem ocorrer desde o início da gestação maternal e hipotiroxinemia fetal pode ocorrer a partir do início da gestação. Os hormônios tireoidianos são fundamentais para a migração neuronal normal e mielinização cerebral durante a vida fetal e pós-natal precoce, dependendo essas consequências do tempo e da gravidade da hipotiroxinemia[129].

O cretinismo é a forma mais grave da deficiência de iodo. Retardo mental grave com estrabismo, surdez e mudez são os três traços característicos do cretinismo neurológico. Já o cretinismo mixedematoso apresenta um retardo mental menos grave, tendo todas as características de hipotireoidismo grave desde o início da vida, incluindo retardo grave no crescimento, maturação incompleta do esqueleto facial, pele seca e espessa, pouco cabelo e atraso na maturação sexual[135].

Em um estudo realizado com crianças de 9 anos de idade nascidas de mães com hipotireoidismo leve não tratado, demonstrou-se que estas tinham uma média de 7 pontos de Q.I. mais baixo do que aquelas nascidas de mães eutireóideas[136]. O hipotireoidismo subclínico e baixas concentrações de T_4 durante a gravidez são preditores independentes de prejuízo no neurodesenvolvimento do filho[137-139]. Outro estudo demonstrou que hipotiroxemia materna grave estava associada tanto a atrasos na linguagem expressiva quanto ao cognitivo não verbal[140].

Outro efeito da deficiência de iodo é a presença de bócio e desordens tireóideas nas gestantes em áreas com deficiência leve a moderada desse mineral. A gestação é sugerida como um fator ambiental que contribui para a alta prevalência de bócio nas mulheres nessas áreas, se comparado aos homens[141].

Estudos demonstram que a suplementação de mulheres para correção da deficiência de iodo antes e durante a gestação promoveu um aumento na sobrevivência infantil. Segundo Delong *et al.*, a adição de iodeto de potássio na água para irrigação por um período de duas a quatro semanas em áreas com deficiência grave de iodo reduziu, de forma importante, tanto a mortalidade neonatal como a infantil em um período de dois a três anos se comparado com o de áreas que não receberam iodo[142].

Existem vários métodos aceitos utilizados no monitoramento do *status* do iodo na população. Uma vez que mais de 90% do iodo dietético eventualmente aparece na urina, a concentração urinária de iodo é um excelente biomarcador para a ingestão de iodo via dietética, refletindo a ingestão desse elemento ao longo dos últimos dias[134]. Um quadro de suficiência de iodo é definido por concentrações urinárias médias de iodo de 100 mg/L ou mais em mulheres não grávidas e em crianças menores de 2 anos e 150 mg/L nas gestantes[143].

Para o funcionamento adequado da glândula, é necessário que a ingestão de iodo suficiente, na gravidez, seja de 200 µg/dia, enquanto na não grávida esse valor fica em torno de 150 µg/dia. Em regiões com baixa oferta de iodo e nas quais a ingestão de iodo é deficiente, enfermidades como bócio endêmico são mais prevalentes, recomendando-se a suplementação do íon[144]. Entretanto, a suplementação de iodo deve ser cuidadosa. O limite máximo tolerável na gestação é incerto, pois a tireoide fetal é bastante vulnerável ao excesso desse mineral[145].

Há relatos de que mães que ingeriram muito iodo durante a gestação geraram bebês com hipotireoidismo congênito[146,147]. A visão de que a suplementação de iodo na dose recomendada (150 a 200 µg/dia) é segura se deve a esses valores encontrarem-se bem abaixo da dose máxima recomendada, que é de 600 a 1.100 µg/dia[64].

Cálcio

O cálcio (Ca) é considerado um dos principais macrominerais do organismo e sua função está diretamente relacionada com a formação dos ossos e dentes, embora também desempenhe um importante papel na contração e relaxamento dos músculos, na transmissão nervosa e na secreção glandular[148]. Além disso, o Ca.intracelular é considerado fundamental na mediação da resposta insulínica nos tecidos muscular e adiposo[149].

Durante a gestação, a absorção de Ca duplica e as perdas diárias desse nutriente diminuem consideravelmente. Já no período de lactação, é liberado dos ossos e excretado através do leite, no entanto a absorção aumentada durante a gravidez e as perdas diminuídas durante a amamentação limitam a deficiência que poderia surgir. Essas adaptações incluem: aumento da concentração de 1,25-di-hidroxivitamina D3 (sintetizada pela placenta), causando maior absorção de Ca; aumento dos níveis hormonais (estrogênio, lactogênio e prolactina) também elevando a absorção de Ca; aumento da retenção de Ca, como resultado do incremento da reabsorção de minerais que ocorre nos túbulos renais[150].

Em grávidas adolescentes, as necessidades de Ca podem, no entanto, estar aumentadas. Nesses casos, a desmineralização óssea ocorre numa extensão menor, uma vez que o esqueleto continua a aumentar de densidade. Um rápido crescimento da mãe poderá depletar as reservas de Ca existentes. Por outro lado, se a ingestão de Ca for inadequada durante a infância e a adolescência, as reservas de Ca poderão ser insuficientes para satisfazer quer as necessidades da mãe, quer as do feto[150].

O feto acumula cerca de 30 g de Ca, depositado maioritariamente durante o terceiro trimestre da gravidez[151]. Durante esse período, a suplementação de Ca deve ser encorajada a mulheres jovens, para que sejam repostas as reservas esqueléticas de Ca da mãe, que são mobilizadas. O feto e o lactente dependem dessas reservas maternas, logo um bom suprimento de Ca pela mãe é essencial para a saúde óssea da criança[152]. Existe um outro grupo em que a suplementação pode ser essencial: mulheres que praticam alimentação vegana[153].

Teoricamente, um suprimento inadequado de Ca durante a gravidez e a lactação pode resultar em perda da massa óssea da mãe, baixos teores de Ca no leite materno e alterações do desenvolvimento ósseo da criança[154]. Além disso, alterações na concentração de Ca nos tecidos muscular e adiposo podem contribuir para elevar a resistência periférica à ação da insulina, via redução da transdução de sinal e na atividade do transportador de glicose 4, GLUT-4[149].

Em mulheres grávidas hipertensas (nas quais a taxa de morbidade é elevada, sobretudo pela ocorrência de pré-eclâmpsia), a suplementação em Ca adquire um papel ainda mais importante[155]. Um estudo de Villar et al. mostra que, embora a suplementação com 1,5 g/dia de Ca em mulheres grávidas não previna a pré-eclâmpsia, pode reduzir sua gravidade, bem como a morbidade materna e a mortalidade do recém-nascido[156]. As recomendações de Ca para mulheres grávidas e lactantes são de 1.000 a 1.200 mg/dia, segundo a OMS[157].

Magnésio

O magnésio (Mg) desempenha papel de grande relevância orgânica, participando de uma série de reações que incluem metabolismos glicídico, lipídico, proteico e de ácidos nucleicos. Uma de suas principais funções é a estabilização estrutural do ATP nas reações enzimáticas ATP-dependentes[19]. Apresenta, ainda, propriedades anestésicas, cicatrizantes, anticonvulsivantes e participa da ativação da vitamina D (25-hidroxicolecalciferol). Esse mineral atua na transmissão e na atividade neuromuscular, desempenhando papel antagônico ao do Ca, ou seja, na concentração muscular normal, Ca estimula a contração e Mg promove relaxamento muscular[158].

O consumo de níveis adequados de Mg durante a gravidez está associado à diminuição do risco de pré-eclâmpsia, de nascimentos prematuros e de atraso no crescimento intrauterino. Durante a gravidez, os níveis de Mg da mãe diminuem e verifica-se aumento de 25% na excreção renal[1].

Alguns estudos relataram que a carência dietética de Mg afeta a proporção de prostaciclina e tromboxano na hipertensão gravídica e sua suplementação durante a gestação encontra-se associada a menor frequência de pré-eclâmpsia e crescimento fetal retardado[159]. Também têm sido relacionados com DM tanto reduzido consumo dietético como baixos níveis séricos desse mineral[160]. O magnésio é cofator de enzimas que participam do metabolismo dos carboidratos, pois ativa o complexo ATP-Mg, regulando todas as reações de fosforilação.

Hipomagnesemia tem sido relacionada como causa da resistência à insulina, sendo também uma consequência da hiperglicemia, e, quando crônica, leva a complicações macro e microvasculares do diabetes, agravando a deficiência de Mg[161]. Colditz *et al.* descreveram que a menor ingestão de Mg é um fator de risco para o desenvolvimento do DM tipo 2, independentemente da idade, IMC, ingestão de álcool e história familiar da doença[162]. A suplementação de Mg tem sido preconizada como um tratamento complementar no DM, por trazer possíveis benefícios ao estimular a secreção de insulina e a sensibilidade a esta[163].

O aumento da ingestão de Mg pode melhorar a secreção e ação da insulina, dislipidemia, disfunções endoteliais, tendência de queda trombótica e contratilidade vascular[161].

Vitamina A

A vitamina A é um micronutriente essencial para diversos processos metabólicos, como a diferenciação celular, o ciclo visual, o crescimento, a reprodução e os sistemas antioxidante e imunológico. Apresenta especial importância durante os períodos de proliferação e rápida diferenciação celular, como na gestação, no período neonatal e na infância[164]. O ácido retinoico desempenha papel importante no período embrionário, atuando mais especificamente no desenvolvimento do coração, dos olhos e dos ouvidos[164].

Sabe-se que durante a gestação as reservas fetais de vitamina A são limitadas e acredita-se que esse fenômeno esteja relacionado com a seletividade da barreira placentária, que atua regulando a passagem dessa vitamina da mãe para o feto, provavelmente para evitar efeitos teratogênicos. Tal mecanismo favorece a baixa reserva hepática de vitamina A no recém-nascido, independentemente da ingestão materna[165].

Normalmente, a transferência de vitamina A da mãe para o filho é 60 vezes maior durante os seis meses de lactação, quando comparada à transferência ocorrida durante os nove meses gestacionais[166], sendo a concentração de vitamina A no leite materno suficiente para suprir as necessidades diárias, supondo-se o estabelecimento de amamentação plena[164].

Estima-se que 10% a 20% das gestantes sejam acometidas pela cegueira noturna, sintoma da deficiência de vitamina A, e que esta se associe com risco cinco vezes maior de mortalidade materna nos dois anos pós-parto. Além disso, gestantes com cegueira noturna e deficiência de vitamina A parecem estar mais predispostas a intercorrências e complicações gestacionais, como aborto espontâneo, anemia, pré-eclâmpsia, eclâmpsia, náuseas, vômitos, falta de apetite e infecções dos tratos urinário, reprodutivo e gastrointestinal[167,168].

Os resultados obtidos em estudos intervencionais com suplementação de vitamina A têm sido animadores. Um trabalho realizado com gestantes no terceiro trimestre gestacional demonstrou que tanto a ingestão dietética quanto a suplementação com vitamina A foram acompanhadas de aumento na concentração de retinol no soro, durante o período gestacional, e no leite, durante a lactação. Portanto, a suplementação de vitamina A durante a gestação ou imediatamente após o parto pode beneficiar gestantes com essa carência nutricional, pelo aumento das reservas hepáticas maternas[169].

As necessidades de vitamina A durante a gravidez passam de 700 mg/dia para 770 mg/dia[170]. Os efeitos teratogênicos têm sido reportados somente quando as doses diárias dessa vitamina ultrapassam 25.000 UI (8.500 µg de retinol), o que corresponde à quase dez vezes a recomendação de ingestão[1].

Vitamina C

A necessidade de vitamina C aumenta 13% durante a gravidez, ou seja, passa para 85 mg/dia e, assim como o alfatocoferol e os carotenoides, participa da primeira linha de defesa antioxidante do organismo. Logo, o adequado aporte dessa vitamina durante a gestação está relacionado com a prevenção de ruptura prematura de membrana. Além disso, esse micronutriente participa da produção de colágeno, importante para a manutenção de tais membranas[171]. A vitamina C desempenha, ainda, um importante papel no aumento da absorção de ferro não heme. Dessa forma, mulheres grávidas são encorajadas a consumir alimentos ou bebidas ricas em vitamina C (frutas cítricas, por exemplo), com refeições ricas em ferro não heme, promovendo maior absorção desse mineral[150].

O estresse oxidativo está envolvido em transtornos neurológicos, no desenvolvimento de enfermidades crônicas, como câncer, diabetes e doenças cardiovasculares, e na patogênese de complicações gestacionais[172], como pré-eclâmpsia, hipertensão, diabetes gestacional e embriopatias fetais[173].

A vitamina C está sendo alvo de vários ensaios clínicos na prevenção de infecções urinárias. Em um estudo em 2007, Ochoa-Brust et al. concluíram que a administração diária de 100 mg de vitamina C, a partir de 12 semanas de gestação, pode reduzir em 25% a taxa de infecção urinária na gravidez[174].

Recomenda-se a ingestão diária de 85 mg de vitamina C para gestantes entre 19 e 50 anos, que é facilmente alcançada por meio da alimentação. A quantidade máxima tolerada dessa vitamina é de 2 g/dia[170].

Vitamina D

A vitamina D é um hormônio esteroidal cuja principal função consiste na regulação da homeostase do Ca e fósforo, formação e reabsorção ósseas, além da interação com paratireoides, rins, intestinos, tireoide e fígado[175]. Além disso, estudos comprovam o envolvimento dessa vitamina em diversos processos celulares, incluindo efeitos na diferenciação e na proliferação celular, na secreção hormonal, em diversas doenças crônicas não transmissíveis e no sistema imune[176].

Amplas revisões analisando a participação da vitamina D no sistema imunológico têm sido feitas pela comunidade científica. Marques et al. (2010), Shin et al. (2010), Hewison (2012), Christakos et al. (2013), entre outros, descreveram sua participação tanto no sistema imunológico inato, estimulando-o, quanto no adaptativo, regulando-o[177].

Ao considerar a ação moduladora sobre o sistema imunológico, capaz de minimizar a síntese de citocinas pró-inflamatórias, e a possível regulação de processos angiogênicos[178], especula-se que níveis adequados desse nutriente no início da gestação sejam capazes de tornar o ambiente uterino mais propício à aceitação do trofoblasto, permitindo sua correta implantação no endométrio. Por outro lado, a deficiência/insuficiência de calcitriol nos estágios iniciais da gestação pode se constituir em um dos pilares envolvidos na complexa fisiopatologia da pré-eclâmpsia, doença esta inserida entre aquelas de caráter inflamatório. Ao corroborar o que foi dito, vários pesquisadores encontraram uma relação inversa entre os níveis de 25(OH)D e a ocorrência de pré-eclâmpsia[178,179].

Outro achado frequente é o encontro de uma relação inversa entre IMC e os níveis de vitamina D. Segundo alguns pesquisadores, o que acontece é uma diminuição da biodisponibilidade da 25(OH)D circulante, pelo fato de o tecido adiposo sequestrá-la, haja vista a solubilidade dessa vitamina em gordura[180,181]. Enfim, percebe-se que a obesidade e a pré-eclâmpsia guardam algumas semelhanças, entre as quais o fato de serem caracterizadas por um *status* inflamatório e por uma maior chance de níveis inadequados de vitamina D.

Asemi *et al.* observaram significativa diminuição nas concentrações da glicose plasmática em jejum, insulina sérica, aumento significativo na sensibilidade à insulina, redução nas concentrações do colesterol total, da lipoproteína de baixa densidade após a suplementação de 50.000 UI de vitamina D3, duas vezes durante o estudo (no início e no 21º dia da intervenção)[182].

Sabe-se que a concentração da 25(OH)D fetal é totalmente dependente da transferência transplacentária e que baixas concentrações nas gestantes repercutirão negativamente nos níveis fetais[183]. Deficiência de vitamina D no período intrauterino pode se correlacionar de forma inversa com a restrição de crescimento fetal[184], além de levar a osteopenia, raquitismo, hipocalcemia e tetania[185]. O *status* da vitamina D materna pode influenciar o conteúdo mineral ósseo dos recém-nascidos ao longo dos primeiros meses de vida[186].

Além disso, emergem cada vez mais estudos sobre a interferência da deficiência da 25(OH) D no período perinatal como um dos fatores de risco de muitas doenças no decorrer da vida, como diabetes tipo 1, doenças cardiovasculares, esclerose múltipla e cânceres de mama, próstata e cólon[187,188]. Isso porque a deficiência dessa vitamina parece alterar a expressão de genes específicos, agindo negativamente na programação metabólica de forma precoce, ou seja, na vida fetal e no primeiro ano de vida.

Pesquisas indicam que exposição ao sol adequada e ingestão dietética e/ou medicamentosa de vitamina D durante a gravidez são ideais para as saúdes materna, fetal e infantil[185]. A quantidade de suplementação atualmente recomendada para a gestante (RDA) de vitamina D é de 600 UI, porém não é suficiente para todas as grávidas e lactantes para manter um valor de 25(OH)D acima de 30 ng/mL. Para estas, prescrevem-se 1.500 a 2.000 UI por dia[189].

Piridoxina

A vitamina B6 ou piridoxina é uma vitamina solúvel utilizada como cofator em uma ampla variedade de processos metabólicos, na síntese de ácidos nucleicos e de alguns neurotransmissores. É comumente usada como primeira linha de tratamento para náuseas e vômitos durante a gravidez. Utilizada isoladamente, está associada à diminuição de náusea, mas o mesmo efeito não é verificado para alívio de vômitos[190], razão pela qual não é eficaz nos casos de hiperêmese gravídica. Os mecanismos pelos quais a piridoxina exerce seu efeito antiemético não são conhecidos e suas concentrações não são preditoras da resposta à terapia com esse fármaco[191].

Diferentes estudos demonstraram, de forma significativa, que a utilização de 30 a 75 mg diários de piridoxina, via oral, por cinco dias, foi eficaz no tratamento dos sintomas de náuseas e vômitos[192]. Posteriormente, outras pesquisas confirmaram tais resultados[193].

A suplementação com piridoxina é considerada segura e efetiva, não apresentando potencial teratogênico. Doses acima de 100 mg/dia podem ser administradas, mas a prática é de 75 mg, divididos em três doses de 25 mg ao longo do dia, sendo bem tolerada e não apresentando incidência de eventos adversos[191]. Usada isoladamente, pode ser iniciada na dose de 25 mg, a cada seis ou oito horas, recomendando-se não ultrapassar a dose máxima de 200 mg ao dia[191]. Por outro lado, doses de até 500 mg/dia podem ser usadas sem aumento de efeitos adversos maternos e sem comprometer a segurança fetal. Preocupações com a toxicidade materna foram relatadas apenas com doses muito mais elevadas, na faixa de 2.000 a 6.000 mg/dia[194]. Além do efeito antiemético, a suplementação de piridoxina durante a gestação está associada com a melhora do índice de Apgar[1].

Folato

O folato tem importante papel na formação do DNA e RNA (aspecto central do desenvolvimento fetal) e interfere no aumento dos eritrócitos, alargamento do útero, crescimento da placenta e do feto[195].

A importância do ácido fólico, especialmente nos últimos meses que antecedem a gravidez, para o adequado fechamento do tubo neural do feto, é condição bem estabelecida na literatura[45]. Estudos apontam também para a redução no risco de ruptura da placenta[196], de restrição do crescimento intrauterino e parto prematuro, assim como prevenção de doenças respiratórias na infância e da síndrome de Down[197].

Como alternativa para minimizar os efeitos do baixo consumo dietético desse nutriente durante a gestação, organizações nacionais e internacionais de saúde recomendam suplementação com ácido fólico, iniciada preferencialmente antes da concepção[45].

O Departament of Health's Expul Adiviloy Group recomenda que todas as mulheres devem consumir 0,4 mg de ácido fólico antes de engravidarem e no início da gestação. O adequado consumo de folato deve ser feito antes do fechamento do tubo neural, o qual ocorre entre o 26º e o 27º dia de vida embrionária. A necessidade de folato se eleva em 50% sobre a referência para a mulher adulta, ou seja, a necessidade de gestantes é de 600 µg[170].

O ácido fólico não é tóxico, porém altas doses, ingestão superior a 5 mg, podem mascarar anemia perniciosa e por deficiência de B12, além de aumento na frequência de ataques epiléticos[198].

Colina

A colina é um nutriente essencial no metabolismo fosfolipídico e no processo de neurotransmissão. Está envolvida em vários processos biológicos, como inflamação[199], apoptose[200] e angiogênese[201]. Desempenha um papel fundamental no desenvolvimento fetal, em que fosfolipídeos da colina (esfingomielina e fosfatidilcolina) são necessários em grandes quantidades para a biogênese de membrana, mielinização dos axônios, divisão celular, expansão do tecido e transporte lipídico[202]. Além disso, o neutransmissor acetilcolina é essencial para a boa organização e funcionamento do cérebro em desenvolvimento, por meio de seus efeitos sobre a formação de sinapses e a neurogênese[203].

Durante a gestação, a demanda por esse nutriente aumenta de forma substancial, sendo este necessário para o desenvolvimento não só do feto, mas também da placenta[204], na qual funciona como uma molécula de sinalização para influenciar os processos de diferenciação e proliferação celulares, bem como o parto[205]. A suplementação materna de colina é especialmente aproveitada pela placenta, sendo o epigenoma placentário bastante responsivo a esse nutriente. A placenta é um importante mediador do efeito da colina nos sistemas fisiológicos no processo de cognição humana[206].

Outra importante função é realizada pela betaína, um metabólito oxidado da colina, que é doador de grupos metil para a produção de S-adenosilmetionina (SAM). Os grupos metil derivados da SAM são utilizados para a síntese de vários metabólitos, como creatina, neurotransmissores, hormônios, fosfatidilcolina, e para a metilação do DNA e histonas. Dessa forma, é extremamente importante para o estabelecimento e a manutenção do epigenoma fetal[201,207,208].

Estudos realizados em roedores demonstram que a suplementação materna de colina (1,1 g/kg de cloreto de colina) durante a gestação promove melhora nos funcionamentos cognitivo e fisiológico da prole[209] e esses efeitos benéficos são, em parte, mediados por mecanismos epigenéticos, como alterações no DNA, sendo o epigenoma da placenta humana altamente responsivo à suplementação de colina[210].

Um estudo recente realizado ao longo de 12 semanas demonstrou que o aumento no aporte materno de colina ao longo do último trimestre de gestação foi capaz de inibir um fator antiangiogênico, o receptor FMS-*like* tirosina quinase-1 solúvel (sFlt-1 – *fms-like tyrosine kinase* 1), que tem participação na disjunção placentária e na pré-eclâmpsia. Este funciona como antagonista ao se ligar aos fatores angiogênicos e prevenir a interação com seus receptores de superfície celular. Tais alterações estão mais pronunciadas quando a paciente apresenta pré-eclâmpsia precoce (menos de 34 semanas gestacionais) ou restrição do crescimento uterino.

A quantidade de colina utilizada nesse estudo foi de 380 mg/dia derivados da dieta, além de 100 ou 550 mg/dia derivados da suplementação com cloreto de colina com um total de ingestão de 480 ou 930 mg/dia, respectivamente. Dessa forma, a suplementação da dieta materna com colina pode ser uma boa estratégia para melhorar a saúde da gestante e a função vascular da placenta, reduzindo condições associadas à disfunção placentária[211].

A colina dietética pode ser obtida de fontes vegetais e animais, entretanto as fontes animais contêm uma quantidade de colina por grama de alimento significativamente maior que as fontes vegetais[212]. É importante estimular o aumento do consumo de colina na gestação, que pode ser facilmente encontrada em mais de 630 alimentos, sendo fígado, ovos e gérmen de trigo as fontes alimentares com mais concentração desse nutriente[213]. A ingestão adequada (AI) de colina é de 450 mg/dia na gestação, aumentando para 550 mg/dia no período de lactação. Entretanto, a necessidade média estimada (EAR) não foi definida por falta de dados em humanos. Estudos demonstram que a suplementação de colina na gestação não apresenta efeitos adversos em animais e humanos[214].

Ácidos graxos poli-insaturados

Uma das mais importantes funções dos ácidos graxos ômega 3 e 6 está relacionada à sua conversão enzimática em eicosanoides, os quais desempenham diversas atividades, entre elas modulação das respostas inflamatória e imunológica, além de importante papel na agregação plaquetária, no crescimento e na diferenciação celular[215]. A razão entre esses dois tipos de ácidos graxos da dieta é extremamente importante[216], visto que excesso de ácido linoleico compete com o ácido linolênico pelas dessaturases, tendo como possível consequência baixa produção de ácido eicosapentaenoico (EPA), o que contribui para o desenvolvimento de doenças alérgicas, inflamatórias e cardiovasculares[217].

Esses ácidos graxos essenciais (AGEs) estão presentes em concentrações altas em todas as membranas celulares e na matéria cinzenta cerebral, realizando um importante papel nas células neuronais no SNC. Estudos recentes também demonstraram a importância do ácido docosapentaenoico (DHA) para o desenvolvimento normal da célula glial, destacando, assim, a necessidade especial de consumo desses AGEs[218].

Além de suas ações sobre o desenvolvimento e o crescimento fetal, demonstram também ações sobre os desenvolvimentos cognitivo e comportamental e sobre o metabolismo energético[219]. Outros efeitos benéficos relacionados a um aporte adequado de ácidos graxos poli-insaturados (AGPIs) é a promoção do aumento do peso, comprimento, circunferência da cabeça ao nascimento, da acuidade visual, da coordenação mão-olhos, além de melhora na imunidade e da resposta do sistema nervoso autônomo[220].

Antes da concepção, a dieta materna já desempenha um importante papel no fornecimento dos ácidos graxos, visto que determinará o perfil de ácidos graxos que serão depositados no tecido fetal. A placenta é responsável pelo transporte desses AGEs, sendo estes depositados no cérebro e na retina do concepto, principalmente, no último trimestre de gestação. Nos três últimos meses, o feto é capaz de retirar da mãe de 50 a 75 mg de AGPIs, sendo a maioria de DHA[221].

Diferentes estudos apontam vantagens no uso de DHA na gestação. A ingestão de 400 mg e a suplementação com 600 mg de DHA foram capazes de reduzir a ocorrência de infecções nas vias aéreas superiores nos primeiros 30 dias de vida e no número de dias de doença nos primeiros seis meses de vida e maior capacidade adaptativa do feto e do recém-nascido por proporcionar maior responsividade do sistema nervoso autônomo, respectivamente. Tal fato demonstra o efeito do DHA materno na programação metabólica do feto[222,223].

Um outro estudo realizado recentemente levantou a hipótese de os ácidos graxos serem capazes de afetar a programação metabólica do feto. Por serem a fonte principal de energia, desempenham papéis em processos metabólicos e têm importantes funções sobre o apetite e o balanço energético, indicando que podem afetar a programação metabólica da obesidade e outras doenças crônicas[224]. Esses achados corroboram com um outro estudo realizado com ratos, em que foi avaliado o acúmulo de gordura ao longo de quatro gerações desses animais.

Os autores observaram que uma dieta com proporção maior de ômega 6 em relação ao ômega 3 gerou aumento na hiperplasia e hipertrofia do tecido adiposo ao longo das gerações, apesar de o consumo alimentar ter permanecido igual. Além disso, verificou-se que os níveis de adipocina e a expressão gênica do tecido adiposo foram alterados e houve desenvolvimento de hiperinsulinemia. Ao levar todas essas alterações em consideração, é possível que o aumento atual da obesidade esteja associado com o excesso no consumo de ômega 6[225].

Outro papel importante desempenhado pelo ômega 3 é seu efeito benéfico sobre o estresse oxidativo gerado na mãe não só durante a gestação, mas também durante o parto. Quando realizada a suplementação com ômega 3 ao longo da gestação, pode-se observar diminuição de peróxidos na membrana dos eritrócitos da mãe, sendo esse efeito mais proeminente durante a fase de lactação. Essa ação antioxidante ainda é mais bem observada no recém-nascido, desde o nascimento até os 2 meses de vida.

Tal fato pode ser explicado por uma capacidade antioxidante maior no plasma e pelo aumento de antioxidantes lipossolúveis especialmente na artéria do cordão umbilical e da atividade das enzimas antioxidantes citosólicas superóxido dismutase e catalase. Esses achados sugerem uma correlação entre o ômega 3 e o estresse oxidativo que ocorre na mãe durante o parto e no neonato durante a vida pós-natal precoce[226].

O estado nutricional materno afeta o suprimento de ácidos graxos para o feto, os quais passam pela placenta durante a gestação e estão presentes no leite materno para preenchimento completo de seus papéis no desenvolvimento pós-natal[227]. A necessidade de incrementar AGPI na alimentação de gestantes deve-se principalmente ao consumo inadequado de alimentos fontes desses nutrientes na dieta[228]. O consumo de peixes e a suplementação com óleo de pescado podem reduzir a incidência de parto prematuro e melhorar o peso do recém-nascido[229].

As doses recomendadas de suplementação do DHA, bem como suas fontes, são muito variáveis entre os estudos, podendo, com essa variação, ocorrer efeitos colaterais secundários à suplementação, como sangramento, depleção da resposta imune e intolerância gastrointestinal. As doses recomendadas pela literatura variam entre 200 e 600 mg/dia.

Entretanto, de acordo com o I Consenso da Associação Brasileira de Nutrologia sobre recomendações de DHA durante gestação, lactação e infância de 2014, considerando o conjunto de evidências, a sugestão de suplementação é de 200 mg/dia de DHA, obtido industrialmente por meio de algas, evitando-se o risco de contaminação por metais pesados[230].

A mesma quantidade é recomendada pela Associação Mundial de Medicina Perinatal (World Association of Perinatal Medicine [WAPM])[231]. Já a Food and Agriculture Organization of the United Nations (FAO) sugere uma suplementação um pouco mais alta, tanto de EPA quanto de DHA, com 300 mg/dia cada um para mulheres grávidas[232].

Probióticos

Durante a gestação, observa-se alteração da microbiota intestinal com aumento de proteobactérias e actinobactérias[233]. Esse perfil de microbiota leva a um contexto pró-inflamatório, sendo essa alteração mais pronunciada nas gestantes com ganho de peso excessivo e alto IMC[234,235]. As vias de sinalização inflamatórias estão casualmente ligadas à resistência à insulina[236]. Dessa forma, a utilização de probióticos específicos poderia proporcionar um contato microbiano seguro e suficiente para evitar propriedades desviantes nas funções da microbiota e da barreira intestinal e a secreção de mediadores pró-inflamatórios.

Além da prevenção da obesidade na gestação, a utilização de probióticos pode ser uma estratégia justificável para lutar contra o diabetes gestacional. Estudos realizados em humanos sugerem que a microbiota intestinal pode não só promover maior ingestão alimentar, mas também favorecer o armazenamento excessivo de nutrientes, que ocorreria pela hidrólise de polissacarídeos não digeríveis a monossacarídeos facilmente absorvíveis e ativação da lipoproteína lipase com consequente armazenamento excessivo de triglicerídeos derivados do fígado[237,238].

Probióticos específicos podem alterar a composição dessa microbiota, contrariando a evolução do quadro favorável à adiposidade por meio da ação do fator adipocitário induzido pelo jejum (fasting-induced adipocyte fator [FIAF]), supressor da ativação da lipoproteína lipase.

Como o excesso de ganho de peso e o diabetes gestacional estão relacionados com o aumento do risco de morbimortalidade tanto materna quanto fetal, a suplementação com probióticos se justifica, visto que estudos demonstram que sua aplicação na gestação é segura[239]. Uma das pesquisas realizadas não só apontou a segurança do uso de probióticos em qualquer fase da gestação, pois não houve nenhum efeito adverso durante a gravidez, tampouco diferença no crescimento dos bebês, como também demonstrou redução significativa na frequência de diabetes gestacional no grupo de gestantes que utilizou duas diferentes cepas de probióticos (*Lactobacillus rhamnosus GG* e *Bifidobacterium lactis Bb12*)[240].

Os efeitos do uso de probióticos durante o período pré-natal são benéficos tanto para a mãe quanto para o bebê. Dentre os benefícios para a mãe, pode-se citar o aumento das colônias bacterianas vaginais de *Lactobacillus* e taxas reduzidas de vaginose bacteriana[241]; incremento da colonização intestinal com *L. rhamnosus*[242], redução da incidência de pré-eclampsia[243] e de diabetes[244]; melhora no metabolismo da glicose[242] e nos imunomarcadores séricos[245] e do leite materno[246] e, quando utilizados em grandes quantidades, os probióticos podem reduzir o risco de parto prematuro[247]. Sua utilização em conjunto com prebióticos aumenta, de forma significativa, as *Bifidobacterium* intestinais maternas[248].

A correlação entre depleção de lactobacilos vaginais e risco de ITU levou a esforços para restabelecer a flora bacteriana vaginal como forma de evitar infecções de repetição. Os estudos clínicos fornecem evidências limitadas de que *Lactobacillus rhamnosus* GR-1, *Lactobacillus reuteri* RC-14 e *Lactobacillus crispatus* CTV05 podem povoar a vagina e deslocar agentes patogênicos urogenitais, gerando risco reduzido de infecção[249]. Tem sido sugerido que esses lactobacilos exibem efeitos protetores contra a ITU, estabelecendo um PH ácido, o que dificulta a colonização da *E. coli*, impedindo a aderência ao epitélio vaginal e inibindo o crescimento dos uropatógenos por mecanismo competitivo[250].

Para o recém-nascido, a utilização de probióticos no período pré-natal foi associada à colonização intestinal significativamente maior com *Bifidobacterium* e *Lactococcus lactis*[251]. Além disso, os probióticos modificam vários imunomarcadores, citocinas placentárias e outros fatores protetores e/ou promotores do crescimento[252].

Por definição, apesar de os probióticos não prevenirem ou tratarem doenças, como adjuvantes podem reduzir o risco de doenças associadas a composição aberrante da microbiota intestinal, permeabilidade intestinal aumentada ou balanço metabólico ou imune alterado[253].

Prebióticos

Prebióticos são carboidratos não digeríveis que chegam até as porções finais do intestino de maneira intacta, agindo como substratos energéticos para o crescimento e a atividade de bactérias intestinais benéficas, estimulando, assim, um efeito benéfico ao hospedeiro, sendo responsável pelo fortalecimento do sistema imunológico, inibição da multiplicação de patógenos e estimulação da proliferação e atividade de populações de bactérias desejáveis no cólon, afetando beneficamente o hospedeiro, com o desenvolvimento da flora bifidogênica, o que leva a um contexto de efeito bifidogênico. São considerados uma fonte natural de energia para o crescimento da flora bacteriana saudável do intestino[254].

Dentre as fibras dietéticas, os compostos que exibem ação prebiótica são goma guar, amidos resistentes, oligossacarídeos não digeríveis, fruto-oligossacarídeos (FOS), galacto-oligossacarídeos, além dos oligossacarídeos do leite humano[255].

Em um estudo realizado recentemente, foram demonstrados avanços no conhecimento da composição do leite materno, que identificaram um grande número de substâncias bioativas, como prebióticos e nucleotídeos, eficazes na prevenção de diversas doenças e na proteção imunitária do bebê. Os oligossacarídeos ali presentes seriam o terceiro grupo de

CAPÍTULO 2 ▪ NUTRIÇÃO NA SAÚDE DA GESTANTE

componentes majoritários do leite materno, perdendo apenas para a lactose (6 g/100 mL) e os lipídeos (4 g/100 mL); sua concentração no colostro seria de 1,5 a 2,3 g/100 mL, que é progressivamente reduzida e estabilizada nos leites de transição e maduro, com valores entre 0,8 e 1,2 g/100 mL[256].

É considerada de suma importância, durante o período gestacional e a lactação, a ingestão materna de prebióticos e fibras dietéticas. Os benefícios pela presença desses compostos na dieta materna não se restringem somente à mãe, mas também geram efeitos sobre o concepto, desde o nascimento à sua fase adulta. Acredita-se que pelo fato de o butirato, produto final da fermentação de oligossacarídeos, ser um inibidor da histona deacetilase, é capaz de reativar genes silenciados, produzindo modificações epigenéticas que, em longo prazo, seriam benéficas para o bebê[257].

Além disso, pelo fato de os oligossacarídeos serem o terceiro maior grupo abundante no leite materno, podem impedir potencialmente a adesão de patógenos ao epitélio intestinal do bebê, influenciando não só o processo de maturação desse órgão, mas também sua microbiota, modificando as funções sistemáticas e gerando efeitos anti-inflamatórios[258].

O consumo de FOS por mulheres grávidas e lactantes foi demonstrado por aumentar a expressão de várias moléculas em células presentes no leite materno (5 no colostro e 14 em amostras de leite de um mês). Dentre essas moléculas, foi observada expressão aumentada de interleucina-27 (IL-27), tanto em nível transcricional quanto proteico. A IL-27 é produzida por células dendríticas ativadas e macrófagos, atuando sobre linfócito T e células *natural killers*, sendo conhecida por sua capacidade imunorreguladora[259]. Sua expressão aumentada no leite materno sugere que exerça um efeito biológico significativo. A IL-27 pertencente à família de citocinas associadas à diferenciação de células T[260] induz a diferenciação das células T *helper* (Th1), regula a indução de células Th17, aumenta a produção de IL-10[261] e induz células T reguladoras do tipo 1 (Tr1)[262]. Na ausência de IL-27, a resposta de Th2 é aumentada.

Como as respostas imunes Th17 e Th2 são controladas pela administração de IL-27, é provável que haja um forte envolvimento na alergia e no controle de inflamação. No sistema imune do trato digestivo, a IL-27 é responsável pela manutenção epitelial e função de barreira e está envolvida em atividades anti-inflamatória e antibacteriana[263]. Sendo assim, o consumo de prebióticos nos períodos gestacional e de lactação poderia atuar como fator protetor contra desordens alérgicas na criança[264].

Recentemente, em um estudo realizado em modelo animal, foi demonstrado que a manipulação do teor de fibra da dieta materna apresenta forte associação com alterações precoces na secreção de hormônios da saciedade e com a expressão de genes envolvidos no metabolismo da glicose e dos lipídeos na prole. Os principais achados nesse estudo foram que as mães alimentadas com dieta rica em fibras deram à luz filhotes com o peso dos intestinos delgado e grosso aumentado, com maior expressão dos transportadores intestinais de glicose GLUT5 e SGLT-1 e dos genes reguladores do colesterol hepático.

Dessa forma, esses achados destacam que a exposição indireta aos nutrientes (via materna) pode influenciar as características físico-funcionais do trato gastrointestinal e a expressão gênica de dois órgãos que estão intimamente ligados à homeostase energética da prole, que são o fígado e o tecido adiposo[265].

Durante a gestação, já se sabe que os lipídeos plasmáticos maternos elevam-se de forma significativa. Nas mulheres que desenvolvem pré-eclâmpsia, esse aumento torna-se ainda mais relevante[266]. Vários estudos indicam que especialmente a hipertrigliceridemia precede o evento de pré-eclâmpsia, apresentando importância etiológica e fiisopatológica.

Dessa forma, a tendência de um perfil lipídico mais favorável com o aumento da ingestão de fibras durante o período gestacional torna-se de suma importância para a mulher[267]. Segundo um estudo realizado por Qiu *et al.*, o consumo total de fibras no início da gestação está associado com o risco reduzido de pré-eclâmpsia[268]. Além disso, está inversamente relacionado com os níveis de triglicerídeos maternos e positivamente relacionado com as concentrações de HDL-c, sugerindo que o alto consumo de fibras demonstra benefícios importantes na saúde da gestante.

Um outro efeito protetor do consumo de prebióticos na gestação seria sua relação inversa com o risco de desenvolvimento de diabetes gestacional, já demonstrado por Zhang *et al.* Além do já conhecido efeito das fibras dietéticas sobre a glicemia, nesse estudo foram observadas associação inversa dos níveis de proteína C reativa e associação positiva com os níveis de adiponectina em relação ao consumo total de fibras, valendo lembrar que ambos são biomarcadores associados aos riscos de desenvolvimento de diabetes gestacional[269].

Sabe-se que até um quarto das mulheres grávidas sofre com constipação, que é um evento multifatorial resultante da dieta e alterações hormonais. Dessa forma, os mesmos benefícios conhecidos com o uso de prebióticos para o tratamento da constipação e outras desordens gastrointestinais para toda a população podem e devem ser estendidos às gestantes[270].

Para finalizar, as gestantes devem, como a maioria da população, se beneficiar com uma alimentação rica em fibras. Entretanto, em razão de seu estado fisiológico, sua necessidade em relação ao restante da população encontra-se aumentada, visto que nesse período apresentam mais propensão a constipação crônica, DMG, sobrepeso ou pré-eclâmpsia. Além disso, tanto o feto quanto os lactentes podem também se beneficiar através da microbiota ou metabólitos maternos que estarão disponíveis para as crianças[255].

Gengibre

O gengibre (*Zingiber officinale*) tem sido utilizado como uma das principais terapêuticas alternativas aos fármacos convencionais na náusea e no vômito da gravidez. Nos estudos, foi comparado, na maioria das vezes, com placebo, vitamina B6 e antieméticos. Verificou-se que o gengibre pode ser incorporado como um importante adjuvante na prevenção de náuseas e vômitos, antes de se lançar mão de medidas terapêuticas alopáticas convencionais[271]. Os estudos não mostraram efeitos teratogênicos. Foram referidos como efeitos adversos a pirose e a irritação gástrica, com a ingestão de uma quantidade superior a 6 g[272,273].

No entanto, não são claros os mecanismos que podem explicar os efeitos antieméticos do gengibre, tendo sido levantadas as hipóteses de atuação no trânsito gastrointestinal e/ou interferência no SNC[274]. O 6-gingerol pode ter diversos efeitos no organismo, entre eles analgésico, antipirético, cardiotônico, inibidor da atividade motora espontânea e da síntese de prostaglandinas, antioxidante, supressor da formação de citocinas e promotor da angiogênese[275].

Cranberry

A opção não medicamentosa mais estudada para prevenção da ITU tem sido o consumo do suco de *cranberry* ou comprimidos[276]. O *cranberry* (*Vaccinium macrocarpon*) é uma fruta vermelha, de sabor azedo, que contém proantocianidina (PAC) tipo A, uma substância com potência antioxidante 20 vezes maior do que a vitamina C e 50 vezes mais potente do que a vitamina E. PAC-A é capaz de inibir a aderência de *Escherichia coli* nas células do urotélio mediante inativação do seu pili tipo P[277].

Em uma metanálise do Centro Cochrane, com dez trabalhos incluindo 1.049 mulheres, os autores concluíram que *cranberry* reduziu de forma significativa o número de episódios de infecção urinária de repetição no período avaliado de 12 meses[278].

Nos estudos, tem-se usado extrato de *cranberry* na dose de 500 mg/dia, demonstrando eficácia significativa com relação ao risco de desenvolvimento de ITU, quando comparado com controle ou placebo[279].

Alimentos não recomendados na gestação

Cafeína

A cafeína é um alcaloide que atua como estimulante do SNC e está presente em grande quantidade de alimentos, como café, refrigerantes à base de cola, cacau, chocolate, chás e remédios analgésicos, antigripal e inibidor de apetite[280]. Facilmente, atravessa a barreira placentária, passando quantidades substanciais para o líquido amniótico, sangue do cordão umbilical, plasma e urina dos neonatos[281].

O interesse no estudo da cafeína é baseado no fato de que a *clearance* da cafeína é alterada durante a gravidez, sobretudo no segundo e terceiro trimestres, quando sua meia-vida é de sete e 10/11 horas, respectivamente, quando o normal é de duas horas e meia a quatro horas e meia em mulheres não grávidas[282].

Alguns mecanismos têm sido postulados para explicar sua limitação na gestação. A cafeína inibe a fosfodiesterase e essa enzima degrada a adenosina monofosfato cíclica (cAMP), elevando, dessa maneira, os níveis de cAMP, podendo interferir no crescimento e desenvolvimento das células fetais[283].

Além disso, os efeitos vasoconstritores da cafeína, pelo aumento das catecolaminas (especialmente a epinefrina), podem também influenciar o desenvolvimento placentário, diminuindo o suprimento fetal de oxigênio[284]. Morte fetal, diminuição do peso fetal, malformação fetal e diminuição da idade gestacional podem ser consequências da hipóxia fetal[285]. Os níveis sanguíneos materno e fetal de cafeína são virtualmente os mesmos e as enzimas necessárias para o metabolismo da cafeína estão ausentes no feto e até o oitavo mês após a gravidez[286].

A ingestão dessa substância pode aumentar o risco de abortos espontâneos no primeiro trimestre de gestação, sendo, portanto, sensato limitar sua ingestão[287]. A Food and Drug Administration (FDA, 2002) aconselhou as mulheres grávidas a evitar, sempre que possível, alimentos e fármacos contendo cafeína ou, pelo menos, manter, durante a gravidez, consumo abaixo de 200 mg/dia[288].

Adoçantes artificiais

As contraindicações do consumo de edulcorantes estão relacionadas à capacidade de essas substâncias permanecerem nos tecidos fetais, pela menor capacidade de o feto excretá-las, provocando reações nocivas a este[8].

Adoçantes, como qualquer outra droga, também recebem uma classificação de risco potencial para uso na gravidez, criada pela FDA (1980), designada por uma de cinco letras[289]:

- A – estudos controlados em mulheres não demonstraram risco para o feto no primeiro trimestre, não existe evidência de risco nos outros trimestres e a possibilidade de dano fetal parece ser remota.

- B – estudos em animais não indicam risco fetal e não há estudos controlados na espécie humana ou, ainda, estudos em animais mostram um efeito adverso no feto, mas estudos bem controlados em mulheres grávidas não demonstraram risco para o feto.
- C – estudos têm mostrado que os fármacos apresentam efeito teratogênico ou embriocida em animais, mas não há estudos controlados em mulheres, ou ainda não há estudos controlados em animais nem em mulheres. Esses fármacos só devem ser administrados se os possíveis benefícios justificarem os riscos potenciais para o feto.
- D – existem evidências de risco ao feto humano, mas os benefícios, em certas situações (risco de morte ou doenças graves para as quais fármacos mais seguros são ineficazes ou não podem ser usados), podem tornar o uso desse medicamento aceitável, apesar de seu risco.
- X – estudos em animais ou humanos têm demonstrado anormalidades fetais ou há evidências de risco fetal baseado em estudos em humanos, ou ambos, e os riscos associados ao uso do fármaco na gestação claramente superam quaisquer benefícios possíveis. Tais medicamentos são contraindicados a mulheres grávidas ou que podem vir a engravidar.

Existem poucas informações sobre o uso da sacarina e ciclamato na gestação e seus efeitos sobre o feto. Em razão das limitadas informações disponíveis e do seu potencial carcinogênico em animais, a sacarina e o ciclamato devem ser evitados durante a gestação (risco C). O aspartame tem sido extensivamente estudado em animais, sendo considerado seguro para uso na gestação (risco B), exceto para mulheres homozigóticas para fenilcetonúria (risco C). A sucralose e o acessulfame-K não são tóxicos, carcinogênicos nem mutagênicos em animais, mas não existem estudos controlados em humanos.

Porém, como esses dois adoçantes não são metabolizados, parece improvável que seu uso durante a gestação possa ser prejudicial (risco B). A estévia, substância derivada de uma planta nativa brasileira, não produz efeitos adversos sobre a gestação em animais, porém não existem estudos em humanos (risco B). Os agentes de corpo usados na formulação dos adoçantes (manitol, sorbitol, xilitol, eritrol, lactilol, isomalte, maltilol, lactose, frutose, maltodextrina, dextrina e açúcar invertido) são substâncias consideradas seguras para o consumo humano[290].

Segundo as evidências atualmente disponíveis, o aspartame, a sucralose, o acessulfame e a estévia podem ser utilizados com segurança durante a gestação[290]. Recomenda-se o uso moderado de educorantes, uma vez que não existem estudos conclusivos realizados com humanos sobre sua segurança na gestação, devendo-se evitar o consumo de alimentos *diet* e adoçantes à base de frutose, sorbitol, stévia e ciclamato[291].

Bebida alcoólica

Quando ingerido pela gestante, o álcool atravessa a barreira placentária e faz o feto receber as mesmas concentrações da substância que a futura mãe. Porém, a exposição fetal é maior, pelo fato de o metabolismo e a eliminação serem mais lentos, fazendo que o líquido amniótico permaneça impregnado de álcool não modificado em acetaldeído. Essa situação é ocasionada pela ausência de enzimas em quantidade necessária para a degradação de tais substâncias[292].

Entre as complicações pré-natais provocadas pelo consumo de álcool, identificam-se anomalias físicas e disformismo no primeiro trimestre, aumento de duas a quatro vezes na incidência de abortamento espontâneo no segundo trimestre, fatores comprometedores durante o parto, como risco de infecções, deslocamento prematuro da placenta, hipertonia uterina, trabalho de parto prematuro e líquido amniótico meconial[293].

Dentre as consequências decorrentes do uso de álcool por gestantes, a mais conhecida é a síndrome alcoólica fetal (SAF), caracterizada por baixo peso ao nascer, hipotonia, incoordenação, irritabilidade, retardo do desenvolvimento, anormalidades craniofaciais e cardiovasculares, retardos mentais leve e moderado, hiperatividade e baixo rendimento escolar[293].

O consumo de bebida alcoólica deve ser desencorajado no período gestacional, não somente pelo risco de hipoglicemia materna, mas também pelo risco aumentado de síndrome alcoólica fetal, resultante do uso crônico do álcool durante a gravidez, cujas consequências variam de sequelas não aparentes à restrição dos crescimentos fetal intrauterino e lactente, com danos graves[291].

USO DE FITOTERÁPICOS NA GESTAÇÃO

O uso de plantas medicinais faz parte do cotidiano da população brasileira, inclusive entre as gestantes, nas quais pode acarretar implicações tanto para a saúde materna como para a fetal[294].

Ao longo do tempo, a maioria das pesquisas científicas envolvendo estudos de plantas buscou analisar algumas características, principalmente ação farmacológica dos fármacos vegetais por meio de estudos laboratoriais testados em animais[295]. Nos estudos feitos com plantas medicinais na gestação, as pesquisas mostraram efeitos negativos, como abortivos, emenagogos, cólicas na gestante, entre outros[296,297].

Pode-se citar as plantas mais utilizadas nos estudos como emenagogas/abortivas: *Aloe* spp. (babosa), *Baccharis* sp. (carqueja), *Coleus barbatus* (boldo), *Foeniculum vulgare Miller* (erva-doce), *Hibiscus rosa* (hibisco), *Linum usitatissimum* (linhaça), *Matricaria recutita* (camomila), *Mentha arvensis* (hortelã japonesa), *Rhamnus catharticus* (cáscara sagrada), *Ruta graveolens* (arruda) e *Vitex agnus-castus* (vitex)[298].

IMPORTÂNCIA DA ATIVIDADE FÍSICA NA GESTAÇÃO

Dentre os benefícios, os artigos destacam: prevenção e redução de lombalgias, de dores das mãos e pés e estresse cardiovascular, fortalecimento da musculatura pélvica, redução de partos prematuros e cesáreas, mais flexibilidade e tolerância à dor, controle do ganho ponderal e elevação da autoestima da gestante.

Não há o estabelecimento de recomendações nutricionais, assim como qual o tipo ideal de atividade física a ser praticada para as gestantes não atletas. Sugere-se que o exercício realizado na água seja o mais indicado. Segundo os autores, a atividade física, sendo regular, moderada e controlada desde o início da gestação, promove benefícios para a saúde materna e fetal[299].

O treinamento físico promove alterações nos níveis circulantes de nutrientes e hormônios e na atividade cerebral através de impulsos neurais aferentes, incluindo a função hipotalâmica, os quais estão envolvidos no metabolismo energético e na regulação do peso corporal[300-302]. Durante a vida perinatal, o treinamento físico leva a mudanças na arquitetura e na função hipotalâmica, o que ocasiona um *imprinting* metabólico, que é mantido na vida adulta.

Dessa forma, a atividade física é uma das ferramentas não farmacológicas mais proeminentes que podem ser utilizadas para atenuar a programação metabólica na vida adulta e, consequentemente, prevenir doenças, reduzindo a prevalência da obesidade, *diabetes mellitus* tipo 2 e doenças cardiovasculares[303,304].

REFERÊNCIAS BIBLIOGRÁFICAS

1. Accioly E, Saunders C, Lacerda EMA. Nutrição em obstetrícia e pediatria. 2. ed. Rio de Janeiro: Guanabara-Koogan, 2009.
2. Rosso P, Cramoy C. Nutrition and pregnancy. In: Rosso P, Cramoy C. Human nutrition: a comprehensive treatise (Nutrition Preand Postnatal Development). New York: Plenum Press 1, 1979.
3. Cox JT, Phelan ST. Nutrition during pregnancy. Obstet Gynecol Clin North Am. 2008;35:369-83.
4. Osendarp SJ, Van Raaij JMA, Arifeen SE, Wahed MA, Baqui AH, Fuchs GJ. A randomized, placebo-controlled trial of the effect of zinc supplementation during pregnancy on pregnancy outcome in Bangladeshi urban poor. The Am J Clin Nut. 2000;71(1):114-9.
5. Montenegro CAB, Rezende Filho J. Obstetrícia fundamental. 11. ed. Rio de Janeiro: Guanabara Koogan, 2008.
6. Petraglia F, D'Antona D, Lockwood CJ, Snyder PJ, Barss VA. Maternal endocrine and metabolic adaptation to pregnancy. UpToDate, United States, 2012. Disponível na internet: http://www.uptodate.com/contents/maternal-endocrine-and-metabolic-adaptation-to-pregnancy. Acesso em: 14 jul 2016.
7. Rosso P. Nutrition and metabolism in pregnancy. Mother and fetus. New York: Oxford University Press, 1990.
8. Vitolo MR. Nutrição: da gestação ao envelhecimento. 1. ed. Rio de Janeiro: Rubio, 2008.
9. Montenegro CAB, Rezende Filho J. Obstetrícia fundamental. 11. ed. Rio de Janeiro: Guanabara Koogan, 2008.
10. Rössner S. Physical activity and prevention and treatment of weight gain associated with pregnancy: current evidence and research issues. Med Sci Sports Exerc. 1999;4:560-63.
11. American College of Sports Medicine, American Dietetic Association, Dietitians of Canada. Nutrition and athletic performance. Med Sci Sports Exerc. 2000;32:2130-45.
12. Fagen C. Nutrição durante a gravidez e a lactação. In: Mahan LK, Escott-Stump S (eds.). Alimentos, nutrição e dietoterapia. São Paulo: Rocca, 2002. p. 159-86.
13. Worthington-Roberts BS, Vermeersch J, Williams SR. Nutrição na gravidez e lactação. 3. ed. Rio de Janeiro: Guanabara, 1988.
14. Lopes RE, Ramos KS, Bressani CC, de Arruda IK, de Souza AI. Prevalência de anemia e hipovitaminose A em puérperas do Centro de Atenção à Mulher do Instituto Materno Infantil Prof. Fernando Figueira, IMIP: um estudo piloto. Rev Bras Saúde Matern Infant. 2006;6(1):S63-S68.
15. Amorim A, Ferreira ARR, Carrapiço E. Gengibre no tratamento da náusea e vômito da gravidez: revisão baseada na evidência. Acta Obstet Ginecol Port. 2013;7(2):103-8.
16. Federação Brasileira das Associações de Ginecologia e Obstetrícia. Como lidar com náuseas e vômitos na gestação: recomendação da Federação Brasileira das Associações de Ginecologia e Obstetrícia. Disponível na internet: http://www.febrasgo.org.br/site/wp-content/uploads/2013/05/guia-nauseas.pdf. Acesso em: 1 ago 2016.
17. Furneaux EC, Langley-Evans AJ, Langley-Evans SC. Nausea and vomiting of pregnancy: endocrine basis and contribution to pregnancy outcome. Obstet Gynecol Surv. 2001;56(12):775-82.

18. Whitehead SA, Andrews PLR, Chamberlain GVP. Characterisation of nausea and vomiting in early pregnancy: a survey of 1,000 women. J Obstet Gynaecol. 1992;12:364-9.

19. Mahan KL, Escott, SS. Krause's food, nutrition and diet therapy. 11. ed. Filadélfia: W. B. Saunders Company, 2010.

20. Lopes LB, Soler CRO, Portela MLPM. La pica durante el embarazo: un trastorno frecuentemente subestimado. Alan. 2004;54(1):17-24.

21. Simpson E, Mull JD, Longley E, East J. Pica during pregnancy in low-income women born in Mexico. West J Med. 2000;173(1):20-4.

22. Rainville AJ. Pica practices of pregnant women are associated lower maternal hemoglobin level at delivery. J Am Diet Assoc. 1998;98(3):293-6.

23. Lambert V, Boukhari R, Nacher M, Goulle JP, Roudier E, Elguindi W, et al. Plasma and urinary aluminum concentrations in severely anemic geophagous pregnant women in the Bas Maroni region of French Guiana: a case-control study. Am J Trop Med Hyg. 2010;83(5):1100-5.

24. Baig-Ansari N, Badruddin SH, Karmaliani R, Harris H, Jehan I, Pasha O. Anemia prevalence and risk factors in pregnant women in an urban area of Pakistan. Food Nutr Bull. 2008;29(2):132-9.

25. American Diabetes Association. Diagnosis and classification of diabetes mellitus. Diabetes Care. 2008;31(1).

26. Burrow F. Complicações clínicas durante a gravidez. 4. ed. São Paulo: Roca, 1996. p. 189-95.

27. Stoffel M, Bell KL, Blackburn CL, Powell KL, Seo TS, Takeda J, et al. Identification of glucokinase mutations in subjects with gestational diabetes mellitus. Diabetes. 1993;42(6):937-40.

28. Berdanier CD. Mitochondrial gene expression in diabetes mellitus: effect of nutrition. Nutr Rev. 2001;59(3):61-70.

29. Garvey WT, Maianu L, Zhu JH, Hancock JA, Golichowski AM. Multiple defects in the adiposity glucose transport system cause celular insulin resistance in gestational diabetes: heterogeneity in the number and a novel abnormality in subcellular localization of GLUT 4 glucose transporters. Diabet. 1993;42(12):1773-85.

30. Netto HC, Moreira de Sá RA. Obstetrícia básica. 2. ed. São Paulo: Atheneu, 2007.

31. American Diabetes Association. Standards of medical care in diabetes. Diabetes Care. 2007;30(1):s4-s41.

32. Peracoli JC, Parpinelli MA. Síndromes hipertensivas da gestação: identificação de casos graves. Rev Bras Ginecol Obstet. 2005;27(10):627-34.

33. Davey DA, MacGillivray I. The classification and definition of the hypertensive disorders in pregnancy. Am I Obstet Gynecol. 1998;158:892-8.

34. Report of National High Blood Pressure Education Program Working Group on High Blood Pressure in Pregnancy. Am J Obstet Gynecol. 2000;183(1):S1-S22.

35. American College of Obstetricians and Gynecologists. Hypertension in pregnancy. Washington, D. C.: ACOG, 1996.

36. Sibai BM, Dekker G, Kupferminc M. Pre-eclampsia. Lancet. 2005;365(9461):785-99.

37. Ferrão MHL, Pereira ACL, Gersgorin CTS, de Paula TAA, Corrêa RRM, Castro ECC. Efetividade do tratamento de gestantes hipertensas. Rev Assoc Med Bras. 2006;52(6):390-4.

38. Lindheimer MD, Abalos E. Manegment of high blood pressure in pregnancy. In: Calcium antagonists in clinical medicine. Filadélfia: Harley e Belfus, 2002.

39. Hovdenak N, Haram K. Influence of mineral and vitamin supplements on pregnancy outcome. Eur J Obstet Gynecol Reprod Biol. 2012;164:127-32.

40. Cao C, O'Brien KO. Pregnancy and iron homeostasis: an update. Nutr Ver. 2013;71:35-51.

41. Reveiz L, Gyte GML, Cuervo LG, Casasbuenas A. Treatments for iron-deficiency anaemia in pregnancy. Cochrane Database Syst Rev 10: CD003094, 2011.
42. Milman N. Prepartum anaemia: prevention and treatment. Ann Hematol. 2008;87:949-59.
43. Choudhury N, Aimone A, Hyder ASM, Zlotkin SH. Relative efficacy of micronutrient powders versus iron–folic acid tablets in controlling anemia in women in the second trimester of pregnancy. Food Nutr Bull. 2012;33:142-9.
44. Vasconcellos AKB. Prevalência de anemia em gestantes no município de Sobral, Ceará. Monografia de Especialização em Saúde da Família. Sobral: Universidade Estadual Vale do Acaraú, 2004.
45. WHO/Unicef/UNU. Iron deficiency anaemia assessment, prevention, and cotrol: a guide for programme managers. Genebra: World Health Organization, 2001.
46. Goonewardene M, Shehata M, Hamad A. Anaemia in pregnancy. Best Pract Res Cl Ob. 2012;26:3-24.
47. Oliveira RAG, Neto AP, Oshiro M. Fisiopatologia e quadro laboratorial das principais anemias. 1. ed. São Paulo: Roca, 2004.
48. Stenqvist K, Dahlen-Nilsson I, Lidin-Janson G, Lincoln K, Odén A, Rignell S, et al. Bacteriuria in pregnancy. Frequency and risk of acquisition. Am J Epidemiol. 1989;129:372-9.
49. Baleiras C, Campos A, Lourenço I, Revez AI. Infecções urinárias e gravidez. Acta Med Port. 1998;11:839-46.
50. Duarte G, Matos MA, Cunha SP, Nogueira AA, Mauad Filho F, Berezowski AT. Infecção urinária durante a gravidez. Rev Bras Ginecol Obstet. 1997;19:495-503.
51. Mittal P, Wing DA. Urinary tract infections in pregnancy. Clin Perinatol. 2005;32:749-64.
52. Tortora GD, Funke BR, Case CL. Microbiologia. 6. ed. Porto Alegre: Artmed, 2000.
53. Millar LK, Cox SM. Urinary tract infections complicating pregnancy. Infect Dis Clin North Am. 1997;11:13-26.
54. Filho F, Bispo AMB, Vasconcelos MM, Maia MZ, Celestino FG. Infecção do trato urinário na gravidez: aspectos atuais. Femina. 2009;37(3):165-71.
55. King JC, Weininger J. Embarazo y lactancia. Washington D. C.: Organización Panamericana de la Salud (OPAS), 1991. p. 362-8.
56. Guthrie HA, Picciano MF. Human nutrition. Saint Louis: Mosby, 1995.
57. Pachoal V, Naves A, Fonseva AB. Nutrição clínica funcional: dos princípios à prática clínica. São Paulo: Metha, 2014.
58. Nascimento E, Souza SB. Avaliação da dieta de gestantes com sobrepeso. Rev Nutr. 2002;15(2).
59. Bothwell TH. Iron requirements in pregnancy and strategies to meet them. Am J Clin Nutr. 2000;72:S257-S64.
60. Cetin I, Berti C, Mando C, Parisi F. Placental iron transport and maternal absorption. Ann Nutr Metab. 2011;59(1):55-8.
61. O' Brien KO, Zavaleta N, Caulfield LE, Yang DX, Abrams SA. Influence of prenatal iron and zinc supplements on supplemental iron absortion, red blood cell iron incorporation, and iron status in pregnant purivian women. Am J Clin Nutr. 1999;69:509-15.
62. Suharno D, West CE, Muhial LM, Waart FG, Karyadi D, Haustvast J. Cross-sectional study on the iron and vitamin A status of pregnant women in West Java, Indonesia. Am J Clin Nutr. 1992;56:988-93.
63. Tamura T, Goldenberg RL, Hou J, Johnston KE, Cliver SP, Ramey SL, et al. Cord serum ferritin concentrations and mental and psychomotor development of children at five years of age. J Pediatr. 2002;140:165-70.
64. Institute of Medicine (IOM). Iron. In: IOM (Institute of Medicine). Dietary reference intakes for vitamin A, vitamin K, arsenic, boron, chromuim, copper, iodine, iron, manganese, molybdenum, nickel, silicon, vanadium, and zinc. Washington, D. F.: National Academic Press, 2001. p. 290-393.

65. Hales CN, Barker DJ. The thrifty phenotype hypothesis. Br Med Bull. 2001;60:5-20.

66. Lewis RM, Petry CJ, Ozzane SE, Hales CN. Effects of maternal iron restriction in the rat on blood pressure, glucose tolerance, and serum lipids in the 3-month-old offspring. Metab Clin Exp. 2001;50(5):562-7.

67. Lewis RM, Forhead AJ, Petry CJ, Ozzane SE, Hales CN. Long-term programming of blood pressure by maternal dietary iron restriction in the rat. Br J Nutr. 2002;88(3):283-90.

68. Organização Mundial da Saúde (OMS). Diretriz: suplementação diária de ferro e ácido fólico em gestantes. Genebra: Organização Mundial da Saúde, 2013.

69. McCormick NH, Hennigar SR, Kiselyov K, Kelleher SL. The biology of zinc transport in mammary epithelial cells: implications for mammary gland development, lactation, and involution. J Mammary Gland Biol Neoplasia. 2014;19:59-71.

70. Salgueiro MJ, Bioch MZ, Lysionek A, Sarabia MI, Caro R, Paoli TD, et al. Zinc as an essencial micronutrient: a review. Nutr Resm. 2000;20(5):737-55.

71. Institute of Medicine (IOM). Zinc. In: IOM (Institute of Medicine). Dietary reference intakes for vitamin A, vitamin K, arsenic, boron, chromuim, copper, iodine, iron, manganese, molybdenum, nickel, silicon, vanadium, and zinc. Washington, D. C.: National Academic Press, 2001. p. 442-501.

72. Black RE. Micronutrients in pregnancy. Br J Nutr. 2001;85:S193-S7.

73. Scheplyagina LA. Impact of the mother's zinc deficiency on the woman's and newborn status. J Trace Elem Med Biol. 2005;19(29).

74. Swanson CA, King JC. Zinc and pregnancy outcome. Am J Clinic Nutrit. 1987;(46):763-71.

75. Barker DJ. Fetal programming of coronary heart disease. Endocrinol Metabol. 2002;13:364-8.

76. Keen CL, Clegg MS, Hanna LA, Lanoue L, Rogers JM, Daston GP, et al. The plausibility of micronutrient deficiencies being a significant contributing factor to the occurrence of pregnancy complications. The J Nut. 2003;133(5):1597S-1605S.

77. McMullen S, Osgerby JC, Thurston LM, Gadd TS, Wood PJ, Wathes DC, et al. Alterations in placental 11 beta-hydroxysteroid dehydrogenase (11 betaHSD) activities and fetal cortisol: cortisone ratios induced by nutritional restriction prior to conception and at defined stages of gestation in ewes. Reproduction. 2004;127:717-25.

78. Seckl JR, Meaney MJ. Glucocorticoid programming. Ann N Y Acad Sci. 2004;1032:63-84.

79. Rosario JF, Gomez MP, Anbu P. Does the maternal micronutrient deficiency (copper or zinc or vitamin E) modulate the expression of placental 11 beta hydroxysteroid dehydrogenase-2 per se predispose offspring to insulin resistance and hypertension in later life? Indian J Physiol Pharmacol. 2008;52(4):355-65.

80. Rocklin RE. Asthma, asthma medications and their effects on maternal/fetal outcomes during pregnancy. Reprod Toxicol. 2011;32(2):189-97.

81. MacDonald RS. The role of zinc in growth and cell proliferation. J Nutr. 2000;130(5):S1500-8.

82. Allen LH. Biological mechanisms that might underlie iron's effects on fetal growth and preterm birth. J Nutr. 2001;131(2):S581-9.

83. Lopez V, Foolad F, Kelleher SL. ZnT2-overexpression represses the cytotoxic effects of zinc hyper-accumuation in malignant metallothionein-null T47D breast tumor cells. Cancer Lett. 2011;304:41-51.

84. Merialdi M, Caulfield LE, Zavaleta N, Figueroa A, Dominici F, Dipietro JA. Randomized controlled trial of prenatal zinc supplementation and the development of fetal heart rate. Am J Obstet Gynecol. 2004;190:1106-12.

85. Padmavathi IJ, Kishore YD, Venu L, Ganeshan M, Harishankar N, Giridharan NV, et al. Prenatal and perinatal zinc restriction: effects on body composition, glucose tolerance and insulin response in rat offspring. Exp Physiol. 2009;94:761-9.

86. Tomat AL, Inserra F, Veiras L, Vallone MC, Balaszczuk AM, Costa MA, et al. Moderate zinc restriction during fetal and postnatal growth of rats: effects on adult arterial blood pressure and kidney. Am J Physiol Regul Integr Comp Physiol. 2008;295:R543-9.

87. Christian P, Stewart CP. Maternal micronutrient deficiency, fetal development, and the risk of chronic disease. The J Nutrit. 2010;140:437-45.

88. Chowanadisai W, Kelleher SL, Lonnerdal B. Maternal zinc deficiencyraises plasma prolactin levels in lactating rats. J Nutr. 2004;134:1314-9.

89. Dempsey C, McCormick NH, Croxford TP, Seo YA, Grider A, Kelleher SL. Marginal maternal zinc deficiency in lactating mice reduces secretory capacity and altersmilk composition. J Nutr. 2012;142:655-60.

90. Sazawal S, Black RE, Menon VP, Dinghra P, Caulfield LE, Dhingra U, et al. Zinc supplementation in infants born small for gestational age reduces mortality: a prospective, randomized, controlled trial. Pediatrics. 2001;108:1280-6.

91. Ewan RC. Effect of selenium on rat growth, growth hormones and diet utilization. J Nutr. 1976;106:706-9.

92. Al-Kunani AS, Knight R, Haswell SJ, Thompson JW, Lindow SW. The selenium status of a woman with a history of recurrent miscarriage. Bei J Obstet Gynaec. 2001;108:1094-7.

93. Dobrzynsky W, Trafikowska U, Trafikowska A, Pileck A, Szymanski W, Zachara BA. Decreased selenium concentration in maternal and cord blood in preterm compared to term deliveries. Analyst. 1998;123:93-7.

94. Desai P, Patel P, Rathod SP, Mahajan S. Selenium levels and glutathione peroxidase activity in spontaneous inevitable abortion. J Obstet Gynecol India. 2006;56(4):311-4.

95. Pinheiro MC, Müller RC, Sarkis JE, Vieira JL, Oikawa T, Gomes MS, et al. Mercury and selenium concentrations in hair samples of women in fertile age from Amazon riverside communities. Sci Total Environm. 2005;349(1-3):284-8.

96. Reyes H, Báez ME, González MC, Hernández I, Palma J, Ribalta J, et al. Selenium, zinc and copper plasma levels in intrahepatic cholestasis of pregnancy, in normal pregnancies and in healthy individuals, in Chile. J Hepatol. 2000;32(4):542-9.

97. Kantola M, Purkunen R, Kröger P, Tooming A, Juravskaja J, Pasanen M, et al. Selenium in pregnancy: is selenium an active defective ion against environmental chemical stress. Environm Res. 2004;96(1):51-61.

98. Makhoul IR, Sammour RN, Diamond E, Shohat I, Tamir A, Shamir R. Selenium concentrations in maternal and umbilical cord blood at 24–42 weeks of gestation: basis for optimization of selenium supplementation to premature infants. Clinical Nutrition. 2004;23(3):373-81.

99. Mukherjee B, Anbazhagan S, Roy A, Ghosh R, Chatterjee M. Novel implications of the potential role of selenium on antioxidant status in streptozotocin-induced diabetic mice. Biomed & Pharmucothrr. 1998;52(2):89-95.

100. Mihailović M, Cvetković M, Ljubić A, Kosanović M, Nedeljković S, Jovanović I, et al. Selenium and malondialdehyde content and glutathione peroxidase activity in maternal and umbilical cord blood and amniotic fluid. Biol Trace Elem Res. 2000;73(1):47-54.

101. Reilly C. Selenium in food and health. New York: Springer, 2006.

102. Mariath AB, Bergamaschi DP, Rondó PH, Tanaka AC, Hinnig PF, Abbade JF, et al. The possible role of selenium status in adverse pregnancy outcomes. British J Nutrit. 2011;105(10):1418-28.

103. Rayman MP, Wijnen H, Vader H, Kooistra L, Pop V. Maternal selenium status during early gestation and risk for preterm birth. CMAJ. 2011;183(5):549-55.

104. Askari G, Iraj B, Salehi-Abargouei A, Fallah AA, Jafari T. The association between serum selenium and gestational diabetes mellitus: a systematic review and meta-analysis. J Trace Elem Med Biol. 2015;29:195-201.

105. Bogden J, Kemp FW, Chen X, Stagnaro-Green A, Stein TP, Scholl TO. Low normal serum selenium early in human pregnancy predicts lower birth weight. Nutrit Res. 2006;26:497-502.

106. Kumar BS, Priyadarsinib KI. Selenium nutrition: how important is it? Biomed Prevent Nutrit. 2014;4(2):333-41.

107. Rayman MP. Selenium and human health. Lancet. 2012;379(9822):1256-68.

108. Hoffman DJ, Heinz GH. Embriotoxicity and teratogenic effects of selenium on diet of mallards. J Toxicol Envealth. 1998;24:477-90.

109. Palmer IS, Arnold RL, Carlson CW. Toxicity of various seleniun derivaties to chick embryos. Poultry Sci. 1973;52:1841-6.

110. Sociedade Brasileira de Endocrinologia e Metabologia (SBEM). Diabetes mellitus gestacional. Rev Assoc Med Bras. 2008;54(6):471-86.

111. Tan M, Sheng L, Qian Y, Ge Y, Wang Y, Zhang H, et al. Changes of serum selenium in pregnant women with gestational diabetes mellitus. Biol Trace Elem Res. 2001;83:231-7.

112. Stapleton SR. Selenium: an insulin-mimetic. Cel Mol Life Sci. 2000;57(13-14).

113. Hawkes WC, Alkan Z, Lang K, King JC. Plasma selenium decrease during pregnancy is associated with glucose intolerance. Biol Trace Elem Res. 2004;100:19-29.

114. Al-Saleh E, Nandakumaran M, Al-shammari M, Al-Harouny A. Maternal-fetal status of copper, iron, molybdenum, selenium and zinc in patients with gestational diabetes. J Matern Fetal Neonatal Med. 2004;16:15-21.

115. Zeng J, Zhou J, Huang K. Effect of selenium on pacreatic proinflammatory cytokinesin streptozotocin-induced diabetic in mice. J Nutr Biochemist. 2009;20(7):530-6.

116. Perkins AV. Placental oxidative stress, selenium and preeclampsia. Pregnan Hypert. 2011;1(1):95-9.

117. Malek A, Fard MK, Zadeh DH, Mamegani MA, Abasaizadeh S, Mazloomzadeh S. The relationship between plasma level of Se and preeclampsia. Hypertens Preg. 2011;30(2):180-7.

118. Mistry HD, Williams PJ. The importance of antioxidant micronutrients in pregnancy. Oxidat Medic Cel Longev. 2011;841749.

119. Rayman MP. The importance of selenium to human health. Lancet. 2000;356(9225):233-4.

120. Kohrle R, Jakob F, Contempré B, Dumont JE. Selenium, the thyroid, and the endocrine system. Endocr Rev. 2005;26:944-84.

121. Papp LV, Lu J, Holmgren A, Khanna KK. From selenium to selenoproteins: synthesis, identity, and their role in human health. Antioxid Redox Signal. 2009;9(7):775-806.

122. Gyamfi C, Wapner RJ, D'Alton ME Thyroid dysfunction in pregnancy: the basic science and clinical evidence surrounding the controversy in management. Obstet Gynecol. 2009;113(3):702-7.

123. Kupka R, Mugusi F, Aboud S, Hertzmark E, Spiegelman D, Fawzi WW. Effect of selenium supplements on hemoglobin concentration and morbidity among HIV-1-infected Tanzanian women. Clin Infect Dis. 2009;48(10):1475-8.

124. Jacob M, Brito N. Suplementação de iodo na gravidez: qual a importância? Rev Port Sau Pub. 2015;3(1):107-19.

125. Pérez-López FR. Iodine and thyroid hormones during pregnancy and postpartum. Gynecol Endocrinol. 2013;23(7):414-28.

126. Zhou SJ, Anderson AJ, Gibson RA, Makrides M. Effect of iodine supplementation in pregnancy on child development and other clinical outcomes: a systematic review of randomized controlled trials. Am J Clin Nutr. 2013;98:1241-54.

127. Delange F. Iodine requirements during pregnancy, lactation and the neonatal period and indicators of optimal iodine nutrition. Pub Health Nu. 2007;10(12a):1571-80.

128. Brantsaeter AL, Abel MH, Haugen M, Meltzer HM. Risk of suboptimal iodine intake in pregnant Norwegian women. Nutrients. 2013;5(2):424-40.

129. Morreale de Escobar G, Obregon MJ, Escobar del Rey F. Is neuropsychological development related to maternal hypothyroidism or to maternal hypothyroxinemia? J Clin Endocrinol Metabol. 2000;85:3975-87.

130. Netto LS, Coeli CM, Micmacher E, Mamede SC, Nazar LO, Correa EK, et al. Estudo longitudinal do eixo hipófise-tireoide durante a gravidez. Arq Bras Endocrinol Metab. 2004;48(4):493-8.

131. Santana Lopes M, Jácome de Castro J, Marcelino M, Oliveira MJ, Carrilho F, Limbert E; Grupo de Estudos da Tireoide. Iodo e tireoide: o que o clínico deve saber. Acta Med Port. 2012;25(3):174-8.

132. Silva F, Santos JA. Suplementação de iodo na pré-concepção, gravidez e amamentação: a recomendação e a medicina baseada na inferência. Rev Port Med Geral Fam. 2013;29:403-8.

133. Ausó E, Lavado-Autric R, Cuevas E, Del Rey FE, Morreale De Escobar G, et al. A moderate and transient deficiency of maternal thyroid function at the beginning of fetal neocorticogenesis alters neuronal migration. Endocrinology. 2004;145:4037-47.

134. Zimmermann MB, Jooste PL, Pandav C. Iodine deficiency disorders. Lancet. 2008;372:1251-62.

135. Zimmermann MB. The effects of iodine deficiency in pregnancy and infancy. Paediat Perinat Epidemiol. 2012;26(1):108-17.

136. Haddow JE, Palomaki GE, Allan WC, Williams JR, Knight GJ, Gagnon J, et al. Maternal thyroid deficiency during pregnancy and subsequent neuropsychological development of the child. N Engl J Med. 1999;341(8):549-55.

137. Pop VJ, Brouwers EP, Vader HL, Vulsma T, van Baar AL, de Vijlder JJ. Maternal hypothyroxinaemia during early pregnancy and subsequent child development: a 3-year follow-up study. Clin Endocrinol (Oxf). 2003;59(3):282-8.

138. Choudhury N, Aimone A, Hyder ASM, Zlotkin SH. Relative efficacy of micronutrient powders versus iron–folic acid tablets in controlling anemia in women in the second trimester of pregnancy. Food Nutr Bull. 2012;33:142-9.

139. Kooistra L, Crawford S, Van Baar AL, Brouwers EP, Pop VJ. Neonatal effects of maternal hypothyroxinemia during early pregnancy. Pediatrics. 2006;117(1):161-7.

140. Henrichs J, Schenk JJ, Roza SJ, Van den Berg MP, Schmidt HG, Steegers EA, et al. Maternal psychological distress and fetal growth trajectories: the Generation R Study. Psychol Med. 2010;40(4):633-43.

141. Rotondi M, Amato G, Biondi B, Mazziotti G, Del Buono A, Rotonda Nicchio M, et al. Parity as a thyroid size-determining factor in areas with moderate iodine deficiency. J Clinic Endocrinol Metabol. 2000;85:4534-7.

142. DeLong GR, Leslie PW, Wang SH, Jiang XM, Zhang ML, Rakeman M, et al. Effect on infant mortality of iodination of irrigation water in a severely iodine-deficient area of China. Lancet. 1997;350:771-3.

143. World Heath Organization. Assessment of iodine deficiency disorders and monitoring their elimination: a guide for programme managers. 3. ed.

144. De Groot L, Abalovich M, Alexander EK, Amino N, Barbour L, Cobin RH, et al. Management of thyroid dysfunction during pregnancy and postpartum: an endocrine society clinical practice guideline. J Clin Endocrinol Metabol. 2013;97(8):2543-65.

145. Pearce EN. Monitoring and effects of iodine deficiency in pregnancy: still an unsolved problem? Eur J Clin Nutr. 2013;67:481-4.

146. Connelly KJ, Boston BA, Pearce EN, Sesser D, Snyder D, Braverman LE, et al. Congenital hypothyroidism caused by excess prenatal maternal iodine ingestion. J Pediatr. 2012;161:760-2.

147. Crawford BA, Cowell CT, Emder PJ, Learoyd DL, Chua EL, Sinn J, et al. Iodine toxicity from soy milk and seaweed ingestion is associated with serious thyroid dysfunction. Med J Aust. 2010;193:413-5.

148. Dutra-de-Oliveira J, Marchini J. Ciências nutricionais. São Paulo: Sarvier, 1998.

149. Koletzko B, Thiel I, Springer S. Lipids in human milk: a mudel for infant formulae. Eur J Clin Nutr. 1992;46(4):45-55.

150. Williamson C. Nutrition in pregnancy. Londres: British Nutrition Foundation, 2006.

151. Thomas M, Weisman S. Cacium supplementation during pregnancy and lactation: effects on the mother and the fetus. Am J Obstet Gynecol. 2006;194:937-45.

152. Chan G, McMurry M, Westover K, Englebert-Fenton K, Thomas M. Effects of increased dietary calcium intake upon the calcium and bone mineral status of lactating adolescent and adult women. Am J Clin Nutr. 1987;46:319-23.

153. Foundation BN. Nutrition in pregnancy. Nutrition Bulletin. 2006;31:28-59.

154. Prentice A. Maternal calcium requirements during pregnancy and lactation. Am J Clin Nutr. 1994;59:477-82.

155. Villar J, Belizán J. Same nutrient, different hypotheses: disparities in trials of calcium supplementation during pregnancy. Am J Clin Nutr. 2000;71:1375-95.

156. Villar J, Abdel-Allem H, Merialdi M, Mathai M, Ali M, Zavaleta N, et al. World Health Organization randomized trial of calcium supplementation among low calcium intake pregnant women. Am J Obstet Gynecol. 2006;194:639-49.

157. World Health Organization. Guideline: calcium supplementation in pregnant women. Genebra: World Health Organization, 2013.

158. Pedroso ERP. Água e eletrólitos. In: Dutra-de-Oliveira JE, Marchini JS. Ciências nutricionais. São Paulo: Sarvier, 1998. p. 107-32.

159. Ramakrishnan V, Manjrekar R, Rivera J, Gonzáles-Cossio T, Martorell R. Micronutrients and pregnancy outcome: a review of the literature. Nutr Res. 1999;19(1):103-59.

160. Mahadeo M, Chaudhari GR, Reddy PE. Hypomagnesaemia in diabetic patients and biochemical action on the cardiovascular system. Int J Biol Med Res. 2012;3(1):1273-6.

161. Song Y, Manson JE, Buring JE, Liu S. Dietary magnesium intake in relation to plasma insulin levels and risk of type 2 diabetes in women. Diabetes Care. 2004;27(1):59-65.

162. Colditz GA, Manson JAE, Stampfer MJ, Rosner B, Willet WC, Speizer FE. Diet and risk of clinical diabetes in women. American Journal of Clinical Nutrition. 1992;55(5):1018-23.

163. Paolisso G, Scheen A, Cozzolino D, Di Maro G, Varricchio M, D'Onofrio F, et al. Changes in glucose turnover parameters and improvement of glucose oxidation after 4-week magnesium administration in elderly noninsulin-dependent (type II) diabetic patients. J Clin Endocrinol Metabol. 1994;78(6):1510-4.

164. Ramalho A, Anjos LA, Flores H. Hipovitaminose A em recém-nascidos em duas maternidades públicas no Rio de Janeiro, Brasil. Cad Saúde Pública. 1998;14: 821-7.

165. Underwood BA. Maternal vitamin A status and its importance in infancy and early childhood. Am J Clin Nutr. 1994;59:S517-S24.

166. Ramalho A, Anjos LA, Flores H. Hipovitaminose A em recém-nascidos em duas maternidades públicas no Rio de Janeiro, Brasil. Cad Saúde Pub. 1998;14: 821-7.

167. Christian P, West KP Jr. Interactions between zinc and vitamin A: an update. Am J Clin Nutr. 1998;68:S435-S41.
168. International Vitamin A Consultative Group (IVACG). Maternal night blindness: a new indicator of vitamin A deficiency. Washington, D.C., 2002.
169. Ortega RM, Andrés P, Martinez RM, Lopez-Sobaler AM. Vitamin A status during the third trimester of pregnancy in Spanish women: influence of concentrations of Vitamin A in breast milk. Am J Clin Nutr. 1997;66:564-8.
170. Trumbo P, Yates AA, Schlicker E, Poos M. Dietary reference intakes: vitamin A, vitamin K, arsenic, boron, chromium, copper, iodine, iron, manganese, molybdenum, nickel, silicon, vanadium, and zinc. J Am Diet Assoc. 2001;101(3):294-301.
171. Brown J, Buzzard M, Jacobs DR, Hannan PJ, Kushi LH, Barosso GM, et al. A food frequency questionnaire can detect pregnancy-related changes in diet. J Am Diet Assoc. 1996;96(3):262-6.
172. Pita RG, Pineda D, Martin I, Gutiérrez PM, Sintes GS, Matos CM. Ingesta de macronutrientes y vitaminas en embarazadas durante um año. Rev Cubana Salud Pub. 2003;29(3):220-7.
173. Borna S, Borna H, Daneshbodie B. Vitamins C and E in the latency period in women with preterm premature rupture of membranse. Int J Gynecol Obstet. 2005;90:16-20.
174. Ochoa-Brust GJ, Fernández AR, Villanueva-Ruiz GJ, Velasco R, Trujillo-Hernández B, Vásquez C. Daily intake of 100 mg ascobic acid as urinary tract infection prophylactic agente during pregnancy. Acta Obstet Gynecol Scand. 2007;86(7):783-7.
175. Tomedi LE, Simhan HN, Bodnar LM. Early-pregnancy maternal vitamin D status and maternal hyperglycaemia. Diabet Med. 2013;30(9):1033-9.
176. Borges MC, Martini LA, Rogero MM. Current perspectives on vitamin D, immune system, and chronic diseases. J Nutr Intermed Metabol. 2011;27(4):399-404.
177. Shin JS, Choi MY, Longtine MS, Nelson DM. Vitamin D effects on pregnancy and the placenta. Placenta. 2010;31:1027-34.
178. Bodnar LM, Simhan, HN. Vitamin D may be a link to black-white disparities in adverse birth outcomes. Obstet Gynecol Surv. 2010;65(4):273-84.
179. Aghajafari F, Nagulesapillai T, Ronksley PE, Tough SC, O'Beirne M, Rabi DM. Association between maternal serum 25-hydroxyvitamin D level and pregnancy and neonatal outcomes: systematic review and meta-analysis of observational studies. BMJ. 2013.
180. Young KA, Engelman CD, Langefeld CD, Hairston KG, Haffner SM, Bryer-Ash M, et al. Association of plasma vitamin D levels with adiposity in Hispanic and African Americans. J Clin Endocrinol Metab. 2009;94(9):3306-13.
181. Earthman CP, Beckman LM, Masodkar K, Sibley SD. The link between obesity and low circulating 25-hydroxyvitamin D concentrations: considerations and implications. Int J Obes. 2012;36(3):387-96.
182. Asemi Z, Hashemi T, Karamali M, Samimi M, Esmaillzadeh A. Effects of vitamin D supplementation on glucose metabolism, lipid concentrations, inflammation, and oxidative stress in gestational diabetes: a double-blind randomized controlled clinical trial. Am J Clin Nutr. 2013.
183. Dror DK, Allen L. Vitamin D inadequacy in pregnancy: biology, outcomes, and interventions. Nutr Rev. 2010;68(8):465-77.
184. Bodnar LM, Simhan HN. Vitamin D may be a link to black-white disparities in adverse birth outcomes. Obstet Gynecol Surv. 2010;65(4):273-84.
185. Basile LH. Gestante e necessidade da vitamina D. Intl J Nutrol. 2014;7(1):5-13.
186. Shaw NJ, Mughal MZ. Vitamin D and child health part 1: skeletal aspects. Arch Dis Child. 2013.
187. Kaludjerovic J, Vieth R. Relationship between vitamin D during perinatal development and health. J Midwifery Womens Health. 2010;55(6):550-60.

188. Principi N, Bianchini S, Baggi E, Esposito S. Implications of maternal vitamin D deficiency for the fetus, the neonate and the young infant. Eur J Nutr. 2013;52:859-67.
189. Holick MF, Binkley NC, Bischoff-Ferrari HA, Gordon CM, Hanley DA, Heaney RP, et al.; Endocrine Society. Evaluation, treatment and prevention of vitamin D deficiency. An Endocrine Society Clinical Practice Guideline. 2011;96(7):1911-30.
190. Badell ML, Ramin SM, Smith A. Treatment options for nausea and vomiting during pregnancy. Medscape. 2006. Disponível em: http://www.medscape.com/viewarticle/545629_1. Acesso em: 20 jul 2016.
191. Niebyl JR. Clinical practice. Nausea and vomiting in pregnancy. N Eng J Med. 2010;363(16):1544-50.
192. Watson PE, McDonald BW. Major influences on nutrient intake in pregnant New Zealand women. Matern Child Health J. 2009;13(5):695-706.
193. Jewell D, Young G. Withdrawn: interventions for nausea and vomiting in early pregnancy. Cochrane Database Syst Rev. 2010;(9):CD000145.
194. Shrim A, Boskovic R, Maltepe C, Navios Y, Garcia-Bournissen F, Koren G. Pregnancy outcome following use of large doses of vitamin B6 in the first trimester. J Obstet Gynaecol. 2006;26(8):749-51.
195. Santos LMP, Pereira MZ. Efeito da fortificação com ácido fólico na redução dos defeitos do tubo neural. Cad Saúde Pub. 2007;23(1):17-24.
196. Nilsen RM, Vollset SE, Rasmussen SA, Ueland PM, Daltveit AK. Folic acid and multivitamin supplement use and risk of placental abruption: a population-based registry study. Am J Epidemiol. 2008;167(7):867-74.
197. Barbosa L, Davianne QR, Faria FC, Nobre LN, Lessa AC. Fatores associados ao uso de suplemento de ácido fólico durante a gestação. Rev Bras Ginecol Obstet. 2011;33(9):246-51.
198. Cozzolino SMF. Biodisponibilidade de nutrientes. 2 ed. São Paulo: Manole, 2007.
199. Mehta AK, Singh BP, Arora N, Gaur SN. Choline attenuates immune inflammation and suppresses oxidative stress in patients with asthma. Immunobiol. 2010;215:527-34.
200. Da Costa KA, Niculescu MD, Craciunescu CN, Fischer LM, Zeisel SH. Choline deficiency increases lymphocyte apoptosis and DNA damage in humans. Am J Clin Nutr. 2006;84:88-94.
201. Mehedint MG, Craciunescu CN, Zeisel SH. Maternal dietary choline deficiency alters angiogenesis in fetal mouse hippocampus. Proc Natl Acad Sci USA. 2010;107: 12834-12839.
202. Claudill MA. Pre- and postnatalhealth: evidence of increased choline needs. J Am Diet Assoc. 2010;110(8):1198-206.
203. Meck WH, Williams CL. Metabolic imprinting of choline by its availability during gestation: implications for memory and attentional processing across the lifespan. Neurosci Biobehav Rev. 2003;27:385-99.
204. Zeisel SH. Choline: critical role during fetal development and dietary requirements in adults. Annu Rev Nutr. 2006;26:229-50.
205. Sastry BV. Human placental cholinergic system. Biochem Pharmacol. 1997;53:1577-86.
206. Jiang X, West AA, Caudill MA. Maternal choline supplementation: a nutritional approach for improving offspring health? Trends Endocrinol Metabol. 2014;25(5):263-73.
207. Niculescu MD, Craciunescu CN, Zeisel SH. Dietary choline deficiency alters global and gene-specific DNA methylation in the developing hippocampus of mouse fetal brains. Faseb J. 2006;20:43-9.
208. Davison JM, Mellott TJ, Kovacheva VP, Blusztajn JK. Gestational choline supply regulates methylation of histone H3, expression of histone methyltransferases G9a (Kmt1c) and Suv39h1 (Kmt1a), and DNA methylation of their genes in rat fetal liver and brain. J Biol Chem. 2009;284:1982-9.
209. Meck WH, Williams CL, Cermak JM, Blusztajn JK. Developmental periods of choline sensitivity provide an ontogenetic mechanism for regulating memory capacity and age-related dementia. Front Integr Neurosci. 2007.

210. Blusztajn JK, Mellott TJ. Choline nutrition programs brain development via DNA and histone methylation. Cent Nerv Syst Agents Med Chem. 2012;12:82-94.

211. Jiang X, Bar HY, Yan J, Jones S, Brannon PM, West AA, et al. A higher maternal choline intake among the third-trimester pregnant womwn lowers placental and circulating concentrations of the antiangiogenic fator fms-like tyrosine kinase-1 (sFLT-1). Faseb J. 2013;27(3):1245-53.

212. Claudill MA. Pre- and postnatalhealth: evidence of increased choline needs. J Am Diet Assoc. 2010;110(8):1198-206.

213. Zeisel SH, Da Costa KA. Choline: an essential nutrient for public health. Nutr Rev. 2009;67(11):615-23.

214. Jiang X, West AA, Caudill MA. Maternal choline supplementation: a nutritional approach for improving offspring health? Trends Endocrinol Metabol. 2014;25(5):263-73.

215. Carmo MCN, Correia MITD. A importância dos ácidos graxos ômega-3 no câncer. Rev Bras Cancer. 2009;55(3):279-87.

216. Andrade PMM, Carmo MGT. Ácidos graxos n-3: um link entre eicosanoides, inflamação e imunidade. Metabolica. 2006;8(3).

217. Martin CA, Almeida VV, Ruiz MR, Visentainer JEL, Matshushita M, Souza NE, et al. Ácidos graxos poliinsaturados ômega-3 e ômega-6: importância e ocorrência em alimentos Rev Nutr. 2006;19(6).

218. Davis-Bruno K, Tassinari MS. Essential fatty acid supplementation of DHA and ARA and effects on neurodevelopment across animal species: a review of the literature. Birth Defects Research. 2011;92:240-50.

219. Innis SM. Fatty acids and early human development. Early Hum Dev. 2007;83(12):761-6.

220. Lassek WD, Gaulin SJ. Maternal milk DHA content predicts cognitive performance in a sample of 28 nations. Mater Child Nutr. 2013.

221. Rogers LK, Valentin CJ, Keim AS. DHA supplementation: current implications in pregnancy and childhood. Pharmacol Res. 2013;70(1):13-9.

222. Imhoff-Kunsch B, Stein AD, Martorell R, Parra-Cabrera S, Romieu I, Ramakrishnan U. Prenatal docosahexanoic acid supplementatiom and infant morbity: randomized controlled trial. Pediatr. 2011;128(3);e505-12.

223. Gustafson KM, Carlson SE, Colombo J, Yeh HW, Shaddy DJ, Li S, et al. Effects of docosahexanoic acid supplementation during pregnancy on fetal rate and variability: a randomized clinical trial. Prostaglandins Leukot Essent Fatty Acids. 2013;88(5):331-8.

224. Kabaran S, Besler HT. Do fatty acids affect fetal programming? J Health Popul Nutrit. 2015;33:14.

225. Massiera F, Barbry P, Guesnet P, Joly A, Luquet S, Moreilhon-Brest C, et al. A Western-like fat diet is sufficient to induce a gradual enhancement in fat mass over generations. J Lipid Res. 2010;51(8):2352-61.

226. Kajarabille N, Hurtado JA, Peña-Quintana L, Peña M, Ruiz J, Diaz-Castro J, et al. Omega-3 LCPUFA supplement: a nutritional strategy to prevent maternal and neonatal oxidative stress. Matern Child Nutr. 2016.

227. Innis SM. Essential fatty acid transfer and fetal development. Placenta. 2005;26:S70-5.

228. Bokor S, Dumont J, Spinneker A, Gonzalez-Gross M, Nova E, Widhalm K, et al. Single nucleotide polymorphism sin the FADS geneclusterare associated with delta-5 and delta-6 desaturaseactivitiesestimated by serum fatty acid ratios. J Lipid Res. 2010;51:2325-33.

229. Gonzáles MI. Ácidos grasos omega 3: benefícios y fuentes. Interciencia. 2002;27:128-36.

230. Associação Brasileira de Nutrologia (Abran). I Consenso da Associação Brasileira de Nutrologia. Int J Nutr. 2014.

CAPÍTULO 2 ▪ NUTRIÇÃO NA SAÚDE DA GESTANTE

231. Koletzko B, Lien E, Agostoni C, Böhles H, Campoy C, Cetin I, et al. The roles of long-chain polyunsaturated fatty acids in pregnancy, lactation and infancy: review of current knowledge and consensus recommendations. J Perinat Med. 2008;36:5-14.

232. Food and Agriculture Organization of the United Nations (FAO). Fats and fatty acids in human nutrition: report of an expert consultation. FAO Food and Nutrition Paper 91. Rome, 2010.

233. Koren O, Goodrich JK, Cullender TC, Spor A, Laitinen K, Bäckhed HK, et al. Host remodeling of the gut microbiome and metabolic changes during pregnancy. Cell. 2012;1250:470-80.

234. Collado MC, Isolauri E, Laitinen K, Salminen S. Effect of mother's weight on infant's microbiota acquisition, composition, and activity during early infancy: a prospective follow-up study initiated in early pregnancy. Am J Clin Nutr. 2010;92:1023-30.

235. Santacruz A, Collado MC, García-Valdés L, Segura MT, Martín-Lagos JA, Anjos T, et al. Gut microbiota compositionis associated with body weight, weight gain and biochemical parameters in pregnant women. Br J Nutr. 2010;104:83-92.

236. Cani PD, Geurts L, Matamoros S, Plovier H, Duparc T. Glucose metabolism: focus on gut microbiota, the endocannabinoid system and beyond. Diabetes Metab. 2014;40:246-57.

237. Zhao L. The gut microbiota and obesity: from correlation to causality. Nature Rev Microbiol. 2013;11:639-47.

238. Ley RE, Turnbaugh PJ, Klein S, Gordon JI. Microbial ecology: human gut microbes associated with obesity. Nature. 2006;444:1022-3.

239. Isolauri E, Rautava S, Collado MC, Salminen S. Role of probiotics in reducing the risk of gestational diabetes. Diabetes Obes Metab. 2015;17(8):713-9.

240. Ilmonen J, Isolauri E, Poussa T, Laitinen K. Impact of dietary counselling and probiotic intervention on maternal anthropometric measurements during and after pregnancy: a randomized placebo controlled trial. Clin Nutr. 2011;30(2):156-64.

241. Othman M, Neilson JP, Alfirevic Z. Probiotics for preventing preterm labor. Cochrane Database Syst Rev. 2007;(1):CD005941.

242. Lahtinen SJ, Boyle RJ, Kivivuori S, Oppedisano F, Smith KR, Robins-Browne R, et al. Prenatal probiotic administration can influence Bifidobacterium microbiota development in infants at high risk of allergy. J Allergy Clin Immunol. 2009;23(2):499-501.

243. Brantsaeter AL, Myhre R, Haugen M, Myking S, Sengpiel V, Magnus P, et al. Intake of probiotic food and risk of preeclampsia in primiparous women: the Norwegian mother and child cohort study. Am J Epidemiol. 2011;174(7):807-15.

244. Luoto R, Laitinen K, Nermes M, Isolauri E. Impact of maternal probiotic-supplemented dietary counselling on pregnancy outcomes and prenatal and postnatal growth: a double-blind, placebo-controlled study. Br J Nutr. 2010;103:1792-9.

245. Boyle RJ, Mah LJ, Chen A, Kivivuori S, Robins-Browne RM, Tang MLK. Effects of lactobacillus GG treatment during pregnancy on the development of fetal antigen-specific imune responses. Clin Exp Allergy. 2008;38:1882-90.

246. Prescott SL, Wickens K, Westcott L, Jung W, Currie H, Black PN, et al.; Probiotic Study Group. Supplementation with Lactobacillus rhamnosus or Bifidobacterium lactis probiotics in pregnancy increases cord blood interferon-γ and breast milk transforming growth factor-β and immunoglobin A detection. Clin Exp Allergy. 2008;38:1606-14.

247. Myhre R, Brantsaeter L, Myking S, Gjessing HK, Sengpiel V, Meltzer HM, et al. Intake of probiotic food and risk of spontaneous preterm delivery. Am J Clin Nutr. 2011;93:151-7.

248. Shadid R, Haarman M, Knol J, Theis W, Beermann C, Rjosk-Dendorfer D, et al. Effects of galactooligosaccharide and long-chain fructooligosaccharide supplementation during pregnancy

on maternal and neonatal microbiota and immunity: a randomized, double-blind, placebocontrolled study. Am J Clin Nutr. 2007;86:1426-37.

249. Cadieux P, Reid G. Probiotics for prophylaxis of uncomplicated recurrent urinary tract infections in females. In: Naber KG, Scaeffer AJ, Heyns CF, Matsumoto T, Shoskes DA, Johansen TEB. Urogenital infections. European Association of Urology, 2010.

250. Bruce AW, Reid G. Intravaginal instillation of lactobacilli for prevention of recurrent urinary tract infections. Can J Microbiol. 1988;34:339-43.

251. Niers L, Martin R, Rijkers G, Sengers F, Timmerman H, van Uden N, et al. The effects of selected probiotic strains on the development of eczema (the PandA study). Allergy. 2009;64:1349-58.

252. Kaplas N, Isolauri E, Lampi AM, Ojala T, Laitinen K. Dietary counseling and probiotic supplementation during pregnancy modify placental phospholipid fatty acids. Lipids. 2007;42(9):865-70.

253. Isolauri E, Rautava S, Collado MC, Salminen S. Role of probiotics in reducing the risk of gestational diabetes. Diabetes Obes Metab. 2015;17(8):713-9.

254. Millani E, Konstantyner T, Taddei JAAC. Efeitos da utilização de prebióticos (oligossacarídeos) na saúde da criança. REV Paul Ped. 2009;27(4):436-46.

255. Champ M, Hoebler C. Functional food for pregnant, lactating women and in perinatal nutrition: a role for dietary fibres? Curr Opin Clin Nutr Metab Care. 2009;12:565-74.

256. Cilla A, Lacomba R, Garcia-Llatas G, Alegria A. Prebióticos y nucleótidos em alimentación infantil; revisión de la evidencia. Nutri Hosp. 2012;27(4):1037-48.

257. Macfarlane GT, Macfarlane S. Fermentation in the human large intestine: its physiologic consequences and the potential contribution of prebiotics. J Clin Gastroenterol. 2011;45(3):S120-127.

258. Mennitti LV, Oyama LM, de Oliveira JL, Hachul AC, Santamarina AB, de Santana AA, et al. Oligofructose supplementation during pregnancy and lactation impairs offspring development and alters the intestinal properties of 21-d-old pups. Lipids Health Dis. 2014;13:26.

259. Jankowski M, Kopinski P, Goc A. Interleukin-27: biological properties and clinical application. Arch Immunol Ther Exp. (Warsz) 2010;58:417-25.

260. Stumhofer JS, Hunter CA. Advances in understanding the anti-inflammatory properties of IL-27. Immunol Lett. 2008;117:123-30.

261. Stumhofer JS, Silver JS, Laurence A, Porrett PM, Harris TH, Turka LA, et al. Interleukins 27 and 6 induce STAT3-mediated T cell production of interleukin 10. Nat Immunol. 2007;8:1363-71.

262. Awasthi A, Carrier Y, Peron JP, Bettelli E, Kamanaka M, Flavell RA, et al. A dominant function for interleukin 27 in generating interleukin 10-producing anti-inflammatory T cells. Nat Immunol. 2007;8:1281-3.

263. Diegelmann J, Olszak T, Göke B, Blumberg RS, Brand S. A novel role for interleukin-27 (IL-27) as mediator of intestinal epithelial barrier protection mediated via differential signal transducer and activator of transcription (STAT) protein signaling and induction of antibacterial and anti-inflammatory proteins. J Biol Chem. 2012;287:286-98.

264. Kubota T, Shimojo N, Nonaka K, Yamashita M, Ohara, O, Igoshi Y, et al. Prebiotic consumption in pregnant and lactating women increases IL-27 expression in human milk. Brit J Nutr. 2014;111(04):625-32.

265. Maurer AD, Reimer RA. Maternal consumption of high-prebiotic fibre or -protein diets during pregnancy and lactation differentially influences satiety hormonesand expression of genes involved in glucose and lipid metabolism in offspring in rats. Brit J Nutr. 2011;105:329-38.

266. Enquobahrie DA, Williams MA, Butler C, Frederick IO, Miller RS, Luthy DA. Maternal plasma lipid concentrations in early pregnancy and risk of preeclampsia. Am J Hypertens. 2004;7:574-81.

267. Lopez-Miranda J, Williams C, Lairon D. Dietary, physiological, genetic and pathological influences on postprandial lipid metabolism. Br J Nutr. 2007;98:458-73.

268. Qiu C, Coughlin KB, Frederick IO, Sorensen TK, Williams MA. Dietary fiber intake in early pregnancy and risk of subsequent preeclampsia. Am J Hypertens. 2008;21:903-9.

269. Zhang C, Liu S, Solomon CG, Hu FB. Dietary fiber intake, dietary glycemic load, and the risk for gestational diabetes mellitus. Diabetes Care. 2006;29:2223-30.

270. Bradley C, Kennedy C, Turcea A, Rao SS, Nygaard IE. Constipation in pregnancy: prevalence, symptoms, and risk factors. Obstet Gynecol. 2007;110:1351-7.

271. Júnior HPL, Lemos ALA. Gengibre. Diagn Tratamento. 2010;15(4):174-8.

272. Borrelli F, Capasso R, Aviello G, Pittler MH, Izzo AA. Effectiveness and safety of ginger in the treatment of pregnancy-induced nausea and vomiting. Obstet Gynecol. 2005;105(4):849-56.

273. Festin M. Nausea and vomiting in early pregnancy. Clin Evid. 2009 (on-line). Disponível na internet: http:// www.ncbi.nlm.nih.gov/pubmed/21726485. Acesso em: 15 jul 2016.

274. Ernst E, Pittler MH. Eficacy of ginger for nausea and vomiting: a systematic review of randomized clinical trials. Br J Anaesth. 2000;84(3):367-71.

275. Schwertner HA, Rios DC, Pascoe JE. Variation in concentration and labeling of ginger root dietary supplements. Obstet Gynecol. 2006;107(6):1337-43.

276. Nishiura JL. Infecção urinária. Rev Bras Med. 2009;66(12).

277. Palma P. Cistite na mulher. Rev Bras Med. 2013;70(10):350-7.

278. Jepson RG, Craig JC. Cranberries for preventing urinary tract infections. Cochrane Database Syst Rev. 2008;23(1):CD001321.

279. Aston JL, Lodolce AH, Shapiro NL. Interaction between warfarin and cranberry juice. Pharmacot. 2006;26(9):1314-9.

280. Pacheco AHRN, Barreiros NSR, Santos IS, Kac G. Consumo de cafeína entre gestantes e a prevalência do baixo peso ao nascer e da prematuridade: uma revisão sistemática. Cad Saúde Pública. 2007;23(12):2807-19.

281. Fernandes O, Sabharwal M, Smiley T, Pastuszak A, Koren G, Einarson T. Moderate to heavy caffeine consumption during pregnancy and relationship to spontaneous abortion and abnormal fetal growth: a meta-analysis. Reprod Toxicol. 1998;12(4):435-44.

282. Knutti R, Rothweiler H, Schlatter C. The effect of pregnancy on the pharmacokinetics of caffeine. Arch Toxicol. 1982;(Suppl. 5):187-92.

283. Snyder SH. Adenosine as a mediator of the behavioral effects of xanthines. Berlim: Spriger-Verlag, 1984.

284. Kirkinen P, Jouppila P, Koivula A, Vuori J, Puukka M. The effect of caffeine on placental and fetal blood flow in human pregnancy. Am J Obstet Gynecol. 1983;147(8):939-42.

285. Anton AH. Catecholamines during pregnancy and their effects on the fetus. Pediatr Adolesc Endocrinol. 1979;5:110-25.

286. James JE, Paull I. Caffeine and human reproduction. Rev Environ Health. 1985;5(2):151-67.

287. Grosso LM, Bracken MB. Caffeine metabolism, genetics, and perinatal outcomes: a review of exposure assessment considerations during pregnancy. Ann Epidemiol. 2005;15:460-6.

288. Food and Drug Administration. Pregnancy categories. Fed Regist [serial on the Internet]. Disponível em: http://www.medicalcorps.org/pharmacy/ PregnancyCategories.htm. Acesso em: 1 set 2016.

289. Food and Drug Administration. Pregnancy categories. 1980. Fed Regist [serial on the Internet: Disponível em: http://www.medicalcorps.org/pharmacy/PregnancyCategories.htm. Acesso em: 31 jul 2016.

290. Torloni MR, Nakamura MU, Megale A, Sanchez VHS, Mano C, Fusaro AS, et al. O uso de adoçantes na gravidez: uma análise dos produtos disponíveis no Brasil. Rev Bras Ginecol Obstet. 2007;29(5):267-75.
291. American Dietetic Association (ADA). Position of the American Dietetic Association: use of nutritive and Nonnutritive sweeteners. J Am Diet Assoc. 2004;104(2):255-75.
292. Passini Junior R. Consumo de álcool durante a gestação. Rev Brasil de Ginecol Obstet. 2005;27(7).
293. Jones-Webb R, Marshall McKiver M, Pirie P, Miner K. Relationships between physician advice and tobacco and alcohol use during pregnancy. Am J Prevent Med. 1999;16:244-7.
294. Pires AM, Araújo PS. Percepção de risco e conceitos sobre plantas medicinais, fitoterápicos e medicamentos alopáticos entre gestantes. Revista Baiana de Saúde Pública. 2011 abr/jun;35(2):320-33.
295. Campesato VR. Uso de plantas medicinais durante a gravidez e risco para malformações congênitas [Tese]. Porto Alegre, RS. Universidade Federal do Rio Grande do Sul, 2005.
296. Faria PG, Ayres A, Alvim NAT. O diálogo com gestantes sobre plantas medicinais: contribuições para os cuidados básicos de saúde. Acta Scientiarum Health Sci. 2004;26(2):287-94.
297. Rangel M, Bragança FCR. Representações de gestantes sobre o uso de plantas medicinais. Rev Bras Plantas Med. 2009;11(1):100-9.
298. Mengue SS, Mentz, LA, Schenkel EP. Uso de plantas medicinais na gestação. Rev Bras Farmacol. 2001.
299. Batista DC, Chiara VL, Gugelmin AS, Martin PD. Atividade física e gestação: saúde da gestante não atleta e crescimento fetal. Rev Bras Saúde Matern Infant. 2003;3(2):151-8.
300. Draganski B, May A. Training-induced structural changes in the adult human brain. Behav Brain Res. 2008;192(1):137-42.
301. Michelini LC. The NTS and integration of cardiovascular control during exercise in normotensive and hypertensive individuals. Curr Hypertens Rep. 2007a;9(3):214-21.
302. Michelini LC. Differential effects of vasopressinergic and oxytocinergic pre-autonomic neurons on circulatory control: reflex mechanisms and changes during exercise. Clin Exp Pharmacol Physiol. 2007b;34(4):369-76.
303. Vickers MH, Gluckman PD, Coveny AH, Hofman PL, Cutfield WS, Gertler A, et al. Neonatal leptin treatment reverses developmental programming. Endocrinology. 2005;146(10):4211-6.
304. Vega CC, Reyes-Castro LA, Bautista CJ, Larrea F, Nathanielsz PW, Zambrano E. Exercise in obese female rats has beneficial effects on maternal and male and female offspring metabolism. Int J Obes. 2013.

CAPÍTULO 3
SÍNDROME PRÉ-MENSTRUAL

Ana Paula da Silva Ramos

De acordo com o protocolo publicado no Royal College of Obstetricians and Gynaecologists (RCOG)[1], a síndrome pré-menstrual (SPM), conhecida popularmente como tensão pré-menstrual (TPM), é definida como um conjunto de manifestações físicas, comportamentais e psicológicas que acomete mulheres em fase reprodutiva na ausência de doença orgânica ou mental que possa simular os sintomas. Ocorre na fase lútea do ciclo, com surgimento dos sintomas geralmente de sete a dez dias antes da menstruação, agravando-se dois a três dias antes, tendendo a melhorar com o início do fluxo menstrual[2].

Em 1953, Greene e Dalton propuseram a alteração do termo tensão pré-menstrual para síndrome pré-menstrual, alegando que tensão era apenas um sintoma e nem sempre estava presente nas mulheres. Já o termo síndrome engloba manifestações mais abrangentes[3].

Apesar de a SPM poder ocorrer em qualquer faixa etária entre a menarca e a menopausa, é mais prevalente em mulheres a partir dos 30 anos. Dados epidemiológicos sugerem que atinge 75% a 80% das mulheres em idade reprodutiva e de 2% a 10% relatam sintomas graves o suficiente para alterar suas atividades cotidianas[4,5].

Existe uma variante da SPM que é o transtorno disfórico pré-menstrual (TDPM), que se manifesta com sintomas mais severos e extremos, graves o suficiente para interferir nas atividades ocupacional, social e escolar, sendo a oscilação do estado de humor o fator predominante. Nesse caso, o diagnóstico e o acompanhamento são feitos por um médico psiquiatra[4].

SINTOMAS

As variações hormonais normais que ocorrem durante o ciclo menstrual e os efeitos do estrogênio e da progesterona sobre os neurotransmissores dopaminérgicos, adrenérgicos e, principalmente, serotonérgicos são apontados como possíveis mecanismos que precipitariam a SPM em mulheres mais sensíveis, desencadeando a maioria dos sintomas[6]. A causa dessa sensibilidade é multifatorial e, em parte, determinada geneticamente, já que os estudos provaram que não há alteração na dosagem sérica dos hormônios sexuais femininos em mulheres que sofrem de SPM em comparação com as que não sofrem[7].

Os sintomas variam quanto à intensidade e à variedade, até mesmo em uma mesma mulher. Não são sempre os mesmos e a intensidade pode variar a cada ciclo, englobando sintomas emocionais e físicos[8] (Tabela 3.1). Dentre os mais comuns, destacam-se:

- Sintomas emocionais[9-11]: mudanças de humor, sensibilidade às emoções, tristeza, tensão, irritabilidade, ansiedade, nervosismo, insônia, aumento ou redução de apetite, compulsão por determinados alimentos (principalmente os ricos em carboidratos).
- Sintomas físicos[9-11]: dores generalizadas, fadiga, aumento no tamanho e na sensibilidade das mamas, gerando dor (mastalgia), dismenorreia primária (cólicas), retenção de líquidos, distensão abdominal, cefaleia, acne, constipação intestinal ou diarreia.

A mastalgia é uma queixa muito comum na SPM e é definida como dor nas mamas, de caráter cíclico, não relacionada a nenhuma causa orgânica, que surge nos dias que antecedem a menstruação e desaparece nos primeiros dias desta[12], com alguns autores relatando incidência de 45% a 70% durante a vida reprodutiva da mulher[13].

Já a cefaleia como manifestação pré-menstrual pode ocorrer em até 8% das mulheres, geralmente incidindo dois dias antes do início do fluxo ou nos primeiros três dias dele, podendo perdurar até o término deste[14]. Em alguns casos, vem acompanhada de náusea e mal-estar, além de desconforto e baixa tolerância à luz e ao barulho. Naquelas que já sofrem de enxaqueca, até 60% referem início ou piora das crises durante a menstruação[15].

Tabela 3.1. Principais sintomas da SPM[10]

Psicológicos	Somáticos
• Irritabilidade	• Fadiga
• Nervosismo	• Mastalgia
• Tensão/ansiedade	• Dores generalizadas
• Mudanças de humor	• Dismenorreia
• Sensibilidade às emoções (choro fácil)	• Mudanças no hábito intestinal
• Depressão	• Retenção hídrica
• Insônia	• Cefaleia
• Mudança de apetite	• Acne

Para algumas mulheres, esses sintomas são sutis, refletindo apenas alterações hormonais que precedem a menstruação. Já para outras, manifestam-se de maneira mais acentuada, alterando sua rotina de forma significativa[16].

Cheniaux Jr et al.[11] afirmam que, além desses sintomas, cerca de dois terços das mulheres vivenciam pelo menos uma alteração positiva no período pré-menstrual, como o aumento da libido, mais energia e produção de ideias criativas, melhores desempenhos social e ocupacional, entre outras.

A Organização Mundial da Saúde (OMS) adota a classificação proposta para a SPM, descrita por Hargrove e Abraham em quatro tipos, de acordo com a predominância dos sintomas para melhor direcionamento do tratamento[17].

- Tipo A (*ansiety*): sintoma principal é a ansiedade, podendo ocorrer também agressividade, irritabilidade e tensão nervosa.
- Tipo C (*craving*): a cefaleia é o principal sintoma. Fadiga e aumento de apetite (principalmente compulsão por doces) podem também estar presentes.
- Tipo H (*hyperhydration*): tendência à retenção hídrica. Neste tipo, são comuns alterações físicas, como inchaço, distensão abdominal, mastalgia e ganho de peso (acima de 1,4 kg).
- Tipo D (*depression*): a depressão é o principal sintoma. Está associada à insônia, ao choro fácil, ao desânimo e ao esquecimento.

Essa classificação não é uma regra, portanto uma mesma mulher pode apresentar os sintomas de um ou mais tipos de SPM[17].

DIAGNÓSTICO

Para a identificação da SPM, são necessários exame físico e anamnese detalhada da história da paciente, isto porque não existe nenhum exame nem teste estabelecido para diagnóstico. Com a finalidade de descartar outras causas para os sintomas, exames complementares podem ser solicitados. É muito importante diferenciar a SPM de outras doenças com sintomas similares, como pacientes que sofrem de disfunções psicológicas (depressão, psicoses, transtorno de ansiedade, entre outros). Um fator diferencial é que mulheres com SPM possuem desconfortos com os sintomas somente na fase lútea, regredindo com o início da menstruação[18,19].

Após descartar patologias que possam simular os sintomas, para investigar se a paciente sofre da SPM, recomenda-se que ela mantenha um diário de seus sintomas por pelo menos dois a três ciclos consecutivos. Ao final desse período, os registros devem ser revistos e discutidos cuidadosamente, dando-se ênfase, principalmente, aos sintomas que estão causando mais desconforto. Apesar de existirem diversas formas de diário, nenhum registro de sintomas é tecnicamente validado, ficando a critério do profissional e da paciente o modelo que melhor a atende[20].

O critério diagnóstico mais utilizado é o estabelecido pelo American College of Obstetricians and Gynecologists (ACOG)[21] que apresenta como critérios de base a presença de um ou mais sintomas somáticos com um ou mais sintomas emocionais durante os cinco dias que antecedem o ciclo menstrual por pelo menos dois ou três ciclos. Além disso, devem atender aos seguintes critérios: os sintomas devem ser aliviados até quatro dias após o início da menstruação, sem recorrência, até pelo menos o 13º dia do ciclo; estar presentes na ausência de qualquer terapia farmacológica (hormonal ou outras) e na ausência de consumo de drogas ou álcool; estar causando disfunção no desempenho social ou econômico.

MECANISMOS ENVOLVIDOS NA ETIOLOGIA DA SÍNDROME PRÉ-MENSTRUAL

Diferentes teorias têm sido propostas com o objetivo de explicar a etiologia da SPM[22] e, apesar de esta não estar totalmente elucidada, acredita-se que a maioria dos sintomas resulta da interação entre os neurotransmissores do sistema nervoso central (SNC) e os hormônios produzidos normalmente durante o ciclo menstrual[4,23]. Têm-se descrito envolvimento de fatores hormonais (como alterações nos níveis de estrogênio, progesterona, prolactina), psicossociais (estresse emocional e relacionamento social), nutricionais (déficit relativo de piridoxina, magnésio, cálcio, prostaglandinas E1), distúrbios afetivos e predisposição genética como precipitadores da ocorrência da síndrome em mulheres mais sensíveis[24,25].

Alterações hormonais, do sistema renina-angiotensina, de neurotransmissores cerebrais e carência de determinados nutrientes foram propostos para explicar o sintoma de mastalgia, mas estudos nesse sentido permanecem inconclusivos[12]. Alguns trabalhos mostram que pacientes com mastalgia apresentam liberação de prolactina facilitada, com picos mais elevados durante a noite e valores altos pela manhã durante a fase lútea, o que contribuiria para o desenvolvimento do quadro[26]. O estresse emocional pode colaborar para agravar o sintoma por provocar redução na liberação de dopamina, neurotransmissor que, entre outras funções, exerce efeito inibitório sobre a prolactina[27]. Modificações fisiológicas comuns que acontecem durante esse período também estão implicadas na etiologia.

Durante a fase lútea, há aumento da proliferação epitelial. O estrogênio desempenha ação vasodilatadora e a progesterona aumenta a permeabilidade vascular, facilitando a passagem de líquido para o espaço intersticial. Dependendo do volume do líquido acumulado, pode surgir desconforto nas mamas, acompanhado de sensação de peso e distensão destas. Com a chegada da menstruação, há regressão da proliferação epitelial e reabsorção do fluido intersticial. Consequentemente, o volume volta ao normal e a sensação de desconforto desaparece[26,27].

Outro aspecto ligado à possível etiologia da mastalgia estaria relacionado ao perfil lipídico. Alguns estudos demonstram que mulheres com mastalgia apresentam frequentemente aumento dos níveis de ácidos graxos saturados e redução dos poli-insaturados. Esses ácidos graxos insaturados, além de conferir às membranas celulares melhor flexibilidade e fluidez, influenciam a atividade dos receptores ligados a ela.

Os receptores hormonais presentes nas membranas ricas em ácidos graxos saturados possuem maior afinidade por seus respectivos hormônios (entre eles, a prolactina) do que aqueles nas membranas ricas em ácidos graxos poli-insaturados. Assim, quando o nível de ácidos graxos saturados é mais elevado que o de poli-insaturados, a afinidade do receptor e sua resposta hormonal encontram-se aumentadas, podendo resultar em exacerbada resposta do órgão final mesmo com um nível de hormônio circulante normal[27,28].

Tem-se mostrado também que a produção de prostaglandinas de caráter inflamatório em detrimento das prostaglandinas E1 (anti-inflamatórias) tem contribuído para o quadro da mastalgia[27,28].

Em relação à cefaleia pré-menstrual, uma das causas atribuídas seria um distúrbio da transmissão serotonérgica decorrente da diminuição dos níveis de estrogênio. Em mulheres que sofrem desse sintoma, foram observados níveis baixos de serotonina nas plaquetas no início do quadro de enxaqueca[29]. A leve queda do estrogênio que ocorre antes do período menstrual tem ligação com a leve queda da serotonina, já que ele estimula sua ação e inibe sua degradação.

A diminuição da serotonina leva à liberação da substância P, um neurotransmissor vasoativo, que, entre outras funções, causa vasodilatação das artérias cerebrais, culminando com enxaqueca[30]. Estudos têm demonstrado também que a cefaleia em mulheres nessa fase se associa principalmente com a ansiedade relacionada ao estresse, sendo este o principal gatilho no período pré-menstrual[31].

A maioria dos sintomas psicológicos e somáticos está relacionada a mecanismos de interação que envolvem hormônios gonadais femininos e alguns neurotransmissores. Vale ressaltar que essa interação se dá de forma complexa e multifatorial, sendo, portanto, improvável que um único fator etiológico explique os sintomas[4].

Estrogênio × neurotransmissores

As mudanças emocionais sofridas durante esse período têm intensa relação com o estrogênio, já que este está associado à ação da serotonina, que, por sua vez, tem sido implicada como um importante fator na etiologia dos sintomas da SPM[32].

A serotonina é um neurotransmissor envolvido positivamente na percepção sensorial, indução do sono, regulação do apetite, dos níveis de humor e ansiedade. Na mulher, sua quantidade oscila de acordo com o período do ciclo menstrual[32,33]. A maior parte da serotonina é encontrada nas células enterocromafins do trato gastrointestinal (90%), sendo o restante encontrado nas plaquetas (8%) e no SNC (2%)[34]. Após sua liberação pelos neurônios, a serotonina pode ser recaptada (inativada) e degradada pela enzima monoaminoxidase (MAO), onde seu metabólito é excretado na urina[34-36].

Na glândula pineal, a serotonina serve como precursora da melatonina, que é um hormônio envolvido, entre outras funções, no ciclo sono-vigília. Sua secreção ocorre predominantemente à noite, já que as enzimas envolvidas na sua produção são estimuladas pelo escuro[37,38]. Alguns estudos apontam baixo nível de melatonina em mulheres com SPM, o que poderia estar relacionado a alguns distúrbios do sono frequentemente relatados nessa fase e suas consequências, como insônia, sonolência diurna e irritabilidade[39].

O estrogênio age de duas maneiras[40]: aumentando a sensibilidade dos receptores de serotonina e inibindo a enzima MAO, ou seja, menos serotonina será degradada. Estudos sugerem que mulheres que sofrem de SPM sejam mais sensíveis às ações do estrogênio sobre as funções serotonérgicas, de maneira que a queda desse hormônio durante a fase lútea do ciclo resulta em menor quantidade e atividade da serotonina, levando a sintomas de tensão, mudanças de humor, compulsão alimentar (principalmente para doces), sensação de fadiga e alteração do sono[23,41].

O estrogênio também age potencializando o sistema dopaminérgico, aumentando a ação da dopamina (tem relação com concentração, motivação), e exerce efeito excitatório sobre o sistema noradrenérgico mediante a modulação da sensibilidade de seus receptores[42].

Progesterona × neurotransmissores

Assim como o estrogênio, a progesterona também age no SNC por meio da modulação de receptores de neurotransmissores[35]. Durante a fase lútea do ciclo menstrual, os níveis de progesterona atingem seu pico máximo e os efeitos dessa elevação possivelmente podem estar ligados a alguns sintomas da SPM, a saber:

- Aumento da retenção hídrica, dando sensação de inchaço, já que possui efeito mineralocorticoide, exercendo um mecanismo de *feedback* envolvendo a renina, angiotensina e aldosterona, além de aumento do volume plasmático, que atinge um pico dois a três dias antes da menstruação[43,44].
- Aumento da atividade da MAO, resultando em diminuição dos níveis de serotonina[41].
- Elevação da temperatura corporal basal em torno de 0,3°C a 0,5°C[43,44].
- Em receptores mais sensíveis, estimula a glândula sebácea, favorecendo o surgimento de acne[45,46].

Um dos metabólitos da degradação da progesterona é a alopregnanolona, que, por sua vez, também exerce efeitos importantes sobre o SNC[47], pois possui alta afinidade pelos receptores do ácido gama-aminobutírico (GABA) no cérebro, aumentando a atividade desse neurotransmissor[48,49].

O GABA é o principal neurotransmissor inibitório do SNC e sua ação resulta em efeitos ansiolíticos (tranquilizantes), sedativos, cognitivos e comportamentais[47-49], dando sensação de calma e relaxamento ao indivíduo. Alguns estudos mostram que a produção de alopregnanolona parece estar diminuída em algumas mulheres com SPM[50,51], enquanto outros demonstram que tais mulheres expressam menos sensibilidade aos receptores de GABA[52], predispondo, portanto, a ansiedade, mudanças comportamentais e déficit de atenção e memória[48,49].

TRATAMENTO E MELHORA DA QUALIDADE DE VIDA EM PACIENTES COM SÍNDROME PRÉ-MENSTRUAL

Não há tratamento padronizado para a SPM, já que as manifestações variam de uma mulher para outra. Porém, cuidados especiais na intenção de fornecer melhora dos sintomas são fundamentais para beneficiar a qualidade de vida. A terapia é individualizada e baseada nos sintomas após a eliminação de quaisquer outras causas que possam simulá-los.

Alterações no estilo de vida, como a prática de exercícios físicos e modificações dietéticas, são sugeridas como primeira abordagem para mulheres que sofrem de SPM, sendo muitas vezes suficiente para o alívio de sintomas leves a moderados[1,19,53].

Estudos revelam que mulheres que não praticam atividade física podem ter acentuação dos sintomas em comparação àquelas que o fazem[54]. A literatura demonstra que a prática de exercícios físicos pode diminuir os sintomas pré-menstruais, principalmente os relacionados a estresse, dores, ansiedade e retenção hídrica[55-57]. O ACOG[21] recomenda a prática regular de exercícios físicos como um dos tratamentos não medicamentosos da SPM.

CAPÍTULO 3 ▪ SÍNDROME PRÉ-MENSTRUAL

Byrne e Byrne[58] observaram melhora dos sintomas mamários e de retenção hídrica em mulheres antes sedentárias que iniciaram atividade física, enquanto Johnson *et al.*[59] demonstraram que mulheres que realizam atividade física aeróbia pelo menos três vezes por semana têm menos sintomas que aquelas sedentárias. Já o exercício físico praticado de forma exacerbada parece não ser benéfico para amenizar os sintomas da SPM[60]. Portanto, desde que não haja contraposição à prática de exercícios, a paciente deve ser encorajada a realizá-los de forma regular.

Já a terapia farmacológica é controversa e utilizada em casos mais graves, nos quais alterações no estilo de vida não surtiram efeito após um período de dois a três meses ou naquelas que sofrem de TDPM[61]. Os inibidores seletivos de recaptação de serotonina são considerados a primeira escolha no tratamento da SPM grave ou no transtorno disfórico. São considerados eficazes no alívio dos sintomas físicos e comportamentais, porém são referidos alguns efeitos colaterais, como fadiga, cefaleia, tonteira, diminuição da libido, sensação de tremor e sudorese.

Os ansiolíticos atuam nos sintomas de tensão, ansiedade e irritabilidade, entretanto relata-se dependência. Bromocriptina é usada nos casos de mastalgia, pois atua como agonista da dopamina, reduzindo os níveis séricos de prolactina. Diuréticos como a espironolactona (poupadora de potássio) reduzem edema, distensão abdominal e desconforto mamário, entretanto seu uso prolongado tem sido associado a letargia, cefaleia e irregularidade menstrual. O uso de anticoncepcionais orais combinados é implicado no alívio dos sintomas pela supressão da ovulação, estabilizando as variações hormonais. No entanto, algumas mulheres relatam piora do quadro com efeitos como cefaleia, náuseas, mastalgia e dor abdominal[1,19,20,62].

ABORDAGEM NUTRICIONAL NA SÍNDROME PRÉ-MENSTRUAL

O objetivo do tratamento nutricional é minimizar os sintomas, reduzindo seu impacto nas atividades diárias e nos relacionamentos. O período menstrual influencia o tamanho das refeições e do apetite (tendência a aumento), mudanças em tipos de macronutrientes consumidos, preferência e compulsão por alimentos específicos[63]. Vários estudos prospectivos sugerem efeitos positivos de alguns nutrientes e mudanças dietéticas na melhora de alguns sintomas. Outros possuem resultados ainda conflitantes. O uso de suplementos pode ser necessário para controlar os sintomas no caso da impossibilidade de atingir as recomendações.

Carboidratos

Há relatos de ingestão aumentada de carboidratos durante a fase lútea, sendo uma das mais mencionadas aquela por doces e chocolates, parecendo estar ligada à composição em gordura e açúcar, além de sua textura e aroma[64]. Uma das explicações seria a diminuição dos mediadores de serotonina nessa fase do ciclo[65].

A passagem do triptofano pela barreira hematoencefálica para consequente formação de serotonina depende da concentração de outros aminoácidos que competem pelo mesmo carreador. O consumo de carboidratos leva à liberação de insulina e esta, por sua vez, estimula a captação dos aminoácidos de cadeia ramificada pelos músculos. Com isso, a competição pelo carreador diminui, levando à maior absorção de triptofano pelo cérebro por menor concorrência[34,35]. Logo, o aumento do consumo de carboidratos seria uma forma inconsciente de aumentar a produção de serotonina, melhorando o estado de irritabilidade e tristeza, gerando alívio[2].

Dessa forma, deve-se estimular o consumo de carboidratos integrais em refeições pequenas e frequentes, logicamente fazendo parte de uma dieta equilibrada. Por outro lado, o consumo elevado de carboidratos simples leva a um pico de insulina, agravando a sensação de fadiga, desânimo, mau humor e, por isso, seu consumo em excesso deve ser evitado[66].

Triptofano

Aminoácido essencial precursor da serotonina. Como a serotonina não atravessa a barreira hematoencefálica, sua síntese no cérebro é dependente de seu precursor. Logo, o consumo de fontes desse aminoácido gera maior produção do neurotransmissor[67]. Uma vez no trato gastrointestinal, o triptofano pode seguir por várias vias metabólicas, mas apenas 1% a 2% de sua quantidade segue a via de formação da serotonina[68]. Após ser captado pelos neurônios serotonérgicos, o triptofano sofre dois processos enzimáticos (hidroxilação e descarboxilação) para gerar a serotonina, sendo necessária a presença de piridoxina e magnésio, que funcionam como cofatores enzimáticos[34].

Em seu estudo, Bontempo[69] demonstrou que doses diárias de 500 a 1.500 mg de triptofano, divididas três vezes ao dia, foram capazes de reduzir a ansiedade pelo consumo de açúcares. Já Steinberg *et al.*[70], em um ensaio clínico no qual foram administrados 6 g de triptofano a partir do momento da ovulação até o terceiro dia da menstruação, por três ciclos consecutivos, verificaram aumento da síntese de serotonina e melhora nas alterações de humor, tensão e irritabilidade.

A concentração de triptofano no organismo, principalmente no cérebro, é influenciada não somente por sua concentração sanguínea, mas também pela de outros aminoácidos (leucina, isoleucina, valina, fenilalanina e tirosina). Isso porque o triptofano compete pelo mesmo carreador desses aminoácidos para atravessar a barreira hematoencefálica. Por esse motivo, sugere-se o consumo de alimentos fontes de triptofano associados a carboidratos para sua melhor disponibilização no SNC.

Piridoxina

A piridoxina participa como cofator enzimático nos processos de hidroxilação e descarboxilação da conversão do triptofano em serotonina e na síntese de dopamina[23,71]. Boa parte dos estudos tem demonstrado algum benefício com a administração da vitamina B6, visto que a deficiência de serotonina é descrita como uma possibilidade dos mecanismos envolvidos na síndrome. A maioria dos trabalhos aponta para uma melhora dos sintomas emocionais, como depressão e irritabilidade associada a essa fase. Como a piridoxina também participa da síntese de dopamina, baixa ingestão dessa vitamina diminuiria a síntese desse neurotransmissor, predispondo ao aumento na secreção de prolactina e contribuindo para o quadro de mastalgia[26,27].

Ao associarem a suplementação de 50 mg de vitamina B6 com 200 mg de magnésio, De Souza *et al.*[72] observaram redução significativa dos sintomas relacionados à ansiedade, como tensão nervosa, variação de humor e irritabilidade, assim como no estudo de Kashanian *et al.*[73], em que se demonstrou que o consumo de 80 mg/dia de piridoxina por um período de dois ciclos menstruais consecutivos reduziu de forma significativa os sintomas relacionados ao humor. Sharma *et al.*[74] também viram melhora nos sintomas psicológicos após avaliarem a dose de 100 mg/dia de piridoxina por três ciclos consecutivos.

Dessa forma, tem-se sugerido que o consumo de vitamina B6 está relacionado à melhora de alguns sintomas durante a fase pré-menstrual. Cuidados com ingestões excessivas devem ser tomados, já que doses superiores a 2.000 mg estão associadas à neuropatia periférica, assim como doses acima de 200 mg/dia podem causar sintomas semelhantes[75].

Magnésio

É um mineral que atua como cofator enzimático na produção de neurotransmissores, como a serotonina e de hormônios, como a melatonina.[47]. Com isso, seu consumo tem sido aplicado no controle dos sintomas de humor, ansiedade, depressão e insônia. Também é considerado um antagonista natural dos receptores de glutamato N-metil D-Aspartato (NMDA), que é um aminoácido excitatório relacionado, entre outras funções, com a condução rápida da dor. O mineral age bloqueando esses receptores, diminuindo a citotoxicidade do glutamato e reduzindo algumas dores, como a dor de cabeça relacionada à menstruação[47]. Alguns estudos têm sugerido que altos níveis de glutamato no cérebro estão associados com maior depressão[76,77]. Foram demonstrados menores níveis de magnésio nos eritrócitos e leucócitos de mulheres com SPM, apesar de o nível sérico mostrar-se normal[23,62].

Quaranta *et al.*[78] observaram melhora dos sintomas de depressão e ansiedade após administração de 250 mg de magnésio pelo período de três meses. Facchinetti *et al.*[79] observaram melhora do quadro de enxaqueca menstrual após administração de 360 mg de magnésio durante dois meses. Já Walker *et al.*[80] verificaram redução de sintomas relacionados à retenção de líquidos após administração de 200 mg de magnésio pelo período de dois meses.

Dessa maneira, o consumo de fontes de magnésio é incentivado como auxílio no alívio de alguns sintomas pré-menstruais, como ansiedade, tensão, dor de cabeça e retenção hídrica, podendo tais resultados ser vistos em algumas mulheres apenas três meses após o início do consumo. Doses acima de 400 mg têm sido relacionadas à diarreia[23,81].

Cálcio

Vários estudos têm demonstrado uma relação entre distúrbios do cálcio e alterações emocionais relacionados ao humor. Tem-se verificado que mulheres que apresentam SPM apresentam baixo nível de cálcio sérico em comparação com as que não têm[47]. Alterações nas concentrações do cálcio extracelular podem apresentar efeitos excitatórios sobre a junção neuromuscular envolvidos na regulação emocional. Além disso, frequentemente são descritos sintomas de irritabilidade e ansiedade em quadros de hipocalcemia, sugerindo efeitos similares aos associados à SPM[82,83].

Pesquisas sobre o metabolismo do cálcio referem uma flutuação cíclica desse mineral, do paratormônio (PTH) e da vitamina D durante o ciclo menstrual. Um estudo conduzido por Thys-Jacobs e Alvir[84] verificou que tanto nas mulheres com SPM quanto nas que não apresentavam sintomas o cálcio total e o ionizado variaram durante o ciclo, com significante declínio no meio dele, decorrente da queda do estrogênio, e observaram que naquelas com SPM o pico de PTH foi significantemente maior e as concentrações de vitamina D, menores, em comparação com mulheres assintomáticas.

Os dados sugerem que mulheres com SPM têm alterações no equilíbrio de cálcio caracterizadas por um leve hiperparatireoidismo secundário. Algumas pesquisas concluíram que o hiperparatireoidismo influencia os mecanismos serotoninérgicos e dopaminérgicos no cérebro, resultando em uma variedade de transtornos comportamentais, como mudanças na personalidade, ansiedade, confusão e depressão, sintomas similares aos efeitos negativos característicos da SPM[85].

Estudos randomizados com administração de cálcio foram realizados com o objetivo de avaliar sua eficácia no tratamento de sintomas da SPM. Em 1998, Thys-Jacobs *et al.*[86] avaliaram a administração de 1.200 mg de carbonato de cálcio, ingeridos em duas doses de

600 mg/dia, durante três ciclos menstruais, tendo se observado melhora significativa do estado emocional negativo, retenção hídrica, dor e desejos alimentares. Em 2009, Ghanbari *et al.*[87] verificaram que o uso de carbonato de cálcio na dosagem de 1.000 mg/dia (500 mg, duas vezes ao dia) em mulheres com SPM melhorou sintomas de fadiga, alterações de apetite e depressão após três meses de uso.

O consumo de cálcio em doses adequadas pode afetar de forma benéfica o metabolismo de síntese e a liberação dos neurotransmissores. Com isso, tem-se sugerido o consumo de fontes do mineral diariamente para o alívio de sintomas como fadiga, alteração de apetite e depressão.

Vitamina E

Vitamina lipossolúvel estudada no manejo da SPM, por seu importante papel antioxidante da membrana celular, regulação de neurotransmissores centrais e modulação na redução da síntese de prostaglandinas de caráter pró-inflamatório (prostaglandinas que estão diretamente relacionadas ao aumento à sensibilidade à dor, além de colaborar para retenção de líquidos)[47]. Embora alguns estudos tenham parecido ser inconclusivos quanto ao uso da vitamina E na melhora dos sintomas da síndrome, muitas mulheres relataram tal melhora especialmente em relação à sensibilidade mamária.

Parsay *et al.*[88] mostraram que a administração de 200 mg de tocoferol reduziu o sintoma de mastalgia depois de dois ciclos de administração. Já London *et al.*[89] demonstraram melhora de sintomas físicos e emocionais ao administrarem 400 UI de tocoferol diário, durante três ciclos.

O consumo de fontes alimentares da vitamina é sugerido como coadjuvante no alívio de sintomas como mastalgia, apesar de outros estudos parecerem ser inconclusivos quanto à sua eficiência.

Manganês

Apesar de não haver muitos estudos a respeito desse mineral, há indícios de que mulheres com menor ingestão de manganês apresentem mais sintomas de mau humor e dor[90], devendo mais pesquisas ser estimuladas. De maneira geral, sugere-se o consumo de alimentos fontes. Não há consenso sobre recomendação de suplementação.

ALIMENTOS A SEREM EVITADOS NA SÍNDROME PRÉ-MENSTRUAL

Além desses nutrientes, também é recomendado evitar alguns tipos de alimentos que possam agravar certos sintomas. Sugere-se redução no consumo de sal, alimentos condimentados, embutidos, enlatados, cafeína, refrigerantes, gordura saturada e álcool para diminuir a retenção de líquidos, irritabilidade, insônia, distensão abdominal e mastalgia[53,91]. O consumo de carboidratos simples e refinados também deve ser reduzido, pois sua ingestão em excesso está relacionada à fadiga e ao desânimo[66].

FITOTERAPIA NO MANEJO DOS SINTOMAS DA SÍNDROME PRÉ-MENSTRUAL

No tratamento da SPM, o uso de fitoterapia pode trazer efeitos benéficos, já que algumas mulheres relataram alívio de alguns sintomas pré-menstruais com o uso de ervas. Entretanto,

CAPÍTULO 3 • SÍNDROME PRÉ-MENSTRUAL

sua indicação e uso devem ser cautelosos em razão da limitação dos estudos clínicos disponíveis e da possibilidade de interferência em tratamentos convencionais[20].

Oenothera biennis L. (óleo de prímula)

Sua principal aplicação se deve à composição em ácido gamalinolênico (GLA) (que corresponde a 10% de sua composição.). O GLA é derivado do ácido linoleico, um ácido graxo essencial, e seus metabólitos são precursores de prostaglandinas, leucotrienos e tromboxanos que regulam características da atividade celular. O ácido linoleico é convertido no organismo em GLA pela enzima delta-6-dessaturase. Posteriormente, com a ação da enzima elongase, o GLA se transforma em ácido di-homogamalinoleico. A partir daí, existem duas vias: conversão em prostaglandinas de série E1 (PGE1) ou conversão em ácido araquidônico com posterior formação de prostaglandinas e leucotrienos de séries 2 e 4 (PGE2 e PGE4), que são pró-inflamatórias.

As prostaglandinas de série E1 (PGE1) são substâncias com propriedades anti-inflamatórias que exercem efeito regulador dos hormônios sexuais femininos, estrógenos, progesterona e prolactina e influenciam a liberação de neurotransmissores cerebrais[92-94]. A conversão do ácido linoleico em GLA é determinante para a síntese de PGE1, mediada pela enzima delta-6-dessaturase. Fatores como excesso de colesterol e ácidos graxos saturados, infecções virais, consumo exagerado de álcool, deficiência de zinco, envelhecimento, estresse e diabetes podem reduzir a atividade da enzima delta-6-dessaturase e prejudicar a produção de GLA. Nesse caso, há predominância na via de formação de ácido araquidônico e seus metabólitos pró-inflamatórios.

Baixos níveis de PGE1 levam à maior atividade da prolactina nos órgãos-alvo, mesmo em quantidades normais, contribuindo para o desenvolvimento do quadro de mastalgia, por exemplo. Por outro lado, o aumento na formação de PGE1 desliga o efeito periférico da prolactina[95,96].

O mecanismo proposto para a ação do óleo de prímula é baseado no fato de que mulheres com SPM têm um perfil maior de ácidos graxos saturados que pode causar hipersensibilidade da mama aos hormônios circulantes. O GLA diminuiria essa sensibilidade por ser uma fonte de ácido insaturado, restabelecendo o equilíbrio da membrana celular, e por ser precursor das PGE1[97].

Srivastava et al.[98] demonstraram melhora da mastalgia grave em mulheres que usaram óleo de prímula. Já Pruthi et al.[99] avaliaram o uso de óleo de prímula, vitamina E e ambos concomitantemente no tratamento da mastalgia e observaram tendência à melhora da dor com o uso de óleo de prímula sozinho ou associado à vitamina E.

O uso de óleo deve ser evitado na gravidez, amamentação, por portadores de esquizofrenia, epilepsia e outros distúrbios relacionados a convulsões. Os efeitos colaterais são raros e quando ocorrem são em forma de diarreia e desconforto gástrico, de modo que a suspensão do uso melhora as intercorrências[100].

Borago officinalis L. (óleo de borragem)

Sua aplicação também se deve à sua rica constituição em ácido gamalinolênico (cerca de 20% da composição), que atua como auxiliar no tratamento da mastalgia por seu importante papel na síntese de prostaglandinas de caráter anti-inflamatório. O óleo de borragem é o que apresenta maior concentração de GLA entre os óleos vegetais[101].

Santos et al.[102] realizaram um estudo em que se utilizou óleo de borragem com administração de uma cápsula ao dia, durante três meses, em mulheres, tendo sido observada melho-

73

ra da cefaleia e do edema mamário. As contraindicações do uso do óleo de borragem são as mesmas descritas no óleo de prímula.

Isoflavonas

As isoflavonas de soja têm sido estudadas como plausíveis substâncias capazes de reduzir os sintomas pré-menstruais por sua fraca ação estrogênica, estabilizando a flutuação cíclica normal do estrogênio que ocorre durante o ciclo menstrual[103].

Um estudo conduzido por Bryant et al.[103] verificou que o consumo de isolado de proteína de soja contendo 68 mg de isoflavonas diariamente, por dois ciclos consecutivos, foi eficaz em reduzir sintomas, como dor de cabeça, sensibilidade mamária, cólicas e inchaço, enquanto Ishiwata et al.[104] observaram a eficácia de 40 mg de isoflavona de soja em reduzir enxaqueca pré-menstrual.

Não deve ser consumido por pessoas com sensibilidade à soja e seu uso indiscriminado pode alterar o funcionamento da tireoide[103].

Zingiber officinale (gengibre)

Estudos têm demonstrado que o gengibre pode modular o sistema de prostaglandinas, mediante a inibição das enzimas ciclo-oxigenases e lipo-oxigenases envolvidas na síntese de prostaglandinas pró-inflamatórias[105].

Rahnama et al.[106] verificaram melhora na intensidade e duração da dor em mulheres com dismenorreia primária moderada ou grave, após o consumo de 500 mg de pó de raiz de gengibre, três vezes ao dia, com início do consumo dois dias antes do fluxo menstrual e nos três primeiros dias do período (total de cinco dias). Já no estudo de Khayat et al.[107], foi demonstrada redução de sintomas relacionados ao humor e físicos, como dores nas costas e abdominal, após administração de duas cápsulas de pó de gengibre ao dia, com 250 mg cada uma, sete dias antes, com duração até três dias após o início da menstruação, durante três ciclos menstruais.

Seu consumo deve ser cauteloso por pessoas que possuem problemas no trato digestivo, como gastrite, úlceras, doenças inflamatórias intestinais, cálculos biliares, bem como por aquelas que façam tratamento com anticoagulante e hipoglicemiante, por possível exacerbação do efeito do medicamento[108,109].

Vitex agnus-castus L.

Os princípios ativos desta planta são os óleos essenciais (monoterpenos e sesquiterpenos), flavonoides (acasticina) e glicosídeos iridoides (aucubina e agnosídeo)[110]. Seu papel na SPM baseia-se na sua função como agonista dos receptores de dopamina, modulando a secreção de prolactina, além de sua ação agonista nos receptores opioides e na elevação de betaendorfina[111,112]. Alguns estudos comprovaram a eficácia do composto na melhora de sintomas físicos e emocionais em mulheres com SPM.

Halaska et al.[113] observaram a eficácia do extrato de *Vitex agnus-castus* com a diminuição de mastalgia em mulheres que consumiram o fitoterápico durante três ciclos menstruais. No estudo realizado por He et al.[114], o uso diário de 40 mg de extrato de *Vitex agnus-castus* pelo período de três ciclos consecutivos foi eficaz em melhorar os sintomas em mulheres com SPM. Já Schellenberg et al.[115] observaram melhora de sintomas como irritabilidade, alteração de humor, raiva e inchaço nas mulheres que consumiram 20 mg do extrato fitoterápico.

Atmaca et al.[116] compararam o uso de *Vitex agnus-castus* com fluoxetina em mulheres com TDPM pelo período de dois ciclos e verificaram que ambas as substâncias mostraram-se efetivas, tendo a fluoxetina melhor ação nos sintomas de humor e o fitoterápico nos sintomas físicos.

Vitex agnus-castus é contraindicado a gestantes, lactantes e pessoas que façam uso de medicamentos antagonistas de dopamina. Ocasionalmente, podem ocorrer dor de cabeça, erupções cutâneas e distúrbios gastrointestinais[117].

Cimicifuga racemosa

Popularmente conhecida como *black cohosh*, tem sido utilizada para aliviar sintomas da menopausa e pré-menstruais, como dismenorreia[118]. O extrato de cimicifuga contém componentes que funcionam como fitoestrogênios (formononetina e triterpeno 27-deoxiacteína), anti-inflamatórios (ácido ferúlico, que age diminuindo o espasmo muscular) e analgésicos (ácido salicílico)[119]. Há poucos relatos na literatura de estudos feitos com a planta para tratar sintomas pré-menstruais. Tais estudos são mais voltados à aplicação do fitoterápico na pós-menopausa. Burke et al.[120] avaliaram a administração da combinação de isoflavonas de soja, *Angelica sinensis* e *Cimicifuga racemosa*, em um grupo de mulheres durante 24 semanas, e observaram melhora da enxaqueca associada à menstruação.

Seu uso é contraindicado a pacientes com história de tumor estrogênico dependente ou câncer endometrial, distúrbio hepático, gravidez e amamentação. Deve ser utilizado com cautela por pessoas alérgicas a ácido acetilsalicílico e outros salicilatos. Efeitos colaterais são raros, porém podem ocorrer tontura, náusea, vômito, diarreia, dor abdominal, alterações visuais, tremores e dores nas articulações[118,121].

Valeriana officinalis

O uso desta planta tem sido aplicado à SPM por seus efeitos sedativos, com ação de relaxamento no SNC, reduzindo estresse, ansiedade e insônia[122], além de seu efeito antiespasmódico em diminuir o quadro de dismenorreia[123]. Alguns estudos comprovaram sua eficácia, como o desenvolvido por Moghadam et al.[124], em que o uso do extrato de raiz de valeriana foi eficaz em reduzir sintomas emocionais e comportamentais de mulheres com SPM, e o de Doulatian et al.[125], em 2009, que demonstrou redução da intensidade da dismenorreia primária.

Efeitos adversos são raros, porém cuidados devem ser tomados, como não administrar o composto com álcool e outros depressores do SNC, por potencializar seus efeitos[126].

Passiflora incarnata

Planta que pode ser utilizada para diminuir a ansiedade, nervosismo e insônia, em razão de suas propriedades sedativas e ansiolíticas, assim como para aliviar a dismenorreia, pois também contém substâncias consideradas antiespasmódicas[127]. Um estudo de Akhondzadeh et al.[128] mostrou que *Passiflora* foi eficaz no tratamento de pessoas com transtorno de ansiedade quando ingerida durante um mês.

Não há relatos sobre toxicidade com o consumo da planta. Altas doses podem provocar sonolência e depressão do SNC. Portanto, não deve ser combinada com barbitúricos, medicamentos ansiolíticos ou antidepressivos[126].

Angelica sinensis

Também conhecida como dong quai e "ginseng feminino", tal planta contém substâncias como cumarina, ácido ferúlico, ligustilide e óleos essenciais às quais são atribuídas propriedades antiespasmódicas, vasodilatadoras e anti-inflamatórias, melhorando a dor da dismenorreia e regularizando a menstruação. Seu uso deve ser cuidadoso em mulheres com fluxo menstrual abundante e que utilizam medicações anticoagulantes e antiplaquetárias[126,129].

REFERÊNCIAS BIBLIOGRÁFICAS

1. Panay N. Management of premenstrual syndrome. Royal College of Obstetricians and Gynaecologists Greentop Guideline. 2007;48:1-16.

2. Rodrigues IC, Oliveira E. Prevalência e convivência de mulheres com síndrome pré-menstrual. Arq Ciênc Saúde. 2006;13(3):146-52.

3. Greene R, Dalton K. The premenstrual syndrome. Br Med J. 1953;1:481-8.

4. Valadares GC, Ferreira LV, Correa Filho H, Romano-Silva MA. Transtorno disfórico pré-menstrual – Revisão, conceito, história, epidemiologia e etiologia. Revista de Psiquiatria Clínica. 2006;33(3):117-23.

5. Brilhante AVM, Bilhar APM, Carvalho CB, Karbage SAL, Pequeno Filho EP, Rocha ES. Síndrome pré-menstrual e síndrome disfórica pré-menstrual: aspectos atuais. FEMINA. 2010;38(7):373-8.

6. Schmidt PJ, Nieman LK, Danaceau MA. Differential behavioral effects of gonadal steroids in women with and in those without premenstrual syndrome. New England Journal of Medicine. 1998;338:209-16.

7. Pearlstein T, Steiner M. Premenstrual dysphoric disorder: burden of illness and treatment update. J Psychiatry Neurosci. 2008;33(4):291-301.

8. Muramatsu CH, Vieira OCS, Simões CC, Katayama DA, Nakagawa FH. Conseqüências da síndrome da tensão pré-menstrual na vida da mulher. Rev Esc Enferm. 2001;35(3):205-13.

9. Barbieri RL, Ryan KJ. The menstrual cycle. Kistner's gynecology: principles & practice. 6. ed. St. Louis: Mosby Year Book, 1995.

10. Petracco A. Síndrome da tensão-menstrual (síndrome pré-menstrual). Tratado de ginecologia. 2. ed. São Paulo: Roca, 1993.

11. Cheniaux Junior E, Laks J, Chalub M. Síndrome pré-menstrual. Possíveis relações com os distúrbios afetivos. J Bras Psiq. 1994;43(5):271-80.

12. De Luca AL, Gonçalves MFVS, Carvalho LR. Mastalgia cíclica pré-menstrual: placebo versus outras drogas. Rev Assoc Med Bras. 2006;52(4):265-9.

13. Plu-Bureau G, Lê MG, Sitruk-Ware R, Thalabard JC. Cyclical mastalgia and breast cancer risk: results of a French cohort study. Cancer Epidemiol Biomarkers Prev. 2006;15(6):1229-31.

14. Johannes CB, Linet MS, Stewart WF, Celentano DD, Lipton RB, Szklo M. Relationship of headache with the phase of the menstrual cycle among young women: a daily diary study. Neurology. 1995;45:1076-82.

15. Rasmussen BK. Epidemiology of headache. Cephalalgia. 2001;21(7):774-7.

16. Costa YR, Fagundes RLM, Cardoso BR. Ciclo menstrual e consumo de alimentos. Rev Bras Nutrição Clínica. 2007;22(3):203-9.

17. Hargrove JT, Abraham GE. The incidence of premenstrual tension in a gynecologic clinic. J Reprod Med. 1982;27:721-4.

18. Gaion PA, Vieira LF. Prevalência de síndrome pré-menstrual em atletas. Rev Bras Med Esporte. 2010;16:24-8.

19. Fernandes CE, Ferreira JAS, Azevedo LH, Pellini EAJ, Peixoto S. Síndrome da tensão pré-menstrual – O estado atual dos conhecimentos. Arq Med ABC. 2004;29(2):77-81.

20. Arruda CG, Fernandes A, Cezarino PYA, Simões R. Tensão pré-menstrual. Projeto Diretrizes. Associação Médica Brasileira e Conselho Federal de Medicina, 2011.

21. American College of Obstetricians and Gynecologists. Premenstrual syndrome. ACOG Pract Bull. 2000;15:1-8.

22. Matsumoto T, Ushiroyama T, Kimura T, Hayashi T, Moritani T. Altered autonomic nervous system activity as a potential etiological factor of premenstrual syndrome and premenstrual dysphoric disorder. Biopsychosoc Med. 2007;1:24.

23. Kaur G, Gonsalves L, Thacker HL. Premenstrual dysphoric disorder: a review for the treating practitioner. Cleve Clin J Med. 2004;71(4):303-5.

24. Mendonça M, Deslandes BS, Carvalho CN. Síndrome da tensão pré-menstrual. J Bras Ginec. 1999;99(3):59-64.

25. Panay N, Studd JW. The psychotherapeutic effects of estrogens. Gynecol Endocrinol. 1998;12:353-65.

26. Steinbrunn BS, Zera RT, Rodriguez JL. Mastalgia. Tailoring treatment to type of breast pain. Postgrad Med. 1997;102(5):183-98.

27. Nunes AR, Conde DM, Sousa JA. Mastalgia cíclica: abordagem clínica. Rev Bras Mastologia. 2011;21(3):135-9.

28. Millet AV, Dirbas FM. Clinical management of breast pain: a review. Obstet Gynecol Surv. 2002;57(7):451-61.

29. Raskin NH. Serotonin receptors and headache. N Engl J Med. 1991;325:353-4.

30. Digre K, Damasio H. Menstrual migraine: differential diagnosis, evaluation and treatment. Clin Obstet Gynecol. 1997;30:417-30.

31. Parashar R, Bhalla P, Rai NK, Pakhare A, Babbar R. Migraine: is it related to hormonal disturbances or stress? International Journal of Women's Health. 2014;6:921-5.

32. Graeff FG, Guimarães FS, De Andrade TG, Deakin JF. Role of 5-HT in stress, anxiety and depression. Pharmacol Biochem Behav. 1996;54:129-41.

33. Rapkin AJ, Mikacich JA. Premenstrual syndrome and premenstrual dysphoric disorder in adolescents. Curr Opin Obstet Gynecol. 2008;20:455-63.

34. Delucia R. Farmacologia integrada. 5. ed. Rio de Janeiro: Reinventar, 2016.

35. Avila C. The effect of nutritional supplementation on premenstrual syndrome. Lismore: Southern Cross University, 2009.

36. Povoa H, Ayer L, Callegaro J. Nutrição cerebral. Rio Janeiro: Objetiva, 2005.

37. Maganhin CC, Carbonel AAF, Hatty JH, Fuchs LFP, Oliveira-Júnior IS, Simões MJ, et al. Efeitos da melatonina no sistema genital feminino: breve revisão. Rev Assoc Med Bras. 2008;54(3):267-71.

38. Claustrat B, Brun J, Chazot G. The basic physiology and pathophysiology of melatonin. Sleep Med Rev. 2005;9(1):11-24.

39. Shechter A, Lespérance P, Ng Ying Kin NMK, Boivin DB. Pilot investigation of the circadian plasma melatonin rhythm across the menstrual cycle in a small group of women with premenstrual dysphoric disorder. PLoS ONE. 2012;7(12): e51929.

40. Rosa e Silva ACJS, Sá MFS. Efeitos dos esteroides sexuais sobre o humor e a cognição. Rev Psiquiatr Clín. 2006;33(2):60-7.

41. Steiner M, Born L. Advances in the diagnosis and treatment of premenstrual dysphoria. CNS Drugs. 2000;13(4):286-304.

42. Shepherd JE. Effects of estrogen on cognition, mood and degenerative brain diseases. J Am Pharm Assoc. 2001;41(2):221-8.

43. Frankovich RJ, Lebrun CM. The athletic woman: menstrual cycle, contraception, and performance. Clinics in Sports Medicine. 2000;19(2):251-71.

44. Sampaio HAC. Aspectos nutricionais relacionados ao ciclo menstrual. Rev Nutr. 2002;15(3):309-17.

45. Costa A, Alchorne MMA, Goldschmidt MCB. Fatores etiopatogênicos da acne vulgar. An Bras Dermatol. 2008;83(5):451-9.

46. Steiner D. Acne na mulher. Rev Bras Med. 2002;59:135-9.

47. Chocano-Bedoya PO. Micronutrient intake and premenstrual syndrome. Disponível em: http://scholarworks.umass.edu/open_access_dissertations/433.

48. Backstrom T, Andréen L, Birzniece V, Bjorn I, Johansson IM, Nordenstam-Haghjo M, et al. The role of hormones and hormonal treatments in premenstrual syndrome. CNS Drugs. 2003;17(5):325-42.

49. Andréen L, Nyberg S, Turkmen S, Van Wingen G, Fernández G, Backstrom T. Sex steroid induced negative mood may be explained by the paradoxical effect mediated by GABAA modulators. Psychoneuroendocrinology. 2009;34(8):1121-32.

50. Rapkin AJ, Morgan M, Goldman L, Brann DW, Simone D, Mahesh VB. Progesterone metabolite allopregnanolone in women with premenstrual syndrome. Obstet Gynecol. 1997;90(5):709-14.

51. Monteleone P, Luisi S, Tonetti A, Bernardi F, Genazzani AD, Luisi M, et al. Allopregnanolone concentrations and premenstrual syndrome. European Journal of Endocrinology. 2000;142(3):269-73.

52. Sundstrm I, Andersson A, Nyberg S, Ashbrook D, Purdy RH, Backstrom T. Patients with premenstrual syndrome have a different sensitivity to a neuroactive steroid during the menstrual cycle compared to control subjects. Neuroendocrinology. 1998;67(2):126-38.

53. Meireles ECL. Abordagem terapêutica da síndrome pré-menstrual. Dissertação de mestrado integrado em Medicina. Acta Obstétrica e Ginecológica Portuguesa, Faculdade de Medicina da Universidade do Porto, Portugal, 2010.

54. Steege JF, Blumenthal JA. The effects of aerobic exercise on premenstrual symptoms in middle-aged women: a preliminary study. J Psychosom Res. 1993;37(2):127-33.

55. Prior JC, Vigna Y, Alojado N. Conditioning exercise decreases premenstrual symptoms: a prospective controlled three month trial. Eur J Appl Physiol Occup Physiol. 1986;55(4):349-55.

56. Prior JC, Vigna Y, Sciarretta D, Alojado N, Schulzer M. Conditioning exercise decreases premenstrual symptoms: a prospective, controlled 6-month trial. Fertil Steril. 1987;47(3):402-8.

57. Daley A. The role of exercise in the treatment of menstrual disorders: the evidence. Br J Gen Pract. 2009;59(561):241-2.

58. Byrne A, Byrne DG. The effect of exercise on depression, anxiety, and other mood states: a review. J Psychosom Res. 1993;37:565-74.

59. Johnson WG, Carr-Nangle RE, Bergeron KC. Macronutrient intake, eating habits, and exercise as moderators of menstrual distress in healthy women. Psychosom Med. 1995;57:324-30.

60. David AM, Di Bella ZJ, Berenstein E, Lopes AC, Vaisberg M. Incidência da síndrome pré-menstrual na prática de esportes. Rev Bras Med Esporte. 2009;15(5):330-3.

61. Dickerson LM, Mazyck PJ, Hunter MH. Premenstrual syndrome. Am Fam Physician. 2003;67(8):1743-52.

62. Paiva SPC, Paula LB, Nascimento LLO. Tensão pré-menstrual (TPM): uma revisão baseada em evidências científicas. Femina. 2010;38(6):311-5.

63. Sampaio HAC. Aspectos nutricionais relacionados ao ciclo menstrual. Rev Nutr. 2002;15(3):309-17.

64. Bruinsma K, Taren DL. Chocolate: food or drug? Journal of the American Dietetic Association. 1999;99(10):1249-56.

65. Barbosa SR, Liberali R, Coutinho VF. Relação dos aspectos nutricionais na tensão pré-menstrual: revisão sistemática. Revista Brasileira de Obesidade, Nutrição e Emagrecimento. 2010;4(19):31-8.

66. Paschoal V. Nutrição clínica funcional: dos princípios à prática. São Paulo: VP, 2007.

67. Olszewer E. Neurotransmissores em medicina: da clínica à prática ortomolecular em doenças afetivas e obesidade. 2. ed. São Paulo: Ícone, 2008.

68. Keszthelyi D, Troost FJ, Masclee AAM. Understanding the role of tryptophan and serotonin metabolism in gastrointestinal function. Neurogastroenterology Motility. 2009;21:1239-49.

69. Bontempo M. Guia para a prescrição em nutrologia e terapia bio-ortomolecular: Vademecum. Brasília: Thesaurus, 2009.

70. Steinberg S, Annable L, Young SN, Liyanage N. A placebo-controlled clinical trial of l-tryptophan in premenstrual dysphoria. Bio Psychiatry. 1999;45(3):313-20.

71. Kleijnen J, Terriet G, Knipschild P. Vitamin B6 in the treatment of premenstrual syndrome – A review. British Journal of Obstetrics and Gynaecology. 1990;97: 847-52.

72. De Souza MC, Walker AF, Robinson PA, Bolland K. A synergistic effect of a daily supplement for 1 month of 200 mg magnesium plus 50 mg vitamin B6 for the relief of anxiety-related premenstrual symptoms: a randomized, double-blind, crossover study. J Womens Health Gend Based Med. 2000;9(2):131-9.

73. Kashanian M, Mazinani R, Jalalmanesh S. Pyridoxine (vitamin b6) therapy for premenstrual syndrome. Int J Gynaecol Obstet. 2007;96:43-4.

74. Sharma P, Kulshreshtha S, Singh GM, Bhagoliwal A. Role of bromocriptine and pyridoxine in premenstrual tension syndrome. Indian J Physiol Pharmacol. 2007;51(4):368-74.

75. Wyatt KM, Dimmock PW, Jones PW, O'Brien PMS. Efficacy of vitamin B-6 in the treatment of premenstrual syndrome: systematic review. British Medical Journal. 1999;318(7195):1375-81.

76. Hashimoto K, Sawa A, Iyo M. Increased levels of glutamate in brains from patients with mood disorders. Biol Psychiatry. 2007;62:1310-6.

77. Levine J, Stein D, Rapoport A, Kurtzman L. High serum and cerebrospinal fluid Ca/Mg ratio in recently hospitalized acutely depressed patients. Neuropsychobiology. 1999;39:63-70.

78. Quaranta S, Buscaglia MA, Meroni MG, Colombo E, Cella S. Pilot study of the efficacy and safety of a modified-release magnesium 250 mg tablet (Sincromag) for the treatment of premenstrual syndrome. Clinical Drug Investigation. 2007;27:51-8.

79. Facchinetti F, Sances G, Borella P, Genazzani AR, Nappi G. Magnesium prophylaxis of menstrual migraine: effects on intracellular magnesium. Headache: The Journal of Head and Face Pain. 1991;31:298-301.

80. Walker AF, De Souza MC, Vickers MF, Abeyasekera S, Collins ML, Trinca LA. Magnesium supplementation alleviates premenstrual symptoms of fluid retention. J Womens Health. 1998;7(9):1157-65.

81. Frackiewicz EJ, Shiovitz TM. Evaluation and management of premenstrual syndrome and premenstrual dysphoric disorder. Journal of the American Pharmaceutical Associaton. 2001;41(3):437-47.

82. Carman JS, Crews E, Bancroft A. Calcium and calcium regulating hormones in the biphasic periodic psychoses. J Operational Psychiat. 1980;11:5-17.

83. Jimerson DC, Post R, Carman JS, Van Kammen DP, Wood JH, Goodwin FK. CSF calcium: clinical correlates in affective illness and schizophrenia. Biol Psychiat. 1979;14:37-51.

84. Thys-Jacobs S, Alvir MAJ. Calcium regulating hormones across the menstrual cycle: evidence of a secondary hyperparathyroidism in women with PMS. J Clin Endocrinol Metab. 1995;80:2227-32.

85. Joborn C, Hetta J, Palmer M, Akerstrom G, Ljunghall S. Psychiatric symptomatology in patients with primary hyperparathyroidism. Upsala J Med. 1986;91:77-87.

86. Thys-Jacobs S, Starkey P, Bernstein D, Tian J. Calcium carbonate and the premenstrual syndrome: effects on premenstrual and menstrual symptoms. Am J Obstet Gynecol. 1998;179:444-52.

87. Ghanbari Z, Haghollahi F, Shariat M, Foroshani AR, Ashrafi M. Effects of calcium supplement therapy in women with premenstrual syndrome. Taiwan J Obstet Gynecol. 2009;48:124-9.

88. Parsay S, Olfati F, Nahidi S. Therapeutic effects of vitamin E on cyclic mastalgia. The Breast Journal. 2009;15(5):510-4.

89. London RS, Murphy L, Kitlowski KE, Reynolds MA. Efficacy of alpha-tocopherol in the treatment of the premenstrual syndrome. The Journal of Reproductive Medicine. 1987;32(6):400-4.

90. Penland JG, Johnson PE. Dietary calcium and manganese effects on menstrual cycle symptoms. Am J Obstet Gynecol. 1993;168:1417-23.

91. Zaafrane F, Faleh R, Melki W, Sakouhi M, Gaha L. An overview of premenstrual syndrome. J Gynecol Obstet Biol Reprod. 2007;36(7):642-52.

92. Horrobin DF. Nutritional and medical importance of gamma-linolenic acid. Progress in Lipid Research. 1992;31(2):163-94.

93. Horrobin DF, Manku MS. Premenstrual syndrome and premenstrual breast pain (cyclical mastalgia): disorders of essential fatty acid (EFA) metabolism. Prostaglandins, Leukotrienes and Essential Fatty Acids. 1989;37(4):255-61.

94. Montserrat-de la Paz S, Fernández-Arche MA, Angel-Martín M, García-Giménez MD. Phytochemical characterization of potential nutraceutical ingredients from Evening Primrose oil (Oenothera biennis L.). Phytochemistry Letters. 2014;8:158-62.

95. Frasson A, Novita G, Camargo Millen E, Zerwes F, Brenelli FP, Luzzato F, et al. Doenças da mama: guia prático baseado em evidências. São Paulo: Atheneu, 2011.

96. Chagas CR, Menke CH, Vieira JR, Boff RA. Tratado de mastologia da Sociedade Brasileira de Mastologia. Rio de Janeiro: Revinter, 2011.

97. Qureshi S, Sultan N. Topical nonsteroidal anti-inflammatory drugs versus oil of evening primrose in the treatment of mastalgia. Surgeon. 2005;3(1):7-10.

98. Srivastava A, Mansel RE, Arvind N, Prasad K, Dhar A, Chabra A. Evidence-based management of mastalgia: a meta-analysis of randomized trials. Breast. 2007;16(5):503-12.

99. Pruthi S, Wahner-Roedler DL, Torkelson CJ, Cha SS, Thicke LS, Hazelton JH, et al. Vitamin E and evening primrose oil for management of cyclical mastalgia: a randomized pilot study. Altern Med Rev. 2010;15(1):59-67.

100. Furse RK, Rossetti RG, Zurier RB. Gammalinolenic acid, an unsaturated fatty acid with anti-inflammatory properties, blocks amplification of IL-1 beta production by human monocytes. J Immunol. 2001;167:490-6.

101. Lucarelli AP, Martins MM. Fitoterapia em mastalgia. Revista Brasileira Mastologia. 2012;22(4):144-50.

102. Santos ALG, Figueira Filho ASS, Costa AM, Araújo RRF. Comparação entre óleo de borragem e óleo de girassol quanto à eficácia no tratamento de mulheres com mastalgia cíclica. Rev Bras Mastologia. 2005;15(3):119-29.

103. Bryant M, Cassidy A, Hill C, Powell J, Talbot D, Dye L. Effect of consumption of soy isoflavones on behavioural, somatic and affective symptoms in women with premenstrual syndrome. British Journal of Nutrition. 2005;93(5):731-40.

104. Ishiwata N, Uesugi S, Uehara M, Watanabe S. Effects of soy isoflavones on premenstrual syndrome. The Journal of Nutrition. 2004;134(5):1281S.

105. Grzanna R, Lindmark L, Frondoza CG. Ginger _ An herbal medicinal product with broad anti-inflammatory actions. J Med Food. 2005;8:125-32.

106. Rahnama P, Montazeri A, Huseini HF, Kianbakht S, Naseri M. Effect of Zingiber officinale R. rhizomes (ginger) on pain relief in primary dysmenorrhea: a placebo randomized trial. BMC Complementary and Alternative Medicine. 2012;12:article 92.

107. Khayat S, Kheirkhah M, Moghadam ZB, Fanaei H, Kasaeian A, Javadimehr M. Effect of treatment with ginger on the severity of premenstrual syndrome symptoms. ISRN Obstetrics and Gynecology. 2014.

108. Conceição SFSM. Efeitos do gengibre, do alho e do funcho na saúde. Dissertação (Mestrado). Universidade Fernando Pessoa, Faculdade Ciências da Saúde, Mestre em Ciências Farmacêuticas. Porto, 2013.

109. Basila D, Yuan C. Effects of dietary supplements on coagulation and platelet function. Thromb Res. 2005;117:49-53.

110. Chen SN, Friesen JB, Webster D, Nikolic D, Van Breeman RB, Wang ZJ, et al. Phytoconstituents from Vitex agnus-castus fruits. Fitoterapia. 2011;82(4):528-33.

111. Carmichael AR. Can Vitex agnus castus be used for the treatment of mastalgia? What is the current evidence? Evid Based Complement Alternat Med. 2008;5(3):247-50.

112. Webster DE, He Y, Chen SN, Pauli GF, Farnsworth NR, Wang ZJ. Opioidergic mechanisms underlyng the actions of Vitex agnus-castus L. Biochem Pharmacol. 2011;81(1):170-7.

113. Halaska M, Rauss K, Beles P, Martan A, Paithner KG. Treatment of cyclical mastodynia using an extract of Vitex agnus-castus: results of a double-blind comparison with a placebo. Česká Gynekologie. 1998;63:388-92.

114. He Z, Chen R, Zhou Y, Geng L, Zhang Z, Chen S, et al. Treatment for premenstrual syndrome with Vitex agnus castus: a prospective, randomized, multi-center placebo controlled study in China. Maturitas. 2009;63:99-103.

115. Schellenberg R. Treatment for the premenstrual syndrome with agnus castus fruit extract: prospective, randomised, placebo controlled study. BMJ. 2001;322(7279):134-7.

116. Atmaca M, Kumru S, Tezcan E. Fluoxetine versus Vitex agnus castus extract in the treatment of premenstrual dysphoric disorder. Hum Psychopharmacol. 2003;18(3):191-5.

117. Schellenberg R, Zimmermann C, Drewe J, Hoexter G, Zahner C. Dose-dependent efficacy of the Vitex agnus castus extract Ze 440 in patients suffering from premenstrual syndrome. Phytomedicine. 2006;19(14):1325-31.

118. Silva AG, Brandão AB, Cacciari RS, Soares WH. Avanços na elucidação dos mecanismos de ação de Cimicifuga racemosa (L.) Nutt. nos sintomas do climatério. Revista Brasileira de Plantas Medicinais. 2009;11:455-64.

119. Borrelli F, Ernst E. Cimicifuga racemosa: a systematic review of its clinical efficacy. Eur J Clin Pharmacol. 2002;58:235-41.

120. Burke BE, Olson RD, Cusack BJ. Randomized, controlled trial of phytoestrogen in the prophylactic treatment of menstrual migraine. Biomed Pharmacother. 2002;56(6):283-8.

121. Borrelli F, Izzo AA, Ernst E. Pharmacological effects of Cimicifuga racemosa. Life Sciences. 2003;73(10):1215-9.

122. Rezaei A, Pashazade M, Ahmadzade CH, Jafari B, Jalilzade HM. Sedative and anxiolytic effects of Valerian extract compared to diazepam in rats. Q Med Plants. 2010;9(36):169-76.
123. Doulatian M, Mirabi P, Mojab F, Alavi MH. The effect of Valerian plant on the intensity of primary dysmenorrhea. J Reprod Infertil. 2009;10(4):253-9.
124. Moghadam ZB, Rezaei E, Gholami RS, Kheirkhah M, Haghani H. The effect of Valerian root extract on the severity of pre menstrual syndrome symptoms. Journal of Traditional and Complementary Medicine. 2016;6(3):309-15.
125. Doulatian M, Mirabi P, Mojab F, Alavi MH. The effect of Valerian plant on the intensity of primary dysmenorrhea. J Reprod Infertil. 2009;10(4):253-9.
126. Boorhem RL, Lage EB. Drogas e extratos vegetais utilizados em fitoterapia. Rev Fitos. 2009;4(1):37-55.
127. Sousa FCF, Melo CTV, Citó MCO, Félix FHC, Vasconcelos SMM, Fonteles MMF, et al. Plantas medicinais e seus constituintes bioativos: uma revisão da bioatividade e potenciais benefícios nos distúrbios da ansiedade em modelos animais. Rev Bras Farmacogn. 2008;18:642-54.
128. Akhondzadeh S, Naghavi HR, Vazirian M, Shayeganpour A, Rashidi H, Khani M. Passionflower in the treatment of generalized anxiety: a pilot double-blind randomized controlled trial with oxazepam. J Clin Pharm Ther. 2001;26(5):363-7.
129. Zhu DP. Dong quai. Am J Chin Med. 1987;15(3-4):117-25.

CAPÍTULO 4

CANDIDÍASE VULVOVAGINAL

Ana Paula da Silva Ramos

A candidíase é uma infecção fúngica causada por várias espécies do gênero *Candida*, as quais podem colonizar normalmente os tratos gastrointestinal, genital, pele e mucosas, e, em situações de desequilíbrio da microbiota desses ambientes, tornam-se fungos oportunistas, causando infecções[1-4]. Pode acometer as regiões oral (candidíase oral) e da vulva e vagina nas mulheres (candidíase vulvovaginal), como também se manifestar sob a forma de infecções disseminadas no caso de doenças imunodepressoras, como a síndrome da imunodeficiência adquirida (AIDS), por exemplo[5].

A candidíase vulvovaginal trata-se de um processo infeccioso do trato geniturinário inferior feminino com grande número de atendimentos nos consultórios médicos[6,7]. Estima-se que existam aproximadamente 200 espécies de *Candida,* das quais 10% podem causar infecções em seres humanos, sendo a *Candida albicans* a mais comum e prevalente na etiologia da candidíase vulvovaginal, respondendo por 80% a 90% dos casos[8], apesar do aumento na incidência de outras espécies não *albicans*, como *Candida glabrata, Candida tropicalis, Candida guilliermondii, Candida krusei* e *Candida parapsilosis*[9-11].

O aumento da infecção por essas outras espécies pode estar relacionado à localização geográfica, que deve ser considerada entre os fatores epidemiológicos[12], principalmente porque estas tendem a ser mais resistentes aos antifúngicos, tornando-se um fator importante para o desenvolvimento dos casos de recorrência[3].

A candidíase vulvovaginal pode ser classificada como não complicada ou complicada. Não complicada ocorre em cerca de 90% das pacientes, possui sintomas de intensidade leve a moderada, geralmente é associada à espécie *albicans* e responde prontamente à terapia antifúngica tópica ou oral de curto curso. Já a complicada apresenta como fatores: sintomas graves, recorrência (mais de quatro episódios no período de um ano), presença de diabetes, imunossupressão ou infecção por espécies não *albicans* e requer terapia mais prolongada[13].

Apesar de ainda haver controvérsias sobre o assunto, a candidíase não é considerada uma doença sexualmente transmissível, visto que sua ocorrência também acomete mulheres que não têm vida sexual[14]. Entretanto, existe a possibilidade de que o contato com uma grande quantidade do fungo possa causar sintomas no parceiro. Nesse caso, a manifestação dependerá de suas condições fisiológicas, principalmente do sistema imunológico, que é encarregado de controlar a *Candida*, determinando estado colonizante assintomático ou patogênico, sendo o uso do preservativo sempre indicado. Todavia, é importante ressaltar que não é recomendada a relação sexual durante a apresentação dos sintomas, visto que pode dificultar e retardar a recuperação[15].

A candidíase vulvovaginal é um dos diagnósticos mais frequentes nos consultórios e sua incidência tem aumentado, representando a segunda causa de infecção genital mais comum no Brasil, precedida apenas pela vaginose bacteriana[7]. Em alguns países, chega a ser a primeira causa de vulvovaginite[16]. Dados epidemiológicos estimam que aproximadamente 75% das mulheres adultas apresentem pelo menos um episódio de candidíase na vida, com 40% a 50% desenvolvendo um segundo episódio, e 5% terão vulvovaginite recorrente (mais de quatro episódios ao ano), representando, assim, um relevante problema na saúde da mulher[17-20].

MANIFESTAÇÕES CLÍNICAS

A infecção acomete principalmente mulheres em idade reprodutiva e caracteriza-se por prurido vulvar intenso, ardência, corrimento vaginal esbranquiçado em grumos (com aspecto de "leite coalhado", inodoro), dispareunia (dor durante o ato sexual) e disúria (dor ou ardor ao urinar)[4]. Com frequência, a vulva e a vagina encontram-se edemaciadas e hiperemiadas, observando-se, em alguns casos, escoriações vulvares que podem estender-se pelo períneo e regiões perianal e inguinal. Podem aparecer pequenos pontos branco-amarelados nas paredes vaginais e no colo uterino[21,22]. A sintomatologia da candidíase não é patognomônica, ou seja, essas manifestações também são típicas de outras infecções ginecológicas, sendo necessária a realização de testes para o isolamento e a investigação do patógeno[6,23].

DIAGNÓSTICO DA CANDIDÍASE VULVOVAGINAL

Frequentemente, o diagnóstico da infecção é feito de forma subjetiva por muitos profissionais, baseado somente em sinais e sintomas, levando muitas vezes ao erro, já que a infecção pela *Candida* spp. apresenta manifestações características de outras infecções vaginais[24].

O diagnóstico é estabelecido pela história clínica da paciente e pelo exame microscópico a fresco do conteúdo vaginal que revela a presença do fungo. O teste da medida do pH vaginal (que, na candidíase, se encontra normal, entre 4 e 4,5) também pode ser útil como coadjuvante no diagnóstico, assim como o teste de cheiro, que é negativo. Quando possível, deve-se realizar o teste de cultura para identificar a espécie de *Candida* presente na infecção para um melhor direcionamento no tratamento, principalmente nas infecções recorrentes e resistentes e nas mulheres sintomáticas com microscopia negativa, já que as espécies não *C. albicans* dependem de concentrações maiores de antifúngicos para serem inibidas. É importante ressaltar que o simples achado de *Candida* na citologia de uma paciente assintomática não permite o diagnóstico de infecção clínica, portanto não justifica o tratamento, já que se trata de um micro-organismo que pode fazer parte da microbiota normal[25].

FISIOPATOLOGIA E FATORES PREDISPONENTES AO DESENVOLVIMENTO DA INFECÇÃO

A *Candida* spp. é um fungo dimórfico que pode ser encontrado em dois estágios diferentes: esporos (forma resistente associada à colonização assintomática) e pseudo-hifas ou hifas (forma germinativa; quando se agrupam, formam micélios, os quais são responsáveis pela invasão da mucosa vaginal)[8,20,21]. Têm preferência por ambientes úmidos e quentes[4]. No que diz respeito à patogênese, são necessários três passos[8]:

1) Adesão – processo em que o fungo adere à superfície mucosa. É considerado um passo crucial para a sobrevivência dos esporos. Nesse quesito, a adesão da *C. albicans* é maior que a das outras espécies, o que poderia explicar sua maior prevalência nas infecções.

2) Germinação – uma vez aderidos, os esporos não são capazes de penetrar no epitélio vaginal e causar infecção. Para isso, é necessária a germinação para formar hifas e micélios, em condições que propiciem seu desenvolvimento.

3) Invasão – a penetração dos micélios na mucosa vaginal ocasiona a produção de uma série de substâncias (prostaglandinas, bradicininas), com capacidade de induzir a resposta inflamatória local, com surgimento das manifestações clínicas.

Sabe-se que a *Candida* pode fazer parte da microbiota normal dos seres humanos como colonizantes. Entretanto, ao encontrar situações apropriadas, acelera seu processo de multiplicação, culminando com a invasão da mucosa e ocasionando a candidíase sintomática. Uma série de fatores predisponentes vem sendo associada à ocorrência da infecção.

Altos níveis de estrogênio têm sido sugeridos como promotores do processo de adesão do fungo pela maior exposição dos complexos glicoproteicos epiteliais que atuam como receptores[8], além de estimularem a produção de glicogênio pelo epitélio vaginal, que é o principal substrato nutritivo para o desenvolvimento do micro-organismo[26,27]. Nesse sentido, um ambiente hiperestrogênico como a gestação, o uso de anticoncepcionais em altas dosagens e a terapia de reposição hormonal são implicados como fatores predisponentes à infecção[28-30]. A candidíase vulvovaginal é a infecção fúngica mais comum que ocorre na gestante, tanto de forma primária como recorrente, principalmente a partir da 28ª semana de gestação[8,31].

Já os anticoncepcionais orais foram referidos como importantes fatores, porém, hoje, a relevância de sua participação é discutível, pois têm sido apresentados com baixa dosagem, apresentando menos interferência[32]. Na infância e no climatério (sem reposição hormonal), a incidência da infecção causada por *Candida* é baixa, sugerindo dependência hormonal no desenvolvimento desta[20].

Outro fator de risco implicado é o diabetes não controlado. Alguns estudos concluíram que mulheres com diabetes tipos 1 e 2 não controlados estão mais propensas à infecção por *Candida*, em razão das alterações metabólicas promovidas pela doença, como aumento dos níveis de glicose sanguínea nos tecidos e na urina, promovendo ambiente favorável à sua multiplicação[33,34]. O controle glicêmico adequado diminui o risco de colonização e infecção por *Candida* entre as mulheres diabéticas[33].

Condições que promovam o desequilíbrio das microbiotas intestinal e vaginal (exemplos: uso prolongado de antibióticos, anti-inflamatórios, antiácidos, laxantes, má alimentação) são consideradas fatores de risco para o desenvolvimento de candidíase vulvovaginal em algumas mulheres[35]. A microbiota vaginal normal possui lactobacilos formadores de peróxido (bacilos de Döderlein), os quais produzem substâncias como peróxido de hidrogênio e bacteriocinas que constituem uma barreira defensiva importante às infecções, entre elas a candidíase vulvovaginal[21]. Da mesma maneira, disbiose intestinal pode promover diminuição no número de bactérias intestinais benéficas, permitindo o crescimento desordenado de micro-organismos patogênicos, inclusive da *Candida* spp.[8].

A imunidade mediada por células também participa da defesa contra infecções por *Candida*, sugerida como o fator imunológico mais importante contra a proliferação do micro-organismo na vagina, sendo as células T responsáveis pela imunidade contra o fungo na superfície mucosa[36]. As células epiteliais vaginais contêm na superfície uma proteína denominada *tool like receptor* 2, que possui a capacidade de se ligar a um componente dos fungos. Isso desencadeia a liberação de citocinas pelas células epiteliais, as quais ativam a subclasse de linfócitos Th1. Esses linfócitos ativados produzem interferon-gama, que, por sua vez, ativa os macrófagos a fagocitarem e destruírem as células da *Candida*[37]. Logo, situações que levam à queda da imunidade, como doenças, estresse, uso prolongado de corticoides e outras drogas imunossupressoras, estão entre os fatores que predispõem à infecção. Outro efeito colateral da corticoterapia de longa duração é o aumento da glicemia, que também é considerada fator de risco[13,38].

Especula-se também que hábitos higiênicos inadequados e o uso de roupas íntimas justas e/ou sintéticas que provocam pouca aeração nos órgãos genitais, aumentando a umidade, também predispõem à candidíase vulvovaginal em mulheres suscetíveis[23,39]. Porém, estudos nesse sentido permanecem inconclusivos.

TRATAMENTO

Não se recomenda tratar as pacientes assintomáticas. Já em relação às sintomáticas, cada caso deve ser decidido individualmente e segundo a infecção (complicada ou não complicada)[40].

O tratamento utiliza medicamentos antifúngicos orais ou tópicos, na forma de comprimidos, óvulos ou creme vaginais, sendo os derivados azólicos (como fluconazol, miconazol, clotrimazol, itraconazol, cetoconazol, terconazol) e os poliênicos (nistatinas e formulações contendo anfotericina B) os fármacos mais utilizados[40]. A terapia com agentes orais apresenta taxa de cura ligeiramente melhor que a terapia com antifúngicos tópicos, apesar de poder causar reações adversas, como náusea, diarreia e dor de cabeça[13,41]. Não são recomendados antifúngicos orais às gestantes, somente os tópicos[25]. O tratamento do parceiro não é indicado, exceto se for sintomático. Alguns autores recomendam tratamento via oral dos parceiros apenas para os casos recidivantes[25]. A abstinência sexual é recomendada durante o tratamento[15].

ABORDAGEM DA NUTRIÇÃO FUNCIONAL NO AUXÍLIO À PREVENÇÃO E AO TRATAMENTO DA CANDIDÍASE VULVOVAGINAL

Vários estudos têm mostrado que os alimentos e nutrientes podem exercer efeitos importantes durante o tratamento da candidíase, assim como diminuir o risco de recorrências. Com isso, o tratamento nutricional baseia-se na redução ou eliminação de alimentos que favoreçam o crescimento do fungo, conforme mostrado na tabela 4.1, e o estímulo ao consumo daqueles que estão implicados na inibição de seu desenvolvimento.

Alimentos que favorecem o crescimento fúngico

O principal substrato para proliferação fúngica é a glicose. Portanto, a redução e até mesmo a exclusão de alimentos com alto teor desse nutriente devem ser consideradas durante uma crise da infecção, principalmente em casos de candidíase recorrente. Na literatura, há algumas evidências de que uma grande concentração local de glicose favorece a multiplicação do fungo. Reed *et al.*[42], assim como Horowitz *et al.*[43], constataram associação entre a alta ingestão de alimentos ricos em açúcar e a ocorrência de candidíase em mulheres, mas, após mudanças na ingestão dietética, observaram-se menos queixas de recorrência. No estudo de Lunel *et al.*[44], a prática de enxágue bucal com sacarose proporcionou o desenvolvimento de estomatite induzida por *Candida* em humanos, afirmando a afinidade do fungo pelo nutriente. Nesse sentido, é prudente evitar o consumo de alimentos com alto teor de carboidratos simples e refinados para suprimir o crescimento da *Candida*[45], dando preferência aos alimentos integrais. A quantidade de carboidratos deve ser regulada, até mesmo a proveniente de frutas e sucos, que não devem ser consumidos em excesso. Deve-se preferir frutas frescas, com baixo e médio índices glicêmicos.

Outro ponto importante é o cuidado com o consumo de alimentos mais suscetíveis à contaminação por fungos, além de alimentos e bebidas fermentadas pela ação deles, em razão da maior colonização desse micro-organismo no trato digestivo[46].

A restrição de leite de vaca e derivados também tem sido implicada nos casos de candidíase recorrente. Em razão da presença de lactose, que também é substrato para o fungo, e do elevado potencial alergênico da proteína do leite de vaca, que pode diminuir a resposta imunológica, a substituição por outras fontes é sugerida[46]. Ainda é atribuída ao leite a possibilidade de conter traços de antibióticos, o que pode interferir na microbiota intestinal[46].

Há mulheres em que essas restrições se tornam necessárias somente durante uma crise de candidíase e outras em que essas exclusões de maneira prolongada são importantes para evitar recidivas, principalmente aquelas com histórico de infecção recorrente. Uma análise cuidadosa da paciente e a intensidade da manifestação dos sintomas definirão a melhor conduta.

Tabela 4.1. Principais alimentos que favorecem o crescimento da *Candida* spp.[45,46]

Alimentos com alto teor de carboidratos simples, refinados	Açúcar, doces, mel, produtos com farinhas refinadas, refrigerante, produtos industrializados adoçados, frutas secas e as de alto índice glicêmico, sucos de fruta concentrados
Alimentos suscetíveis à contaminação fúngica	Amendoim e seus produtos, milho, castanha-de-caju, pistache
Fermentados	Bebidas alcoólicas, como cerveja, vinho e champanhe Vinagre, pães e massas com fermento biológico
Potenciais alergênicos	Leite e derivados Glúten em pessoas intolerantes
Outros	Produtos em conserva, embutidos, enlatados, ricos em corantes e conservantes, cogumelos (como champignon e shitake)

Alimentos e nutrientes que inibem o crescimento fúngico

Vitaminas e minerais

Como exposto anteriormente, a candidíase geralmente decorre de um desequilíbrio entre o hospedeiro e o fungo, tendo como uma das causas um sistema imunológico deficitário. O aporte adequado de minerais, como ferro, zinco e selênio, e de vitaminas, como vitamina E, biotina, betacaroteno e ácido fólico, torna-se necessário para um bom funcionamento do sistema imune[46].

Estudos têm associado deficiência de ferro à redução da proliferação, diferenciação e do número de linfócitos T, bem como à diminuição da produção de citocinas por essas células e da capacidade fagocitária dos neutrófilos[47,48]. Deficiência de zinco tem sido relacionada com menor quantidade e atividade de linfócitos T, comprometimento no processo de fagocitose realizado por macrófagos e neutrófilos, menor atividade das células *naturall killer* (NK) e na atividade antioxidante da superóxido dismutase (SOD)[49-51].

Já o selênio faz parte da glutationa peroxidase, enzima antioxidante, e sua deficiência leva à diminuição das respostas de linfócitos T e à alteração na produção de citocinas[52]. Um estudo feito por Boyne e Arthur[53] mostrou que ratos deficientes em selênio mostraram menor reação imunológica à *C. albicans* e, consequentemente, maior proliferação do fungo nos tecidos.

Dentre as vitaminas que atuam no sistema imune, encontram-se as vitaminas E (junto com o selênio desempenha ação antioxidante, protegendo as membranas celulares), vitamina A (modula a resposta de células fagocitárias NK, estimulando a fagocitose), ácido fólico (importante na replicação celular, incluindo as de células de defesa) e biotina (atua na atividade dos linfócitos)[54]. Uma pesquisa realizada no Japão por Yamaguchi[55] demonstrou que, na deficiência de biotina, a *Candida* passa mais rapidamente de sua forma inofensiva (levedura) para a forma invasiva (micélio). Portanto, o consumo regular de alimentos e/ou suplementos fontes dessas vitaminas e minerais que atinja a ingestão diária recomendada torna-se importante para um sistema de defesa atuante contra a infecção.

CAPÍTULO 4 ▪ CANDIDÍASE VULVOVAGINAL

Além de um estado imunológico adequado, alguns nutrientes têm sido indicados para auxiliar o tratamento da candidíase e prevenir sua recorrência em razão de suas propriedades antifúngicas.

Probióticos e prebióticos

Presentes nas microbiotas intestinal e vaginal, os probióticos desempenham uma barreira defensiva contra a infecção por *Candida*, atuando em três níveis: competindo com o fungo por nutrientes, deixando, assim, menos substrato disponível para seu desenvolvimento; bloqueiam os receptores epiteliais para fungos, inibindo a adesão deles no epitélio vaginal; produzem bacteriocinas que inibem a germinação do fungo[8]. Além disso, mantêm microbiotas intestinal e vaginal saudáveis, importantes para uma função imune adequada[21].

Pesquisas mostram que os lactobacilos ingeridos aumentam a colonização vaginal já no primeiro mês, diminuindo o prurido, a dispareunia e a disúria. Um estudo de Martinez *et al.*[56], no qual foram administradas duas cápsulas de probióticos ao dia (contendo *Lactobacillus rhamnosus* GR-1 $1x10^9$ e *Lactobacillus reuteri* RC-14 $1x10^9$) durante o período de um mês, verificou que as mulheres que consumiram as cápsulas apresentaram menor quantidade de leveduras detectadas por cultura e redução nos sintomas.

Reid *et al.*[57] administraram duas cápsulas de probióticos contendo *L. rhamnosus* GR-1 e *L. fermentum* RC-14 durante 60 dias e observaram que já no primeiro mês foi comprovado aumento significativo de lactobacilos no epitélio vaginal, bem como redução na quantidade de *Candida*. Já Hilton *et al.*[58] verificaram que o consumo diário de iogurte contendo *Lactobacillus acidophilus* durante seis meses foi capaz de reduzir as colonizações vaginal e retal por *Candida*. Outras pesquisas *in vitro* concluíram que algumas cepas de probióticos foram capazes de suprimir o crescimento de *Candida albicans*, assim como suas colonizações vaginal e retal.

Um estudo de Martinez *et al.*[59], *in vitro*, concluiu que o *Lactobacillus reuteri* RC-14 sozinho e em combinação com o *Lactobacilus rhamnosus* GR-1 foi capaz de reduzir a população de *C. albicans*, assim como o estudo de Köhler *et al.*[60] também *in vitro* confirmou a capacidade de *L. rhamnosus* GR-1 e *L. reuteri* RC-14 suprimirem o crescimento de *C. albicans*.

Portanto, o uso de probióticos de modo regular tem sido recomendado, pois mulheres com a infecção podem se beneficiar de seu uso para manterem as microbiotas vaginal e intestinal equilibradas e a modulação local de resposta imunitária[45,46].

Adicionalmente, o uso de prebióticos, como inulina e fruto-oligossacarídeos, é aconselhado por estimular seletivamente a proliferação e atividade dos probióticos[61], os quais são fermentados no cólon por bactérias endógenas, servindo de substrato para estas, promovendo, assim, um estímulo ao seu crescimento, com resultados positivos no sistema imune[62], além de produzirem ácidos graxos de cadeia curta, diminuindo o pH do meio e criando um ambiente desfavorável à proliferação de micro-organismos patogênicos[63].

Ácidos láurico e caprílico

São ácidos graxos de cadeia média reconhecidos pela capacidade antifúngica. O ácido láurico é transformado em monolaurina no corpo humano e o caprílico, em monocaprina, substâncias às quais são atribuídas atividades antifúngicas por alterarem a membrana lipídica contida nos envoltórios do fungo, interferindo na sua integridade e causando sua ruptura e inativação[64].

Estudos que mostram a atividade antifúngica desses compostos foram realizados *in vitro*[65,66] e mais pesquisas na área devem ser desenvolvidas com o propósito de esclarecer, como, por exemplo, dosagens adequadas. Apesar dessa limitação, muitos autores sugerem o consumo de óleos ricos nesses compostos, como o óleo de coco extravirgem (composição de 7% de ácido caprílico e mais de 40% de ácido láurico), como coadjuvante no tratamento da candidíase.

FITOTERÁPICOS COM ATIVIDADE ANTIFÚNGICA NO TRATAMENTO E NA PREVENÇÃO DA CANDIDÍASE

Em razão do aumento da resistência aos antifúngicos em uso, plantas medicinais têm sido estudadas como agentes alternativos para prevenir e tratar infecções[67,68]. Inúmeras pesquisas foram realizadas com esse objetivo, tendo mostrado a eficiência de alguns compostos.

Allium sativum (alho)

A utilização do alho é recomendada por sua composição rica em alicina, princípio ativo que possui propriedades antifúngicas e antibacterianas e que confere o odor característico do alho[69]. A alicina inibe tanto a germinação de esporos quanto o crescimento dos micélios[70]. Estudos demonstram sua capacidade em destruir a integridade da membrana dos fungos e induzir estresse oxidativo neles[71,72]. No alho inteiro, a alicina não se encontra disponível. Para sua ativação, é necessário romper a membrana externa do alho, ou seja, precisa ser cortado, esmagado ou mastigado.

Com esse rompimento, a aliina (precursor biologicamente inativo) dará origem à alicina. Outro fator importante é que seu consumo deve ser feito logo após o preparo e sob a forma crua, sem a ação do calor ou de outro tratamento térmico, o que diminui as concentrações de seus compostos sulfurados, incluindo a alicina[73].

Estudos conduzidos por Fonseca *et al.*[74], Ota *et al.*[75] e Rodrigues *et al.*[76], todos *in vitro*, demonstraram a ação antifúngica do alho *in natura*, sob a forma de extrato aquoso e hidroalcoólico na inibição do crescimento de *C. albicans*, com resultados mais eficazes sob a forma *in natura*, e desde que fosse macerado. Estudos *in vivo* a respeito do mecanismo de ação do alho no tratamento da candidíase, sua forma de consumo e quantidade preconizada ainda são escassos e possuem algumas limitações.

De maneira geral, deve-se consumi-lo preferencialmente sob a forma crua, mastigado, cortado ou amassado em saladas, molhos e adicionado à comida. Pessoas com problemas digestivos como gastrite, úlceras, flatulência e dores estomacais devem evitar o excesso de consumo sob essa forma. Também pode ser consumido sob a forma de extrato (fresco, seco ou envelhecido), sendo o extrato fresco mais eficaz em inibir o crescimento por *Candida albicans* do que o extrato seco[77]. O extrato envelhecido pode ser uma alternativa para pessoas que sentem desconfortos digestivos.

Óleos essenciais: *Origanum vulgare* (orégano), *Thymus vulgaris* (tomilho), *Cinnamomum cassia* (canela) e *Rosmarinus officinalis* (alecrim)

Os óleos essenciais são compostos químicos oriundos do metabolismo secundário das espécies vegetais, constituindo uma rica fonte de compostos biologicamente ativos dos quais muitos têm sido implicados à função fungicida[78]. Apesar de o mecanismo não estar bem elucidado, alguns autores demonstraram em seus estudos os motivos da ação fungicida, como: inibição da biossíntese do ergosterol, com consequente alteração na permeabilidade da mem-

CAPÍTULO 4 ▪ CANDIDÍASE VULVOVAGINAL

brana citoplasmática e perda de elementos essenciais, resultando na morte celular[79]; inativação de enzimas envolvidas na produção de energia e/ou síntese de componentes estruturais[80]; alteração na atividade dos canais de cálcio com aumento da permeabilidade e liberação dos constituintes intracelulares, ocasionando ruptura celular na membrana do micro-organismo[81,82].

Em razão dos princípios ativos carvacrol e timol, o óleo de orégano tem sido recomendado como potente antifúngico. As altas concentrações desses compostos presentes no óleo essencial são fundamentais para a eficácia do produto, já que estudos demonstraram que a atividade do timol e carvacrol isolados não têm a mesma eficiência do óleo essencial[83].

Vários estudos têm sido desenvolvidos com relação à atividade antifúngica do óleo de orégano. Em um estudo conduzido por Manohar *et al.*[84], as propriedades antifúngicas do óleo essencial de orégano e do composto isolado carvacrol foram testadas *in vitro* contra *Candida albicans*, tendo sido demonstrada inibição do crescimento da levedura para concentrações de 0,125 mg/mL para o óleo de orégano e de 0,25 mg/mL para o carvacrol.

Chami *et al.*[85] avaliaram *in vitro* e *in vivo* os efeitos do carvacrol e do eugenol no tratamento da candidíase, demonstrando efeitos inibitórios de ambos os compostos no crescimento do fungo, assim como resultados satisfatórios no controle da candidíase oral experimental induzido em ratos imunodeprimidos. Já Vasconcelos *et al.*[86] avaliaram o efeito do timol em comparação com o miconazol em células viáveis de *C. albicans* e concluíram que ambos possuíam similar eficiência como agentes antifúngicos contra *C. albicans*.

Outros óleos essenciais são descritos na literatura como agentes antifúngicos. O óleo essencial de tomilho (*Thymus vulgaris*), rico em timol, e o de canela-da-china (*Cinnamomum cassia*), rico em transcinamaldeído (composto descrito com propriedades fungicidas), foram avaliados, *in vitro*, por Almeida *et al.*[87] em relação às cepas de *C. albicans*, os quais obtiveram efeitos satisfatórios em inibir o crescimento da levedura. Estudos feitos por Barbaro e Stelato[88] e Omran *et al.*[89] também avaliaram a atividade antifúngica do tomilho, *in vitro*, e comprovaram sua eficácia contra diferentes espécies de *Candida*, incluindo *C. albicans*, *C. glabrata* e *C. krusei*.

Com objetivo semelhante, Giordani *et al.*[90] avaliaram a atividade do óleo essencial de *Cinnamomum cassia* (canela) em relação a *C. albicans*, de forma isolada e associado à anfotericina B, obtendo valores de inibição do desenvolvimento da levedura com concentrações do óleo em 0,5 mg/mL.

O óleo essencial de alecrim (*Rosmarinus officinalis)* também é referido como inibidor do desenvolvimento fúngico. Seus principais componentes ativos incluem ácido fenólico como o ácido rosmarínico, canfeno, pineno, cineol, borneol, cânfora e taninos[91]. Gauch *et al.*[92] avaliaram a atividade do óleo contra *C. albicans* e outras espécies não *albicans in vitro* e verificaram que houve inibição do crescimento de mais de 90% do fungo em concentrações do óleo que variaram de 1% a 2%, dependendo da espécie.

Da mesma maneira, Freire *et al.*[93] verificaram ação antifúngica do óleo sobre o crescimento de *C. albicans* e *C. tropicalis*. As cepas de *C. albicans* mostraram-se mais suscetíveis, apresentando resultados mais satisfatórios para a atividade antifúngica do óleo essencial a 1% e 2%.

O uso dessas plantas na forma de chás, tinturas e uso tópico é recomendado como coadjuvante no tratamento da infecção. Algumas contraindicações devem ser consideradas. Em doses elevadas, o alecrim pode provocar alterações no sono, bem como irritações gastrintestinais e nefrite. Em gestantes, pode provocar aborto por estimular contrações uterinas[94]. Já o chá de canela e seu óleo essencial são contraindicados a gestantes por serem abortivos e seu uso deve ser evitado por pessoas que consomem hipoglicemiantes, por possível exacerbação do efeito do medicamento[90]. O óleo de orégano também deve ser evitado durante a gravidez, porém o uso sob a forma de tempero fazendo parte de uma alimentação equilibrada é considerado seguro, assim como o do tomilho.

Tecoma curialis (pau-d'arco)

Também conhecido como ipê-roxo, o pau-d'arco possui propriedades antifúngicas em razão do componente lapachol e de seus derivados, presentes na casca do caule da árvore[95]. Estudos *in vitro* demonstraram ação fungicida do lapachol e de seus derivados contra espécies de *Candida*[96-98]. O mecanismo de ação ainda é desconhecido, mas acredita-se em interação com a membrana celular do fungo, causando ruptura dela e consequente morte celular.

Seu consumo como chá é a forma sugerida. Pacientes submetidos a tratamentos com anticoagulantes deverão se abster do uso, já que pode haver a possibilidade de potenciação do efeito anticoagulante tanto do medicamento quanto da planta. É contraindicado durante a gravidez por ser abortivo.

Melaleuca alternifolia (óleo de melaleuca)

O óleo essencial extraído das folhas de *Melaleuca alternifolia*, também conhecida como *tea tree*, apresenta propriedades antifúngicas e antibacterianas, pois contém o princípio ativo 4-terpineol, responsável por essa ação mediante alteração na permeabilidade da membrana do fungo e inibição da respiração celular[99]. Estudos *in vitro* comprovam a eficácia antifúngica do óleo. Ergin e Arikan[100] demonstraram que o óleo de melaleuca foi eficaz em inibir o crescimento de *Candida albicans* e das espécies resistentes a fluconazol em concentrações que variaram entre 2% e 4%.

Nenoff *et al.*[101] também verificaram suscetibilidade moderada para o óleo contra *C. abicans*, assim como Hammer *et al.*[102], que testaram o óleo contra cepas de *Candida* e sugeriram que pode ser aplicado topicamente para tratar infecções superficiais causadas por *Candida* spp.

Infelizmente, não há ensaios clínicos que tenham utilizado o óleo no tratamento da candidíase e a verdadeira prevalência dos efeitos colaterais ainda é desconhecida, podendo ocorrer reações alérgicas em pacientes predispostos. O uso tópico do óleo puro (100%) é desaconselhável, sendo indicada a diluição, considerando-se a concentração de 5% como não irritante. Sua atividade antifúngica está mais que comprovada nos trabalhos *in vitro*, o que sugere um possível efeito positivo quando administrado em humanos, entretanto requer mais estudos para essa aplicação[99,103].

Echinacea purpurea (Echinacea)

Planta cultivada principalmente em países de clima temperado, sendo a raiz e o rizoma as partes utilizadas para fazer o chá. Vários princípios da planta estão envolvidos em sua ação, como polissacarídeos, derivados de ácido cafeico, flavonoides, óleos essenciais, poliacetilenos e alquilamidas[104]. O extrato de *Echinacea* apresenta efeito imunomodulador ao estimular a ação de células fagocitárias, aumento da atividade e mobilidade dos leucócitos, bem como a produção de citocinas[105]. Em um estudo conduzido por Morazzoni *et al.*[106], o extrato da planta mostrou atividade imunoestimulante, reduzindo a mortalidade induzida por *Candida albicans* em ratos normais e nos tratados com ciclosporina A.

CAPÍTULO 4 ▪ CANDIDÍASE VULVOVAGINAL

Seu uso é contraindicado a grávidas, pessoas com hepatite, esclerose múltipla, síndrome da imunodeficiência adquirida e outras doenças imunológicas sem supervisão médica. Seu consumo não deve ultrapassar oito semanas[107].

REFERÊNCIAS BIBLIOGRÁFICAS

1. Akinbiyi AA, Watson R, Feyi-Waboso P. Prevalence of Candida albicans and bacterial vaginosis in asymptomatic pregnant women in South Yorkshire, United Kingdom. Outcome of a prospective study. Arch Gynecol Obstet. 2008;278(5):463-6.

2. Silva CRG, Melo KE, Leão MVP, Ruis R, Jorge AOC. Presença de Candida nas mucosas vaginal e bucal e sua relação com IgA salivar. Rev Bras Ginecol Obstet. 2008;30(6):300-5.

3. Ferrazza MHSH, Maluf MLF, Consolaro MEL, Shinobu CS, Svidzinski TIE, Batista MR. Caracterização de leveduras isoladas da vagina e sua associação com candidíase vulvovaginal em duas cidades do Sul do Brasil. Rev Bras Ginecol Obstet. 2005;27(2):58-63.

4. Álvares CA, Svidzinski TIE, Consolaro MEL. Candidíase vulvovaginal: fatores predisponentes do hospedeiro e virulência das leveduras. J Bras Patol Med Lab. 2007;43(5):319-27.

5. Barbedo LS, Sgarbi DBG. Candidíase. DST. J Bras Doenças Sex Transm. 2010;22(1):22-38.

6. Boatto HF, Moraes MS, Machado AP, Girão MJBC, Fischman O. Correlação entre os resultados laboratoriais e os sinais e sintomas clínicos das pacientes com candidíase vulvovaginal e relevância dos parceiros sexuais na manutenção da infecção em São Paulo, Brasil. Rev Bras Ginecol Obstet. 2007;29(2):80-4.

7. Andrioli JL, Oliveira GSA, Barreto CS, Sousa ZL, de Oliveira MCH, Cazorla IM, et al. Frequência de leveduras em fluido vaginal de mulheres com e sem suspeita clínica de candidíase vulvovaginal. Rev Bras Ginecol Obstet. 2009;31(6):300-4.

8. Ziarrusta GB. Vulvovaginitis candidiásica. Rev Iberoam Micol. 2002;19:22-4.

9. Sobel JD. Candidal vulvovaginitis. Clin Obstet Gynecol. 1993;36:153-65.

10. Dan M, Poch F, Levin D. High rate of vaginal infections caused by non-C. albicans species among asymptomatic women. Med Mycol. 2002;40(4):383-6.

11. Martens MG, Hoffman P, El-Zaatari M. Fungal species changes in the female genital tract. J Low Genit Tract Dis. 2004;8:21-4.

12. Consolaro MEL, Albertoni TA, Yoshida CS, Mazucheli J, Peralta RM, Svidzinski TIE. Correlation of Candida species and symptoms among patients with vulvovaginal candidiasis in Maringá, Paraná, Brazil. Rev Iberoam Micol. 2004;21(4):202-5.

13. Sobel JD, Faro S, Force RW, Foxman B, Ledger WJ, Nyirjesy PR, et al. Vulvovaginal candidiasis: epidemiological, diagnostic, and therapeutic considerations. Am J Obstet Gynaecol. 1998; 178(2):203-11.

14. Porto AGM. Infecções sexualmente transmissíveis na gravidez. Rio de Janeiro: Atheneu, 2000.

15. Neto VA, Baldy JLS. Doenças transmissíveis. 3. ed. São Paulo: Sarvier, 1991.

16. Corsello S, Spinillo A, Osnengo G, Penna C, Guaschino S, Beltrame A, et al. An epidemiological survey of vulvovaginal candidiasis in Italy. Eur J Obstet Gynecol Reprod Biol. 2003;110(1):66-72.

17. Rodrigues MT, Simões LZ, Diniz CG. Clinical, microbiological and therapeutic aspects of vulvovaginal candidiasis and recurrent vulvovaginal candidiasis: importance of regional surveys. HU Revista, Juiz de Fora. 2009;35(3):175-81.

18. Mardh PA, Rodrigues AG, Genç M, Novikova N, Martinez-de-Oliveira J, Guaschino S. Facts and myths on recurrent vulvovaginal candidosis: a review on epidemiology, clinical manifestations, diagnosis, pathogenesis and therapy. Int J STD Aids. 2002;13(8):522-39.
19. Sheary B, Dayan L. Recurrent vulvovaginal candidiasis. Aust Fam Physician. 2005;34(3):147-50.
20. Ferrer J. Vaginal candidosis: epidemiological and etiological factors. Int J Gynaecol Obstet. 2000;71:21-7.
21. Sobel JD. Vaginal infections in adult women. Med Clin North Am. 1990;74(6): 1573-602.
22. Almeida Filho GL, Passos MRL, Gouvêa TVD. Candidíase. In: Passos MRL. Doenças sexualmente transmissíveis. 4. ed. Rio de Janeiro: Cultura Médica, 1995.
23. Rosa MI, Rumel D. Fatores associados à candidíase vulvovaginal: estudo exploratório. Rev Bras Ginecol Obstet. 2004;26(1):65-70.
24. Zimmermmann JB, Paiva AO, Costa ACSS, de Sousa AMGV, Chagas AR, de Lima AAC. Validade do diagnóstico clínico de candidíase vulvovaginal. HU Revista. 2009;35:11-8.
25. Brasil. Ministério da Saúde. Secretaria de Vigilância em Saúde. Programa Nacional de DST e Aids. Manual de controle das doenças sexualmente transmissíveis. DST. Série Manuais, n. 68. 4. ed. Brasília, DF, 2006.
26. Fidel PL Jr, Cutright J, Steele C. Effects of reproductive hormones on experimental vaginal candidiasis. Infect Immun. 2000;68(2):651-7.
27. Bankar SM, Powar RM, Patil SA, Kalthur SG. Prevalence of non-albican Candida infection in Maharashtrian women with leucorrhea. Ann Trop Med Public Health. 2012;5(2):119-23.
28. Simões JA, Giraldo PC, Ribeiro Filho AD. Epidemiologia e fatores predisponentes na instalação e recidiva do corrimento vaginal. Femina. 1995;23 (5):409-13.
29. Holanda AAR, Fernandes ACS, Bezerra CM, Ferreira MAF, Holanda MRR, Holanda JCP, et al. Candidíase vulvovaginal: sintomatologia, fatores de risco e colonização anal concomitante. Rev Bras Ginecol Obstet. 2007;29(1):3-9.
30. Nardin ME, Morano S, Ahumada C, Volta G, Fernandes S, Mendes E. Prevalencia de la candidiasis vulvovaginal y su relación con algunos factores de riesco. Rev Argent Microbiol. 2000;13-9.
31. Xu J, Sobel JD. Candida vulvovaginitis in pregnancy. Curr Infect Dis Rep. 2004;6(6):445-9.
32. Bombardelli MF, Martins ET, Svidzinski TIE. Candidíase vulvovaginal na gravidez. Femina. 2007;35(10):651-5.
33. De Leon EM, Jacober SJ, Sobel JD, Foxman B. Prevalence and risk factors for vaginal Candida colonization in women with type 1 and type 2 diabetes. BMC Infectious Diseases. 2002. Disponível em: http://bmcinfectdis.biomedcentral.com/articles/10.1186/1471-2334-2-1
34. Bohannon NJV. Treatment of vulvovaginal candidiasis in patients with diabetes. Diabetes Care. 1998;21(3):451-6.
35. Val ICC, Almeida Filho GL. Abordagem atual da candidíase vulvovaginal. DST. J Bras Doenças Sex Transm. 2001;13(4):3-5.
36. Linhares I, Giraldo P. Candidíase vulvovaginal recorrente: fisiopatogênese, diagnóstico e tratamento. Rev Med Campinas. 2005;14(4):373-8.
37. Witkin SS. Transient local immunosuppression in recurrent vaginitis. Immunol Today. 1987;8:360-3.
38. Val ICC, Almeida Filho GL. Abordagem atual da candidíase vulvovaginal. DST. J Bras Doenças Sex Transm. 2001;13:3-5.

CAPÍTULO 4 ▪ CANDIDÍASE VULVOVAGINAL

39. Patel DA, Gillespie B, Sobel JD, Leaman D, Nyirjesy P, Weitz MV, et al. Risk factors for recurrent vulvovaginal candidiasis in women receiving maintenance antifungal therapy: results of a prospective cohort study. Am J Obstet Gynecol. 2005;190(3):644-53.

40. Holanda AAR, Fernandes ACS, Bezerra CM, Milan EP. Candidíase vulvovaginal: uma revisão de literatura. Femina. 2005;33(5):347-51.

41. Ringdahl EN. Treatment of recurrent vulvovaginal candidiasis. Am Fam Physician. 2000;61(11):3306-12.

42. Reed BD, Slattery ML, French TK. The association between dietary intake and reported history of Candida vulvovaginitis. J Fam Pract. 1989;29(5):509-15.

43. Horowitz BJ, Edelstein SW, Lippman L. Sugar chromatography studies in recurrent Candida vulvovaginitis. J Reprod Med. 1984;29:441-3.

44. Lunel FMV, Meis JF, Voss A. Nosocomial fungal infections: candidemia. Diagnostic Microbiology and Infectious Disease. 1999;34(3):213-20.

45. Paschoal V. Nutrição clínica funcional: dos princípios à prática. São Paulo: VP, 2007.

46. Chaitow L. Candidíase recorrente. Tratamento anticândida à base de suplementos e alimentação. KN Books, 2014.

47. Pinto GM. Deficiência de ferro: resistência ou suscetibilidade a infecções? Rev Med Minas Gerais. 2008;18 (3):191-6.

48. Legrand D, Elass E, Carpentier M, Mazurier J. Interactions of lactoferrin with cells involved in immune function. Biochem Cell Biol. 2006;84:282-90.

49. Sarni ROS, Fabíola IS, Souza FIS, Cocco RR, Mallozi MC, Solé D. Micronutrientes e sistema imunológico. Rev Bras Alerg Imunopatol. 2010;33(1):8-13.

50. Ibs KH, Rink L. Zinc-altered immune function. J Nutr. 2003;133(5 suppl. 1):1452S-6S.

51. Sena KC, Pedrosa LF. Zinc supplementation and its effects on growth, immune system, and diabetes. Rev Nutr Campinas. 2005;18:251-9.

52. Male D, Brostoff J, Roth DB, Roitt IM. Imunologia. 8. ed. Elsevier, 2014.

53. Boyne R, Arthur JR. The response of selenium deficient mice to Candida albicans infection. J Nutr. 1986;116:816-22.

54. De Souza WA, Da Costa VBOM. Vitamin A deficiency in Brazil: an overview. Rev Panam Salud Publica. 2002;12:173-9.

55. Yamaguchi H. Mycelial development and chemical alteration of Candida albicans from biotin insufficiency. Sabouraudia. 1974;12(3):320-8.

56. Martinez RCR, Franceschini SA, Patta MC, Quintana SM, Candido RC, Ferreira JC, et al. Improved treatment of vulvovaginal candidiasis with fluconazole plus probiotic Lactobacillus rhamnosus GR-1 and Lactobacillus reuteri RC-14. Letters in Applied Microbiology. 2009;48(3):269-74.

57. Reid G, Charbonneau D, Erb J, Kochanowski B, Beuerman D, Poehner R, et al. Oral use of Lactobacillus rhamnosus GR-1 and L. fermentum RC-14 significantly alters vaginal flora: randomized, placebo-controlled trial in 64 healthy women. FEMS Immun Med Microbiol. 2003;35:131-4.

58. Hilton E, Isenberg HD, Alperstein P. Ingestion of yogurt containing Lactobacillus acidophilus as prophylaxis for candidal vaginitis. Ann Intern Med. 1992;116: 353-7.

59. Martinez RCR, Seney SL, Summers KL, Nomizo A, De Martinis AECP, Reid G. Effect of Lactobacillus rhamnosus GR-1 and Lactobacillus reuteri RC-14 on the ability of Candida albicans to infect cells and induce inflammation. Microbiology and Immunology. 2009;53(9):487-95.

60. Köhler GA, Assefa S, Reid G. Probiotic interference of Lactobacillus rhamnosus GR-1 and Lactobacillus reuteri RC-14 with the opportunistic fungal pathogen Candida albicans. Infectious

Diseases in Obstetrics and Gynecology. 2012;636474:14. Disponível em: http://dx.doi.org/10.1155/2012/636474.

61. Saad SMI. Probióticos e prebióticos: o estado da arte. Rev Bras Cienc Farm. 2006;42:1-16.

62. Gibson GR, Probert HM, Loo JV, Rastall RA, Roberfroid MB. Dietary modulation of the human colonic microbiota: updating the concept of prebiotics. Nutr Res Rev. 2004;17(2):259-75.

63. Denipote FG, Trindade EBSM, Burini RC. Probióticos e prebióticos na atenção primária ao câncer de cólon. Arq Gastroenterol. 2010;47(1):93-8.

64. Enig MG. Coconuts: in support of good health in the 21st century. Am J of Clinical Nutr. 2001;59:841-6.

65. Ogbolu DO, Oni AA, Daini AO, Oloko AP. In vitro antimicrobial properties of coconut oil on Candida species in Ibadan, Nigeria. Journal Med Food. 2007;2:384-7.

66. Bergsson G, Arnfinnsson J, Steingrímsson Ó, Thormar H. In vitro killing of Candida albicans by fatty acids and monoglycerides. Antimicrobial Agents and Chemotherapy. 2001;45(11):3209-12.

67. Badke MR, Budó MLD, Silva FM, Ressel LB. Plantas medicinais: o saber sustentado na prática do cotidiano popular. Esc Anna Nery. 2011;15(1):132-9.

68. Feitosa CM, Freitas RM, Luz NNN, Bezerra MZB, Trevisan MTS. Acetylcholinesterase inhibition by somes promising Brazilian medicinal plants. Braz J Biol. 2011;71(3):783-9.

69. Ankri S, Mirelman D. Antimicrobial properties of allicin from garlic. Microbes Infect. 1999;2:125-9.

70. Yamada Y, Azuma K. Evaluation of the in vitro antifungal activity of allicin, Antimicrob. Agents Chemother. 1997;11:743-9.

71. Low CF, Chong PP, Yong PVC, Lim CSY, Ahmad Z, Othman F. Inhibition of hypha formation and SIR2 expression in Candida albicans treated with fresh Allium sativum (garlic) extract. J Appl Microbiol. 2008;105:2169-77.

72. Lemar KM, Passa O, Aon MA, Cortassa S, Muller CT, Plummer S, et al. Allyl alcohol and garlic (Allium sativum) extract produce oxidative stress in Candida albicans. Microbiology. 2005;151:3257-65.

73. Ankri S, Mirelman D. Antimicrobial properties of allicin from garlic. Microbes and Infection. 1999;2:125-9.

74. Fonseca GM, Passos TC, Ninahuaman MFML, Caroci AS, Costa LS. Avaliação da atividade antimicrobiana do alho (Allium sativum Liliaceae) e de seu extrato aquoso. Rev Bras Plantas Med. 2014;16(3):679-84.

75. Ota CCC, da Silva DVG, Jacon KC, Baura V, Nunes S. Avaliação da atividade antimicrobiana e anti-inflamatória do extrato hidroalcoólico do allium sativum (alho). Tuiuti: Ciência e Cultura. 2010;43:37-49.

76. Rodrigues MM, dos Santos SSF, Claro CAA, Scherma AP. Avaliação in vitro da atividade antifúngica do Allium sativum sobre cepas de Candida albicans isoladas de cavidade bucal. Revista Periodontia. 2009;9(2):124-32.

77. Lemar KM, Turner MP, Lloyd D. Garlic (Allium sativum) as an anti-Candida agent: a comparison of the efficacy of fresh garlic and freeze-dried extracts. Journal of Applied Microbiology. 2002;93:398-405.

78. Abrantes MR, Lima EO, Medeiros MAP, Menezes CP, Guerra FQS, Milan EP. Atividade antifúngica de óleos essenciais sobre leveduras Candida não albicans. Rev Bras Farm. 2013;94:227-33.

79. Ahmad A, Khan A, Akhtar F, Yousuf S, Xess I, Khan LA, et al. Fungicidal activity of thymol and carvacrol by disrupting ergosterol biosynthesis and membrane integrity against Candida. Eur J Clin Microbiol Infect Dis. 2011;30: 41-50.

80. Skandamis PN, Coote PJ, Nychas GJ. A study of the minimum inhibitory concentration and mode of action of oregano essential oil, thymol and carvacrol. J Appl Microbiol. 2001;91(3):453-62.

81. Aligiannis N, Kalpoutzakis E, Mitaku S, Chinou IB. Composition and antimicrobial activity of the essential oils of two Origanum species. J Agric Food Chem. 2001;49(9):4168-70.

82. Oratto A, Machado ALM, Delarmelina C, Figueira GM, Duarte MCT, Rehder VLG. Composition and antimicrobial activity of essential oils from aromatic plants used in Brazil. Braz J Microbiol. 2004;35(4):275-80.

83. Arcila-Lozano CC, Loarca-Piña G, Lecona-Uribe S, González EM. El orégano: propiedades, composición y actividad biológica de sus componentes. ALAN. 2014;54(1):100-11.

84. Manohar V, Ingram C, Gray J, Talpur NA, Echard BW, Bagchi D, et al. Antifungal activities of origanum oil against Candida albicans. Mol Cell Biochem. 2001;228(1-2):111-7.

85. Chami F, Chami N, Bennis S, Trouillas J, Remmal A. Evaluation of carvacrol and eugenol as prophylaxis and treatment of vaginal candidiasis in an immunosuppressed rat model. Journal of Antimicrobial Chemotherapy. 2004;54: 909-14.

86. De Vasconcelos LC, Sampaio FC, Albuquerque AJR, Vasconcelos LCS. Cell viability of Candida albicans against the antifungal activity of thymol. Brazilian Dental Journal. 2014;25(4):277-81.

87. Almeida LFD, Cavalcanti YW, Viana WP, Lima EO. Screening da atividade antifúngica de óleos essenciais sobre Candida albicans. Rev Bras Ciências Saude. 2011;14:51-6.

88. Barbaro NR, Stelato MM. Atividade anti-Candida de óleos essenciais de plantas utilizadas na culinária. Anais do XIV Encontro de Iniciação Científica da PUC Campinas. 2009. Disponível em: http://74.125.155.132/scholar?q=cache:EpDV3OlvwRsJ:scholar.google.com/&hl=pt-BR&as_sdt=2000

89. Omran SM, Esmailzadeh S. Comparison of anti-Candida activity of thyme, pennyroyal, and lemon essential oils versus antifungal drugs against Candida species. J Microbiol. 2009;2:53-60.

90. Giordani R, Regli P, Kaloustian J, Portugal H. Potentiation of antifungal activity of amphotericin B by essential oil from Cinnamomum cassia. Phytother Res. 2006;20(1):58-61.

91. Panizzi L, Flamini G, Cioni PL, Morelli I. Composition and antimicrobial properties of essential oils of four Mediterranean Lamiaceae. J Ethnopharmacol. 1993;39(3):167-70.

92. Gauch LMR, Pedrosa SS, Esteves RA, Silveira-Gomes F, Gurgel ESC, Arruda AC, et al. Antifungal activity of Rosmarinus officinalis Linn. essential oil against Candida albicans, Candida dubliniensis, Candida parapsilosis and Candida krusei. Rev Pan-Amaz Saude. 2014;5(1):61-6.

93. Freire ICM, Gouveia CL, Figueiredo RDA, Leite MLAS, Cavalcanti YW, Almeida LFD, et al. Atividade antifúngica do óleo essencial de Rosmarinus officinalis sobre a cinética do crescimento de Candida albicans e Candida tropicalis. Rev Bras de Ciências da Saúde. 2012;16(3):343-6.

94. Veiga Junior VF. Estudo do consumo de plantas medicinais na região centro- norte do estado do Rio de Janeiro: aceitação pelos profissionais de saúde e modo de uso pela população. Revista Brasileira de Farmacognosia. 2008;18: 308-13.

95. Da Cruz SGF, Braga RMC, de Santana DP. Lapachol–química, farmacologia e métodos de dosagem. Rev Bras Farm. 2003;84(1):9-16.

96. Guiraud P, Steiman R, Campos-Takaki GM, Seigle-Murandi F, Buochberg MS. Comparison of antibacterial and antifungal activities of lapachol and β-lapachone. Planta Medica. 1994;60:373-4.

97. Nagata K, Hirai KI, Koyama J, Wada Y, Tamura T. Antimicrobial activity of novel furanonaphthoquinone analogs. Antimicrob Agents Chemother. 1998;42(3):700-2.

98. Portillo A, Vila R, Freixa B, Adzet T, Canigueral S. Antifungal activity of Paraguayan plants used in traditional medicine. J. Ethnopharmacology. 2001;73(1):93-8.

99. Cox SD, Mann CM, Markham JL, Bell HC, Gustafson JE, Warmington JR, et al. The mode of antimicrobial action of the essential oil of Melaleuca alternifolia (tea tree oil). J Appl Microbiol. 2000;88(1):170-5.
100. Ergin A, Arikan S. Comparison of microdilution and disc diffusion methods in assessing the in vitro activity of fluconazole and Melaleuca alternifolia (tea tree) oil against vaginal Candida isolates. J Chemother. 2002;14(5):465-72.
101. Nenoff P, Haustein UF, Brandt W. Antifungal activity of the essential oil of Melaleuca alternifolia (tea tree oil) against pathogenic fungi in vitro. Skin Pharmacol. 1996;9(6):388-94.
102. Hammer KA, Carson CF, Riley TV. In-vitro activity of essential oils, in particular Melaleuca alternifolia (tea tree) oil and tea tree oil products against Candida spp. J Antimicrob Chemother. 1998;42(5):591-5.
103. Carson CF, Riley TV. Antimicrobial activity of the major components of the essential oil of Melaleuca alterfolia. J Appl Bacteriol. 1995;78:264-9.
104. Bauer R, Wagner H. Echinacea species as potential immunostimulatory drugs. Economic and Medicinal Plant Research. 1991;5:243-321.
105. Bauer VR, Jurcic K, Puhlmann J, Wagner H. Immunologic in vivo and in vitro studies on Echinacea extracts. Arzneimittel-forschung. 1988;38(2):276-81.
106. Morazzoni P, Cristoni A, Di Pierro F, Avanzini C, Ravarino D, Stornello S, et al. In vitro and in vivo immune stimulating effects of a newstandardized Echinacea angustifolia root extract (Polinacea). Fitoterapia. 2005;76(5):401-11.
107. Fitoterapia magistral – Um guia prático para a manipulação de fitoterápicos. São Paulo: Anfarmag, 2005.

CAPÍTULO 5

SÍNDROME DO OVÁRIO POLICÍSTICO

Bruna Ferreira Antunes

A síndrome do ovário policístico (SOP) é um distúrbio endócrino feminino, muito comum na idade reprodutiva[1], caracterizado por oligovulação ou anovulação, sinais clínicos ou bioquímicos de hiperandrogenismo e anormalidades na morfologia ou no tamanho dos ovários[2].

As alterações clínicas e metabólicas da SOP estão relacionadas principalmente ao hiperandrogenismo[3] e à resistência insulínica[4,5], o que acarreta o surgimento de alguns sintomas, como hirsutismo, acne, alopecia, irregularidade menstrual e obesidade.

Essa síndrome acomete mulheres em idade fértil, sem predileção por raças, mas os sinais e sintomas podem diferir nas variadas etnias. Sua prevalência varia de 4% a 10%, dependendo do critério diagnóstico utilizado[2,6]. Ao utilizar os critérios de Rotterdam, a prevalência é até cinco vezes maior do que quando definida pelos critérios do National Institutes of Health (NIH)[7].

Os fatores que levam ao desenvolvimento da SOP ainda não são totalmente conhecidos[8], mas sabe-se que tem origem genética, pois irmãs ou filhas de portadoras têm 50% de chance de desenvolvê-la. Acredita-se que exista desordem multigênica complexa, incluindo anormalidades no eixo hipotálamo-hipofisário, esteroidogênese e resistência insulínica[1].

DIAGNÓSTICO DA SÍNDROME DO OVÁRIO POLICÍSTICO

O diagnóstico clínico da SOP é baseado em critérios diagnósticos segundo três consensos (Tabela 5.1). A primeira definição foi elaborada pelo NIH (Consenso do NIH) em 1990, tendo se observado que a SOP seria consequente a um quadro de disfunção menstrual crônica hiperandrogênica (clínica e/ou laboratorial). Em 2003, a European Society of Human Reproduction and Embryology/American Society for Reproductive Medicine elaboraram o Consenso de Rotterdam, que considera que a SOP ocorre em virtude da produção aumentada de andrógenos pelo ovário, havendo a presença de dois dos três critérios seguintes: oligo e/ou anovulação, evidências clínicas ou laboratoriais de hiperandrogenismo e presença de ovários policísticos à ultrassonografia, ou seja, no Consenso de Rotterdam a morfologia ovariana policística à ultrassonografia é colocada como um dos critérios isolados para o diagnóstico da síndrome.

Tabela 5.1. Critérios diagnósticos para a SOP[9]

NIH (1990)	Rotterdam (2003)	AE-PCOS Society (2006)
Presença de dois critérios	Presença de dois dos três critérios	Presença de dois critérios
Disfunção menstrual	Disfunção menstrual	Disfunção menstrual e/ou ovários policísticos
Hiperandrogenemia (clínico) e/ou hiperandrogenismo (laboratorial)	Hiperandrogenemia (clínico) e/ou hiperandrogenismo (laboratorial)	Hiperandrogenemia (clínico) e/ou hiperandrogenismo (laboratorial)
	Ovários policísticos	

Posteriormente, em 2006, a Sociedade para o Estudo de Excesso de Androgênios definiu o AE-PCOS 2006, em que o excesso androgênico (clínico e/ou laboratorial) deve estar obrigatoriamente presente. Na realidade, esses dois Consensos não substituem o Consenso do NIH com seu fenótipo clássico, mas sim expandem o número de fenótipos possível para a síndrome, sendo seis de acordo com os critérios do Consenso do NIH, dez do Consenso de Rotterdam e nove pelo AE-PCOS – 2006[9].

Como o diagnóstico é de exclusão, torna-se importante avaliar a presença de desordens com similar apresentação clínica, como hiperplasia adrenal congênita, síndrome de Cushing, tumores secretores de androgênios, disfunção tireoidiana e hiperprolactinemia[10,11].

FISIOPATOLOGIA DA SÍNDROME DO OVÁRIO POLICÍSTICO

A SOP tem sido considerada uma desordem complexa, com interação de variantes genéticas e fatores ambientais que poderiam interagir, combinar e contribuir para a fisiopatologia. Alterações na liberação das gonadotrofinas[12], aumento na produção androgênica pelos ovários e adrenais[13], assim como a presença de resistência à insulina, são peças-chave na engrenagem que leva às manifestações clínicas dessa doença[14].

Alterações hormonais

As características clínicas da SOP refletem um desarranjo da função ovariana[15], exibindo um aumento das concentrações séricas de hormônio luteinizante (LH), níveis baixos de hormônio folículo-estimulante (FSH) e aumento da relação LH/FSH. A diminuição dos níveis de FSH resulta do aumento da frequência dos pulsos de hormônio liberador das gonadotrofinas (GnRH) e da elevação crônica da estrona (aromatização periférica da androstenediona), que respondem com o incremento da atividade das células da teca em converter colesterol em andrógenos[16], aumentando muitas vezes os níveis desses hormônios circulantes, principalmente os de testosterona e androstenediona. Esse incremento da testosterona ocorre também como resultado do hiperestímulo do LH, amplificado pela insulina.

Os andrógenos acabam por ser convertidos em estrógenos nas células da granulosa ou nos tecidos periféricos e os níveis estrogênicos se mantêm constantes, promovendo um *feedback* negativo na hipófise e diminuindo a liberação de FSH[17,18]. O resultado é uma maturação não completa dos folículos e alterações dos ciclos menstruais, ocasionando irregularidades, hiperplasia de endométrio e, como complicação, aumento do risco de tumor de endométrio. Além disso, a diminuição da atividade da enzima aromatase pelas células da granulosa leva à redução da conversão de andrógenos em estrógenos e, consequentemente, à elevação sérica de andrógenos ou à manutenção dos níveis séricos desses hormônios elevados.

Esteroidogênese anormal

A maioria dos autores considera que a esteroidogênese anormal, de origem ovariana ou adrenal, seja a desordem primária da SOP. Altas concentrações de testosterona circulante ocorrem em 60% a 80% das mulheres com SOP e de desidroepiandrosterona (DHEA) em 20% a 25% .[7,19], interferindo na maturação dos folículos e reduzindo a produção hepática de globulina ligadora de hormônios sexuais.

Associado ao excesso de tais andrógenos, há, ainda, aumento na produção de estradiol pelas células granulosas ovarianas, elevando o risco de cânceres de endométrio e de mama[20].

PRINCIPAIS MANIFESTAÇÕES CLÍNICAS

A SOP é uma condição crônica que apresenta manifestações clínicas em todas as idades, e não apenas nas mulheres em idade fértil (Tabela 5.2)[21].

Tabela 5.2. Manifestações clínicas da SOP em diferentes idades[22]

Intrauterina	Criança (peripuberal)	Adolescente e adulto (idade fértil)	Adulto (pós-menopausa)
Retardo no crescimento intrauterino	Exagerada adrenarca Menarca prematura ↑ andrógenos ↑ insulina Hiperandrogenismo funcional ovariano – hirsutismo	Oligomenorreia (85% a 90%) ou amenorreia (30% a 40%), hirsutismo (92%), acne, seborreia, alopecia, resistência à insulina (70%), síndrome metabólica (30% a 40%), obesidade (30% a 40%), *acantose nigricans*, infertilidade (75%) Controverso: bulimia, ansiedade e anorexia nervosa	Síndrome metabólica Doença cardiovascular, diabetes tipo 2, obesidade, hiperplasia de endométrio, câncer do endométrio

Hirsutismo

O hirsutismo é definido como crescimento excessivo de pelos terminais em áreas andrógeno-dependentes das mulheres. É um dos critérios clínicos mais utilizados para diagnosticar o excesso de andrógeno, sendo observado em 50% a 80% das pacientes que apresentam hiperandrogenismo[23]. A escala Ferriman-Gallwey é utilizada para diagnóstico do hirsutismo, considerado presente quando o escore é ≥ 8 (Sociedade Brasileira de Endocrinologia e Metabologia). Não há correlação do escore com os níveis de andrógenos, uma vez que a resposta da unidade pilossebácea aos andrógenos varia consideravelmente[24].

A formação dos folículos pilosos ocorre durante o desenvolvimento fetal e sua concentração reflete as diferenças étnicas[20]. A velocidade de crescimento do pelo varia de acordo com diferenças genéticas na atividade da enzima 5-alfarredutase, que converte a testosterona em di-hidrotestosterona (DHT), que é o metabólito mais potente. Existem duas isoenzimas da 5-alfarredutase tipo 1, presente nas glândulas sebáceas e na pele da região pubiana, e tipo 2, encontrada nos folículos pilosos, região genital e couro cabeludo. A diferença de atividade entre ambas determina a variação de apresentações clínicas nas mulheres com hiperandrogenismo.

Está estabelecido que mulheres com hirsutismo possuem atividade aumentada da 5-alfarredutase nos folículos pilosos. A atividade dessa enzima é estimulada tanto pelo hiperandrogenismo quanto pelo fator de crescimento *insulina-like* e pela própria insulina[25]. Testosterona e DHT determinam alterações no pelo e em seu ciclo. Transformam o pelo *vellus* em terminal, mais espessos e pigmentados, nas áreas andrógeno-sensíveis (face, pescoço, tórax e região pubiana), após meses ou anos de exposição, sendo irreversível[23,24]. Os andrógenos prolongam a fase anágena nos folículos do corpo e a reduzem em algumas áreas do couro cabeludo[23]. Para diferenciar hirsutismo de hipertricose, na mulher, é necessário determinar o tipo de pelo em excesso e sua distribuição. A hipertricose é o excesso de pelos por todo o corpo, embora seja considerada também um aumento de pelos *vellus* em áreas não dependentes dos andrógenos, como antebraços e panturrilhas. O excesso de pelos isoladamente não reflete hiperandrogenismo, podendo estar associado a fatores hereditários, medicações, desordens metabólicas ou

irritação física da pele[24]. No hirsutismo, há aumento de pelos terminais nas áreas andrógeno-
-dependentes.

Acne

A acne é uma desordem da unidade pilossebácea, com lesões na face, pescoço, dorso e
região peitoral. A importância dos andrógenos na etiopatogenia da acne é bem documentada.
No entanto, como na acne vulgar os níveis de andrógenos costumam ser normais, acredita-se
que a conversão local esteja aumentada por maior sensibilidade dos receptores para andrógenos nos pacientes com acne em relação à população normal, talvez representando o fator
mais importante no desencadeamento da doença[26,27]. Os andrógenos causam não apenas o
aumento da glândula sebácea e da produção de sebo, mas também descamação anormal das
células do epitélio folicular.

Tais fatores determinam a formação dos comedões e, em combinação com a colonização do
folículo pelo *Propionibacterium acnes*, resultam em inflamação e surgimento progressivo de pápu-
las, pústulas, nódulos, cistos e cicatrizes[20]. Inúmeros estudos tentam correlacionar a apresentação
clínica da acne com marcadores de hiperandrogenismo. Embora alguns tenham demonstrado
correlação entre acne e níveis elevados de sulfato de desidroepiandrosterona (SDHEA), DHT,
androstenediona, testosterona e do IFG, outros não comprovaram esse achado[26,27].

Alopecia androgênica

A alopecia androgenética na mulher é caracterizada pela perda de cabelo na região central
do couro cabeludo, com repercussão psicossocial importante. Na presença de andrógenos,
níveis elevados de 5-alfarredutase, maior concentração de receptores androgênicos e níveis
mais baixos da enzima citocromo p450, a fase anágena é encurtada e os folículos terminais sofrem miniaturização, transformando-se em pelos[23]. As alterações podem ocorrer de maneira
difusa, mas geralmente são mais evidentes nas regiões frontais e parietais.

O diagnóstico deve excluir outras causas de perda de cabelo na mulher, como eflúvio teló-
geno, alopecia areata, síndrome de perda anágena e tricotilomania[26,27]. A maioria das pacientes com alopecia androgenética tem função endócrina normal. Dessa forma, são importantes
a anamnese e o exame físico na busca de outros sinais de hiperandrogenismo[28].

Disfunção menstrual

As alterações menstruais ocorrem em 70% dos casos, com intervalos menstruais superiores a 31 dias (oligo/amenorreia) e menstruações mais duradouras e de maior intensidade[29].

Especula-se que a irregularidade menstrual poderia constituir-se em um marcador para o
desenvolvimento de fatores de risco cardiovasculares, conforme observado em estudos prospectivos, como o *Nurses' Health Study* I e II, em que se demonstrou relação entre a irregularidade do ciclo menstrual, indicativo da ocorrência da SOP na idade reprodutiva, e aumento do
risco de desenvolver doenças cardiovasculares em mulheres na pós-menopausa[30].

Infertilidade

A SOP é considerada a causa mais comum de infertilidade por anovulação[31]. Nas mulheres
com SOP, a resposta à indução da ovulação nem sempre é adequada, variando de baixa resposta à hiperestimulação ovariana. Por se tratar de uma causa frequente de infertilidade em nossa

população, torna-se necessária a avaliação de opções terapêuticas que possibilitem modular essa resposta ovariana, o que continua sendo um desafio aos médicos e pesquisadores.

A perda de peso pode restaurar as alterações hormonais associadas à SOP, com aumento das concentrações plasmáticas de globulina ligadora de hormônios sexuais (SHBG) e diminuição dos níveis séricos de insulina e androgênios[32,33]. Perdas de peso de 5% a 10% podem ser suficientes para restabelecer a função ovariana e melhorar a resposta à indução da ovulação[32]. Assim, modificação no estilo de vida, com dieta e exercícios físicos, deve ser considerada a primeira opção terapêutica para mulheres com SOP e obesidade com o intuito de restabelecer a ovulação e favorecer a gravidez[34].

A metformina tem sido um dos fármacos mais amplamente utilizados no tratamento de mulheres com SOP, com resultados favoráveis na melhora das taxas de ovulação. A cirurgia laparoscópica ovariana é uma alternativa terapêutica à indução com gonadotrofinas para mulheres com SOP[31].

Hiperandrogenismo

Bioquimicamente, a maioria das pacientes com SOP evidencia hiperandrogenemia, que pode representar um marcador hereditário de excesso androgênico[35].

Há correlação positiva entre os níveis basais de insulina e de andrógenos[36]. A intensidade dos sintomas de hiperandrogenemia está relacionada ao nível de insulinemia[37]. Embora, em alguns casos, a hiperandrogenemia possa agravar a resistência à insulina, ela não é determinante dessa resistência na SOP; pois o distúrbio na ação da insulina precede a hiperandrogenemia[38,39].

Apesar das limitações, a dosagem de testosterona livre é um dos métodos mais sensíveis para estabelecer a existência de hiperandrogenemia[40]. Alguns pacientes com SOP podem apresentar aumento isolado do sulfato de dehidroepiandrosterona (SDHEA).

Obesidade

Apenas 10% a 30% das mulheres com SOP são magras[41]. Sabe-se que a conversão de andrógenos em estrona é mais intensa de acordo com o peso corporal, o que, de alguma forma, favorece a instalação do quadro hormonal que leva à SOP[42]. Outras situações comuns à obesidade são diminuição da produção hepática de globulina ligadora de hormônios sexuais (SHBG) e resistência à insulina, essa última mais pronunciada em obesas com a doença do que em mulheres magras também portadoras de SOP.

O hiperinsulinismo decorrente da resistência à insulina, por si só, já é um fator que contribui para o aumento dos depósitos adiposos e diminuição da lipólise[43]. Além disso, mulheres com SOP têm menos concentração de colecistoquinina pós-prandial, reduzindo a saciedade. Essa alteração na regulação do apetite estaria associada ao aumento nos níveis de testosterona[44].

Reeducação alimentar e atividade física regular para mulheres com SOP têm como objetivo principal prevenir complicações a longo prazo, como *diabetes mellitus* tipo 2, hipertensão e doenças cardiovasculares[34].

Resistência à insulina

A resistência insulínica e a hiperinsulinemia compensatória permanecem como os elementos mais importantes na etiopatogenia da SOP[45] e tais fatores fazem a SOP ser vista como uma doença de caráter metabólico com importantes repercussões a longo prazo, maior probabilidade de desenvolvimento de *diabetes mellitus*, síndrome metabólica e doença cardiovascular, associadas a maior risco de desenvolvimento de doença coronariana nessas mulheres[46,47].

Conforme demonstrado na Figura 5.1, o excesso de insulina aumenta a produção de andrógenos nos ovários e dos fatores de crescimento insulínico IGF-I e IGF-2 no fígado[48,49], além de estimular o citocromo P450c17α, que eleva a produção androgênica ovariana e a adrenal. O efeito direto da insulina e do IGF-I é o aumento de atividade da 17-hidroxilase nos ovários, principalmente da A e da T e de seu precursor, a 17-hidroxiprogesterona (17-OHP)[50]. O IGF-I inibe a enzima aromatase, impedindo, assim, a conversão da T em estrógenos. Indiretamente, a insulina parece potencializar a ação do LH nos ovários[51].

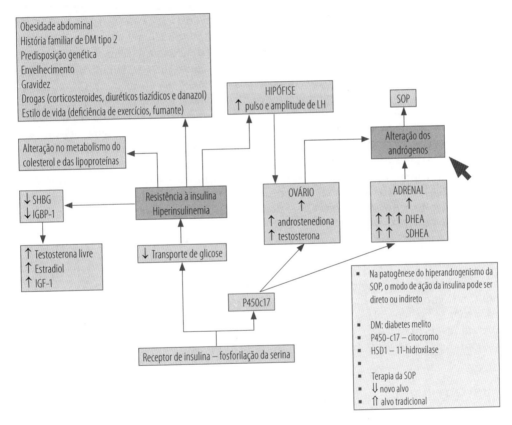

Figura 5.1. Resistência periférica à insulina e SOP. Adaptada de Kidson, 1998[48].

Acantose nigricans

A acantose nigricans é caracterizada por placas acastanhadas e aveludadas com acentuação dos sulcos da pele. É mais comumente observada no pescoço e em áreas intertriginosas, como axilas, virilhas e região inframamária. É relatada em 5% das pacientes com SOP[20]. A ligação excessiva da insulina sérica aos receptores de IGF-1 nos tecidos periféricos determina a proliferação de queratinócitos e fibroblastos, sendo a acantose nigricans uma manifestação cutânea não somente da obesidade, mas também do quadro de hiperinsulinemia.

Síndrome metabólica

A prevalência de síndrome metabólica nas pacientes com SOP varia de 33% a 43%, cerca de duas vezes maior que a observada em mulheres da população geral, pareadas para idade e índice de massa corpórea (IMC)[52,53]. O Consenso de Rotterdam sugere realizar rastreamento para síndrome metabólica em todas as mulheres com SOP e portadoras de obesidade.

Nesse consenso, a síndrome metabólica foi definida como a presença de pelo menos três dos seguintes critérios: obesidade abdominal (circunferência da cintura maior que 88 cm), níveis séricos de triglicérides maiores que 150 mg/dL, HDL colesterol menor que 50 mg/dL, níveis pressóricos superiores a 130/85 mmHg e glicemia de jejum entre 100 e 126 mg/dL e/ou glicemia no teste de tolerância oral à glicose entre 140 e 199 mg/dL[54].

Em estudo realizado por Ehrmann *et al,* foram avaliadas 368 pacientes não diabéticas com SOP, das quais 80% apresentavam aumento da relação cintura-quadril (> 88 cm), 66% de diminuição dos níveis de HDL-c (< 50 mg/dL), 32% de incremento dos níveis de triglicérides (≥ 150 mg/dL), 21% de hipertensão arterial (≥ 130/85 mmHg) e 5% de aumento da glicemia de jejum (≥ 110 mg/dL)[52].

Enfatiza-se a autonomia da SOP como fator de risco vascular, sobretudo em relação a diabetes tipo 2, hipertensão arterial e dislipidemia, independentemente do IMC[55]. A dislipidemia é um distúrbio comum em mulheres com SOP, mas o foco nessas pacientes tem sido alterações relacionadas aos componentes da síndrome metabólica (triglicerídeos e HDL)[54]. O excesso de insulina leva a um aumento na produção de HMG-coA redutase, elevando a síntese de colesterol, e também da acetil-coA (aumentando os triglicerídeos) e da retenção de sódio e IGF-1, podendo causar hipertensão arterial[56].

Esse aumento da pressão arterial também pode ocorrer pela diminuição da vasodilatação mediada por fluxo da artéria braquial. Tem sem observado que mulheres com SOP apresentam incremento da rigidez arterial e da espessura íntima-média da carótida, elevando o risco de acidente cardiovascular[57].

Outras complicações

O diabetes pode ser considerado um dos distúrbios mais importantes nas mulheres com SOP[7,20]. Como a SOP está associada a ciclos menstruais irregulares, pode haver dificuldade para engravidar, hiperplasia endometrial e carcinoma endometrial[20,42]. Essas pacientes apresentam maior prevalência de aborto, câncer de ovário e de mama, esteatose hepática não alcoólica, apneia do sono obstrutiva e sintomas de depressão[20,50].

EXAME CLÍNICO

Alguns parâmetros clínicos são fundamentais no acompanhamento de pacientes com SOP: ciclo menstrual (amenorreia ou oligomenorreia), couro cabeludo (alopecia e seborreia), presença de acne (facial, em colo e dorso), pelos em locais diferentes do padrão feminino (hirsutismo), acantose nigricans, avaliação antropométrica (peso, IMC, circunferência abdominal) e pressão arterial[1].

TRATAMENTO DA SÍNDROME DO OVÁRIO POLICÍSTICO

O tratamento da SOP visa reduzir os sinais de hiperandrogenismo, restaurar os ciclos ovulatórios regulares e controlar traços da síndrome metabólica. A escolha do tratamento dependerá da gravidade dos sintomas e dos objetivos específicos, considerando sempre as possíveis consequências em longo prazo. Alteração no estilo de vida é a abordagem mais efetiva, barata e sem efeitos colaterais. Consiste na prática de uma atividade física regular e dieta balanceada. A perda de apenas 2% a 7% do peso melhora praticamente todos os parâmetros da SOP, reduzindo os níveis de andrógenos e melhorando a função ovariana[59]. Tais efeitos se relacionam à redução nos níveis de insulina e à melhora da resistência insulínica[60].

A terapia medicamentosa de escolha tem sido anticoncepcionais orais e metformina para normalizar o ciclo menstrual, tratar o hirsutismo, a acne e a resistência insulínica, restaurar o ciclo ovulatório e reduzir as manifestações do hiperandrogenismo[61].

Exames importantes no controle da síndrome do ovário policístico

A principal característica para confirmar SOP é detectar o excesso de andrógenos por meio de exames laboratoriais, embora o consenso permita apenas evidências clínicas de hiperandrogenismo[24].

Dentre os andrógenos, a testosterona é o principal na avaliação do hirsutismo e da SOP. No entanto, a maioria dos métodos disponíveis não tem boa acurácia, portanto sua análise deve ser cautelosa[49]. A testosterona livre é o exame mais sensível para detectar hiperandrogenismo, pois a SHBG, que é a principal determinante da porção bioativa da testosterona plasmática (testosterona livre ou biodisponível), encontra-se reduzida nas pacientes com hiperandrogenismo. Esses exames devem ser realizados no início da manhã, entre o quarto e o décimo dia do ciclo menstrual (mulheres com ciclos regulares) ou em mulheres amenorreicas. Pacientes com sintomas consistente de SOP, mas com dosagem de testosterona sem alterações, devem repetir novamente o exame. Na maioria das vezes, a dosagem de outros andrógenos é pouco útil. No entanto, é necessário excluir outras condições relativamente comuns e que apresentem tratamento específico.

A relação LH/FSH não é mais recomendada na rotina para diagnóstico de SOP. No entanto, FSH é importante no diagnóstico de falência ovariana primária, quando os níveis se encontram elevados em relação ao LH e ao estrógeno[62]. Dentre outros exames laboratoriais, é importante lembrar das possíveis alterações metabólicas que podem estar relacionadas à SOP, uma vez que se associam à alta morbidade.

O teste de tolerância à glicose deve ser solicitado a mulheres obesas e com fatores de risco para diabetes tipo 2, como história familiar positiva[59]. A avaliação periódica do perfil lipídico é recomendada, assim como a função hepática deve ser avaliada quando há fatores de risco para esteatose hepática (doença hepática gordurosa não alcoólica)[52].

Em geral, os exames bioquímicos solicitados estão enumerados na Tabela 5.3.

Tabela 5.3. Exames bioquímicos de acompanhamento da SOP e rastreamento de risco metabólico[63,64]

Exames	Valores de referência*
Testosterona livre	Abaixo de 80 ng/dL
17-hidroxiprogesterona	Fase folicular: 0,2 a 1,8 ng/mL
	Fase lútea: 0,2 a 4,7 ng/mL
	Fase pós-menopausa: 0,2 a 1,7 ng/mL
Prolactina sérica	4,8 a 23,3 ng/mL
Glicemia de jejum	Abaixo de 100 mg/dL
TTOG	Abaixo de 140 mg/dL

Continua

Exames	Valores de referência*
DHEA-S	Entre 19 e 30 anos: 30 a 780 g/dL Entre 31 e 50 anos: 10 a 380 mcg/dL Pós-menopausa: 30 a 260 µg/dL
TSH	0,3 a 4,2 mU/L
HOMA IR	Resistência à insulina = IR > 2,71
Insulina de jejum	2 a 13 mU/L (IMC < 25)
Homocisteína	6 a 12 mmol/L
Proteína C reativa	< 0,5 mg/dL
ALT AST GGT	Até 31 U/L Até 31 U/L 8 a 41 U/L
Colesterol total HDL-c Triglicerídeos	< 200 mg/dL > 40 mg/dL < 150 mg/dL

* Podem variar de acordo com o método utilizado.

ALT: alanina aminotransferase; AST: aspartato aminotransferase; GGT: gamaglutamil transferase;

TTOG: teste de tolerância oral à glicose.

Importância da atividade física na síndrome do ovário policístico

Na atualidade, os objetivos do tratamento na SOP não se restringem à abordagem das repercussões reprodutivas, como infertilidade, anovulação e hirsutismo, sendo também direcionados para a promoção e prevenção da saúde cardiovascular. Nesse sentido, grande destaque tem sido dado às medidas não farmacológicas, especialmente orientação nutricional e prática regular de exercícios e/ou atividade física[65].

A prática regular de exercícios físicos tem sido recomendada como uma das estratégias de primeira linha no tratamento da obesidade, hiperandrogenismo e infertilidade das mulheres com SOP[66,67]. O exercício constitui-se num modulador positivo dos fatores de risco cardiovascular nessas mulheres[67], tornando-se sua prática elemento indispensável no planejamento terapêutico[42].

O exercício melhora a sensibilidade à insulina, diminui a hiperinsulinemia, aumenta a captação muscular de glicose, melhora o perfil lipídico e a hipertensão arterial, além de proporcionar sensação de bem-estar físico e psíquico decorrente, podendo contribuir para a perda de peso[68]. Não há aprofundamento acerca do tipo, intensidade, frequência, duração e progressão dessa prática em pacientes com SOP[69].

ABORDAGEM NUTRICIONAL FUNCIONAL NA SÍNDROME DO OVÁRIO POLICÍSTICO

O tratamento nutricional visa ao controle das principais anormalidades metabólicas envolvidas na patogênese da SOP - hipertensão arterial, dislipidemia, estados pró-trombótico e pró-inflamatório, obesidade, hiperinsulinemia e resistência à insulina[70].

A obesidade é uma característica comum na SOP[71], mas a obesidade central tem merecido atenção especial entre os fatores de risco da SOP, uma vez que a distribuição visceral de gordura está relacionada com a resistência à insulina[72,73] e ao risco cardiovascular[74].

Autores observaram melhora das características reprodutivas - ciclo menstrual, ovulação e fertilidade[75], metabólicas - resistência à insulina e fatores de risco para doença cardiovascular e *diabetes mellitus* tipo 2[76] e hormonais[77] após redução do peso de 5% ou mais[41]. Na SOP, as estratégias nutricionais para a redução do peso avaliam o efeito da dieta por meio de restrição calórica isolada[77] ou em associação a modificações na composição de nutrientes[78].

Uma dieta inflamatória rica em ácidos graxos saturados e carboidratos de alto índice glicêmico leva a diversos desequilíbrios no binômio fome-saciedade, que são antecedentes para hiperinsulinemia e resistência à insulina. Mulheres com SOP que realizaram esse tipo de dieta se tornaram obesas com mais facilidade[76].

A resistência à insulina é a principal característica de mulheres com SOP. O tratamento nutricional da resistência à insulina é de extrema importância, principalmente por ser ela o elemento central do desenvolvimento de várias doenças. É fundamental a utilização de nutrientes, compostos bioativos e fitoterápicos que ativem as cinases e as proteínas envolvidas na sinalização intracelular da insulina[79].

Índice glicêmico e carga glicêmica

O índice glicêmico classifica os alimentos de acordo com a sua resposta glicêmica comparada a um alimento-padrão (glicose ou pão) e avalia-a de acordo com a qualidade de carboidratos dos alimentos. Pode variar, dependendo da estrutura física do carboidrato, do seu conteúdo de fibra, de seu processamento e da presença de outros macronutrientes na refeição.

Os carboidratos de baixo índice glicêmico possuem importante função na melhora da sensibilidade à insulina e, consequentemente, redução do risco de desenvolvimento de diversas patologias. Além do índice glicêmico, a carga glicêmica do alimento e da refeição é de extrema importância na orientação nutricional para modulação da resposta glicêmica. A carga glicêmica representa o efeito da quantidade e qualidade do carboidrato por porção de alimento ingerido. É determinada pela seguinte fórmula: quantidade de carboidrato disponível na porção do alimento x índice glicêmico do alimento/100[79]. A Tabela 5.4 mostra a classificação dos alimentos de acordo com o índice glicêmico e a carga glicêmica.

Tabela 5.4. Valores para classificação dos alimentos de acordo com o índice glicêmico e a carga glicêmica[80]

Classificação	Índice glicêmico do alimento (%)	Índice glicêmico do alimento (g)	Carga glicêmica diária (g)
Baixo	≤ 55	≤ 10	< 80
Médio	56 a 69	11 a 19	–
Alto	≥ 70 ou mais	≥ 20	> 120

Cromo

O cromo é um mineral-traço essencial que participa ativamente do metabolismo de carboidratos, principalmente coatuando com a insulina, melhorando a tolerância à glicose[81]. Seus mecanismos de ação envolvem o aumento da ligação da insulina ao seu receptor, incremento do número de receptores para insulina, ativação da tirosina quinase dos receptores insulínicos, ativação da fosfatase fosfotirosina na membrana dos adipócitos e translocação do GLUT para membrana das células.

Em relação à sinalização intracelular da insulina, a função do cromo se dá pela ativação da cromodulina. O aumento da insulina circulante provoca maior mobilização do cromo pelas células-alvo. O cromo se liga à apocromodulina, tornando-se ativa sob a forma de cromodulina, que, por sua vez, liga-se ao sítio ativo no receptor insulínico, completando a ativação deste e amplificando o sinal da insulina[82]. Além disso, esse mineral parece inibir a enzima hepática hidroximetilglutaril-CoA-redutase, diminuindo a concentração plasmática de colesterol[83].

A Organização Mundial da Saúde (OMS) não estabelece um valor seguro exato para a ingestão de cromo, mas relata que dosagens de 125 a 200 µg/dia, além da dieta habitual, podem favorecer o controle glicêmico e melhorar o perfil lipídico[84]. As dosagens de cromo em suplementos nos estudos variam de 200 a 400 µg/dia nas formas de picolinato de cromo, nicotinato de cromo ou cromo glicina[79].

Vanádio

O vanádio tem sido explorado como sensibilizador da ação da insulina por possuir efeito *insulin-like*. Os mecanismos propostos demonstram a ativação da sinalização intracelular da insulina, estimulando a captação de glicose (diminuição da glicemia de jejum e da hemoglobina glicosilada (HbA1c), a ativação dos receptores de insulina pela fosforilação da tirosina quinase e o aumento das proteínas GLUTs para as membranas plasmáticas[85]. Segundo estudos, as doses seguras de suplementação de vanádio são de 50 mg/dia na forma de sulfato de vanádio[86].

Zinco

O zinco é um importante nutriente cofator da síntese, estocagem e utilização da insulina. Além disso, é um nutriente antioxidante, cofator da superóxido dismutase que protege a insulina da degradação[87].

Esse mineral tem sido relacionado à interação entre a insulina e seu receptor com melhora no estímulo pós-receptor pela ativação da tirosina quinase. Além disso, a insulina pode se ligar ao zinco, melhorando a solubilidade desse hormônio nas células beta do pâncreas, e pode, ainda, aumentar a capacidade de ligação da insulina ao seu receptor[88].

Em relação à suplementação, estudos recomendam de 10 a 30 mg por dia[89].

Magnésio

Estudos demonstram que o magnésio melhora o comportamento dos receptores de insulina e o transporte de glicose para dentro das células. Além disso, é cofator da maioria das cinases, bem como de outras enzimas que participam da sinalização intracelular de insulina[90].

Nos estudos, as dosagens de suplementação variam de 300 a 700 mg por dia para pacientes diabéticos[91].

Ácidos graxos ômega 3

Em relação à resistência à insulina, diversos mecanismos são propostos para os efeitos dos ácidos eicosapentaenoico e docosa-hexaenoico na melhora da sensibilidade ao hormônio. Dentre eles, sugere-se que o ômega 3 interfira na sinalização intracelular de insulina, inativando a proteína quinase C, na expressão e atividade das enzimas de metabolização da glicose, diminuição da expressão das enzimas lipogênicas e aumento da oxidação dos ácidos graxos[92].

As doses efetivas de suplementação nos artigos são de 1 a 3 g/dia na forma de óleo de peixe[93]. É importante verificar a relação ômega 6: ômega 3 da dieta, que deverá ser de 5:1[79].

Ácido alfalipoico

O ácido alfalipoico é uma vitamina antioxidante que tem demonstrado grande relevância no tratamento da resistência à insulina. Estudos demonstram que tal ácido protege os adipócitos e os miócitos do estresse oxidativo, prevenindo o desenvolvimento da resistência à insulina e da disfunção das células beta[94].

O ácido alfalipoico ativa a tirosina quinase do receptor e dos substratos de insulina, levando ao aumento da sinalização intracelular de insulina e, consequentemente, à redução da hiperinsulinemia e dislipidemia[95].

A recomendação nos estudos de ácido alfalipoico é de 50 a 300 mg/dia[96].

N-acetilcisteína

A N-acetilcisteína (NAC) tem demonstrado aumentar a concentração de glutationa nos eritrócitos, agindo como potente antioxidante para diversas patologias[97]. Apesar de não ser muito estudada na resistência à insulina, há indícios de que melhora a sensibilidade à insulina na SOP[98].

A suplementação com NAC pode ser útil para o tratamento de infertilidade feminina causada por SOP. Um estudo duplo-cego controlado por placebo avaliou a eficácia de NAC em 150 mulheres com SOP que anteriormente não responderam ao clomifeno (fármaco). Os participantes receberam clomifeno mais placebo ou clomifeno mais 1,2 g de NAC.

Os resultados indicaram que o tratamento combinado com NAC mais clomifeno foi drasticamente mais eficaz do que placebo mais clomifeno. Quase 50% das mulheres no grupo de terapia combinada ovularam em comparação com 1% no único grupo de clomifeno. A taxa de gravidez no grupo de tratamento combinado foi de 21%, em comparação com 0% só com clomifeno. No entanto, são necessárias mais pesquisas para estabelecer NAC como tratamento para a infertilidade associada com SOP[99].

Biotina

A biotina exerce importante função no controle glicêmico e na hiperinsulinemia, por aumentar a atividade da glicoquinase hepática (enzima responsável pelo primeiro estágio na utilização da glicose pelo fígado), promovendo a formação de estoques de glicose hepáticos mais eficientes após as refeições e melhorando a sensibilidade do receptor de insulina[100].

A dose máxima recomendada nos estudos é de 2,5 mg/dia[101].

Vitamina D

A vitamina D tem papel crucial na homeostase da glicose, por meio de mecanismos que ativam a secreção e a liberação de insulina[102]. Tem sido demonstrado que a vitamina D promove ativação geral da síntese proteica nas células betapancreáticas, modulando a glicólise, melhorando o fluxo de cálcio dentro das células beta e estimulando a conversão de pró-insulina em insulina[103].

Existem estudos que demonstram que a hipovitaminose D está relacionada ao aumento do risco de resistência à insulina e que incremento de 10 a 30 ng/mL no plasma melhora a sensibilidade à insulina em 60%[104].

Sugere-se que a ingestão diária deve ser de 10 µg por dia, em todas as idades, em locais com falta de sol, com exceção dos idosos, cuja ingestão deve ser de, pelo menos, 25 µg por dia[105].

Coenzima Q10

Alguns estudos mostram que o tratamento com coenzima Q10 diminui o estresse oxidativo, o que leva à redução da pressão arterial e à melhora da resposta da insulina. Pacientes em uso de anti-hipertensivos foram tratados com 60 mg por dia de coenzima Q10 durante oito semanas e apresentaram redução da pressão arterial, das insulinas de jejum e pós-prandial, da glicemia, dos triglicerídeos, dos peróxidos lipídicos e de malondialdeído (marcador de estresse oxidativo)[106].

Inositol

O suplemento de inositol tem mostrado alguma promessa para SOP. Em um estudo controlado com placebo e duplo-cego, 136 mulheres receberam inositol 100 mg, duas vezes ao dia, enquanto 147 receberam placebo[1]. Em um período de 14 semanas, os participantes que receberam inositol apresentaram melhora na frequência da ovulação em comparação com aqueles que receberam placebo. Os benefícios também foram observados em termos de perda de peso e HDL-c, o colesterol "bom"[107].

Em um outro estudo, a suplementação de 600 mg de D-chiroinositol por seis a oito semanas levou à redução de insulina, testosterona livre, triglicerídeos, pressão arterial e aumento da ovulação[108]. Tais dados corroboram efeito benéfico de inositol na melhora da função do ovário em mulheres com oligomenorreia e ovários policísticos[107].

FITOTERÁPICOS NA SÍNDROME DO OVÁRIO POLICÍSTICO

Cinnamomum zeylanicum (canela)

In vitro, os dados sugerem aumento na sensibilidade à insulina mediada pela canela em função de uma modificação na fosforilação da cascata do receptor de insulina, principalmente pela inativação da tirosina fosfatase, que é atribuída aos compostos hidrossolúveis da canela – hidroxicalcone[109].

Outro composto da canela, polifenol denominado polímero metil-hidroxi-chalcona (MHCP), é um importante modulador de diversos eventos relacionados à resistência à insulina[110].

Na maioria dos ensaios clínicos realizados, a canela foi administrada sob a forma de pó, a uma dose média de 2 g por dia, em um período de um dia a quatro meses[111].

Camellia sinensis

O chá-verde, obtido das folhas frescas da erva *Camellia sinensis*, tem alta quantidade de flavonoides conhecidos como catequinas, capazes de promover diminuição de peso e gordura corporais e auxiliar na prevenção e tratamento da obesidade e de doenças associadas, como diabetes, cardiovasculares e dislipidemias[112].

Um grupo de flavonoides encontrado no chá-verde, chamado polifenóis, que inclui epigalactocatequinas, estimula a desintoxicação do fígado e reduz o colesterol, a inflamação e o estresse oxidativo, podendo contribuir também para a prevenção de câncer e das doenças cardíacas. Além disso, o chá-verde é termogênico e pode ajudar a acelerar o metabolismo e promover o emagrecimento[113].

Para obter os efeitos terapêuticos, os estudos sugerem o consumo de quatro a seis xícaras de chá-verde por dia, na forma de infusão[79].

Urtica dioica e Pygeum africanum

O uso da *Urtica dioica* e do *Pygeum africanum* em pacientes com SOP leva à redução do hirsutismo, acne e alopecia mediante a redução da atividade da 5-alfa-redutase[114].

Gymnema sylvestre

Em um estudo com ratos apresentando síndrome multifatorial com polifagia, hiperglicemia, dislipidemia e rápido ganho de peso, foi administrado extrato de *Gymnema sylvestre*. Com o tratamento, a ingestão de alimentos diminuiu, com redução do peso corporal, colesterol total, triglicerídeos plasmáticos, além de aumentar a proporção de HDL-c em relação ao colesterol total[115].

Mentha crispa (hortelã)

O consumo de chá de hortelã, duas vezes ao dia, durante 30 dias, reduziu os níveis de testosterona livre e total, melhorando os sintomas do hirsutismo[116].

Mucuna pruriens

O tratamento com *Mucuna pruriens* levou a um aumento da concentração de espermatozoides e melhora na motilidade em todos os grupos inférteis. Além disso, no plasma seminal de todos os grupos inférteis, os níveis de lipídeos e vitaminas antioxidantes foram recuperados depois da diminuição na peroxidação lipídica após o tratamento[117].

Cimicifuga racemosa

Este fitoterápico tem sido muito utilizado no tratamento dos sintomas do climatério em mulheres nas quais a terapia de reposição hormonal (TRH) é contraindicada[118]. Mulheres com SOP foram suplementadas com 20 mg/dia de *Cimicifuga racemosa* durante dez dias e tiveram indução da ovulação no período[119].

Panax ginseng (ginseng asiático)

Foram avaliados os efeitos hipoglicemiantes e antiobesidade do extrato de *Panax ginseng* e seu principal constituinte ginsenoside em ratos obesos diabéticos. A melhora dos níveis de glicose no sangue em ratos tratados com extrato foi associada à redução significativa nos níveis de insulina no soro[120]. Além disso, ratos tratados com extrato perderam uma quantidade significativa de peso, associada com redução significativa na ingestão de alimentos e aumento muito significativo no gasto de energia e temperatura corporal. O tratamento com o extrato também reduziu significativamente os níveis de colesterol no plasma dos ratos[121].

Outro estudo feito com ratos com SOP demonstrou que a administração via oral de extrato de ginseng (200 mg/kg de peso corporal/dia), durante 60 dias consecutivos, diminuiu a produção ovariana do fator de crescimento neural (NGF) e de formação de cistos, mesmo depois de ovários policísticos completamente desenvolvidos[122].

REFERÊNCIAS BIBLIOGRÁFICAS

1. Yarak S, Bagatin E, Hassun KM, Parada MOAB, Talarico Filho S. Hiperandrogenismo e pele: síndrome do ovário policístico e resistência periférica à insulina. Bras Dermatol. 2005;80(4):395-410.

2. Goodarzi MO, Azziz R. Diagnosis, epidemiology, and genetics of the polycystic ovary syndrome. Best Pract Res Clin Endocrinol Metab. 2006;20:193-205.

3. Moran L, Teede H. Metabolic features of the reproductive phenotypes of polycystic ovary syndrome. Hum Reprod Update. 2009;15(4):477-88.

4. Dokras A, Jagasia DH, Maifeld M, Sinkey CA, VanVoorhis BJ, Haynes WG. Obesity and insulin resistance but not hyperandrogenism mediates vascular dysfunction in women with polycystic ovary syndrome. Fertil Steril. 2006;86(6):1702-9.

5. De Zegher F, Ibáñez L. Prenatal growth restraint followed by catchup of weight: a hyperinsulinemic pathway to polycystic ovary syndrome. Fertil Steril. 2006;86(suppl. 1):S4-5.

6. Hart R, Hickey M, Franks S. Definitions, prevalence and symptoms of polycystic ovaries and polycystic ovary syndrome. Best Pract Res Clin Obstet Gynaecol. 2004;18:671-83.

7. Buccola JM, Reynolds EE. Polycystic ovary syndrome: a review for primary providers. Prim Care. 2003;30:697-710.

8. Silva LAA, Esquivel PC, Reis RM, Sá MFS, Ferriani RA, Moura MD. Metformina pode ser utilizada em mulheres grávidas com síndrome dos ovários policísticos? FEMINA. 2008 dez;36(12).

9. Marcondes JAM, Barcellos CRG, Rocha MP. Dificuldades e armadilhas no diagnóstico da síndrome dos ovários policísticos. Arq Bras Endocrinol Metab. 2011;55/1.

10. Goodman NF, Bledsoe MB, Cobin RH, Futterweit W, Goldzieher JW, Petak SM, et al. American Association of Clinical Endocrinologists medical guidelines for the clinical practice for the diagnosis and treatment of hyperandrogenic disorders. Endocr Pract. 2001 mar/apr;7(2):120-34.

11. Zawadski JK, Dunaif A. Diagnostic criteria for PCOS: towards a more rational approach. In: Dunaif A, Givens JR, Haseltine FP, Merriam MR (eds.). Polycystic ovary syndrome. Boston: Blackwell Scientific, 1992. p. 377-84.

12. Pastor CL, Griffin-Korf ML, Aloi JA, Evans WS, Marshall JC. Polycystic ovary syndrome: evidence for reduced sensitivity of the gonadotropin-releasing hormone pulse generator to inhibition by estradiol and progesterone. The Journal of Clin Endocrinol Metab. 1998; 83(2):582-90.

13. Lobo RA. Role of the adrenal in polycystic ovary syndrome. Semin Reprod Endocrinol. 1984;2:251-62.

14. Hachanefioglu B, Mamhmutoglu I, Sercelik A, Toptani S, Kervancioglu E. Hyperandrogenism: effect of hypertension therapy with the angiotensin-converting enzyme inhibitor lisinopril on hyperandrogenism in women with polycystic ovary syndrome. Fertility and Sterility. 2002;77:526-8.

15. Giudice LC. Endometrium in PCOS: implantation and predisposition to endocrine CA. Best Pract Res Clin Endocrinol Metab. 2006;20:235-44.

16. Laven JS, Imani B, Eijkemans MJ, de Jong FH, Fauser BC. Absent biologically relevant associations between serum inhibin concentrations and characteristics of polycystic ovary syndrome normogonadotrophic anovulatory infertility. Hum Reprod. 2001;16:1359-64.

17. Franks S. Polycystic ovary syndrome: a changing perspective. Clin Endocrinol (Oxf). 1989;31:87-120.

18. Doldi N, Marsiglio E, Destefani A, Calzi F, Ferrari A. Polycystic ovary syndrome: anomalies in progesterone production. Human Reproduction. 1998;13(2):290-3.

19. Hoyt KL, Schmidt MC. Polycystic ovary (Stein-Leventhal) syndrome: etiology, complications, and treatment. Clin Lab Sci. 2004;17:155-63.

20. Fraser IS, Kovacs G. Current recommendations for the diagnostic evaluation and follow-up of patients presenting with symptomatic polycystic ovary syndrome. Best Pract Res Clin Obstet Gynaecol. 2004;18:813-23.

21. Urbanek M, Spielman RS. Genetic analysis of candidate genes for the polycystic ovary syndrome. Curr Opin Endocrinol Diabetes. 2002;9:492-501.

22. Azziz R, Carmina E, Dewailly D, Diamanti-Kandarakis E, Escobar-Morreale HF, Futterweit W, et al. Positions statement: criteria for defining polycystic ovary syndrome as a predominantly hyperandrogenic syndrome: an Androgen Excess Society guideline. J Clin Endocrinol Metab. 2006;91:4237-45.

23. Yildiz BO. Diagnosis of hyperandrogenism: clinical criteria. Best Pract Res Clin Endocrinol Metab. 2006;20:167-76.

24. Martin KA, Chang RJ, Ehrmann DA, Ibanez L, Lobo RA, Rosenfield RL, et al. Evaluation and treatment of hirsutism in premenopausal women: an endocrine society clinical practice guideline. J Clin Endocrinol Metab. 2008;93:1105-20.

25. Archer JS, Chang RJ. Hirsutism and acne in polycystic ovary syndrome. Best Pract Res Clin Obstet Gynaecol. 2004;18:737-54.

26. Lee AT, Zane LT. Dermatologic manifestations of polycystic ovary syndrome. Am J Clin Dermatol. 2007;8:201-19.

27. Ozdemir S, Ozdemir M, Gorkemli H, Kiyici A, Bodur S. Specific dermatologic features of the polycystic ovary syndrome and its association with biochemical markers of the metabolic syndrome and hyperandrogenism. Acta Obstet Gynecol Scand. 2010;89:199-204

28. Rogers NE, Avram MR. Medical treatments for male and female pattern hair loss. J Am Acad Dermatol. 2008;59:547-66; quiz 67-8.

29. Richardson MR. Current perspectives in polycystic ovary syndrome. Am Family Phys. 2003;68:697-704.

30. Solomon CG, Hu FB, Dunaif A, Rich-Edwards JE, Stampfer MJ, Willett WC, et al. Menstrual cycle irregularity and risk for future cardiovascular disease. J Clin Endocrinol Metab. 2002;87:2013-7.

31. Santana LF, Ferriani R, Sá MFS, Reis RM. Tratamento da infertilidade em mulheres com síndrome dos ovários policísticos Rev Bras Ginecol Obstet. 2008; 30(4):201-9.

32. Kiddy DS, Hamilton-Fairley D, Bush A, Short F, Anyaoku V, Reed MJ, et al. Improvement in endocrine and ovarian function during dietary treatment of obese women with polycystic ovary syndrome. Clin Endocrinol. 1992;36(1):105-11.

33. Guzick DS, Wing R, Smith D, Berga SL, Winters SJ. Endocrine consequences of weight loss in obese, hyperandrogenic, anovulatory women. Fertil Steril. 1994;61(4):598-604.

34. Pasquali R, Gambineri A. Role of changes in dietary habits in polycystic ovary syndrome. Reprod Biomed Online. 2004;8(4):431-9.

35. Legro RS, Driscoll D, Strauss JF 3rd, Fox J, Dunaif A. Evidence for a genetic basis for hyperandrogenemia in polycystic ovary syndrome. Proc Natl Acad Sci USA 1998;95:14956-60.

36. Lobo RA, Granger LR, Paul WL, Goebelsmann U, Mishell DR Jr. Psychological stress and increases in urinary norepinephrine metabolites, platelet serotonin, and adrenal androgens in women with polycystic ovary syndrome. Am J Obstet Gynecol. 1983;145:496-503.

37. Robinson S, Kiddy D, Gelding SV, Willis D, Niththyananthan R, Bush A, et al. The relationship of insulin insensitivity to menstrual pattern in women with hyperandrogenism and polycystic ovaries. Clin Endocrinol. 1993;39:351-5.

38. Dunaif A, Segal KR, Shelley DR, Green G, Dobrjansky A, Licholai T. Evidence for distinctive and intrinsic defects in insulin action in polycystic ovary syndrome. Diabetes. 1992;41:1257-66.

39. Moghetti P, Tosi F, Castello R, Magnani CM, Negri C, Brun E, et al. The insulin resistance in women with hyperandrogenism is partially reversed by antiandrogen treatment: evidence that androgens impair insulin action in women. J Clin Endocrinol Metab. 1996;81:952-60.

40. Imani B, Eijkemans MJ, de Jong FH, Payne NN, Bouchard P, Giudice LC, et al. Free androgen index and leptin are the most prominent endocrine predictors of ovarian response during clomiphene citrate induction of ovulation in normogonadotropic oligoamenorrheic infertility. J Clin Endocrinol Metab. 2000; 85:676-82.

41. Hoeger. Role of lifestyle modification in the management of polycystic ovary syndrome. Best Pract Res Clinic Endocrinol Metabol. 2006;20(2):293-310.

42. Norman RJ. Obesity, polycystic ovary syndrome and anovulation - How are they interrelated? Current Opinion in Obstetrics and Gynecology. 2001;13:323-7.

43. Pirwany IR, Fleming R, Greer IA, Packard CJ, Sattar N. Lipids and lipoprotein subfractions in women with PCOS: relationship to metabolic and endocrine parameters. Clin Endocrinol. 2001;54:447-53.

44. Hirschberg AL, Naessén S, Stridsberg M, Byström B, Holtet J. Impaired cholecystokinin secretion and disturbed appetite regulation in women with polycystic ovary syndrome. Gynecol Endocrinol. 2004;19(2):79-87.

45. Diamanti-Kandarakis E, Papavassiliou AG. Molecular mechanisms of insulin resistance in polycystic ovary syndrome. Trends Mol Med. 2006;12(7):324-32.

46. Teede HJ, Hutchison S, Zoungas S, Meyer C. Insulin resistance, the metabolic syndrome, diabetes, and cardiovascular disease risk in women with PCOS. Endocrine. 2006;30(1):45-53.

47. Talbott EO, Zborowski JV, Rager JR, Boudreaux MY, Edmundowicz DA, Guzick DS. Evidence for an association between metabolic cardiovascular syndrome and coronary and aortic calcification among women with polycystic ovary syndrome. J Clin Endocrinol Metab. 2004;89(11):5454-61.

48. Kidson W. Polycystic ovary syndrome: a new direction in treatment. Med J Aust. 1998;169:537-40.

49. Rosenfield RL. Ovarian and adrenal function in polycystic ovary syndrome. Endocrinol Metab Clin North Am. 1999;28:265-93.

50. Morales AJ, Laughlin GA, Butzow T, Maheshwari H, Baumann G, Yen SS. Insulin, somatotropic, and luteinizing hormone axes in lean and obese women with polycystic ovary syndrome: common and distinct features. J Clin Endocrinol Metab. 1996;81:2854-64.

51. Barbieri RL, Makris A, Randall RW, Daniels G, Kistner RW, Ryan KJ. Insulin stimulates androgen accumulation in incubations of ovarian stroma obtained from women with hyperandrogenism. J Clin Endocrinol Metab. 1986;62:904-10.

52. Ehrmann DA, Liljenquist DR, Kasza K, Azziz R, Legro RS, Ghazzi MN, et al. Prevalence and predictors of the metabolic syndrome in women with polycystic ovary syndrome (PCOS). J Clin Endocrinol Metab. 2006;91:48-53.

53. Apridonidze T, Essah PA, Iuorno MJ, Nestler JE. Prevalence and characteristics of the metabolic syndrome in women with polycystic ovary syndrome. J Clin Endocrinol Metab. 2005;90:1929-35.

54. Rotterdam ESHRE/ASRM-Sponsored PCOS Consensus Workshop Group. Revised 2003 consensus on diagnostic criteria and longterm health risks related to polycystic ovary syndrome. Fertil Steril. 2004;81(1):19-25.

55. Wang ET, Calderon-Margalit R, Cedars MI, Daviglus ML, Merkin SS, Schreiner PJ, et al. Polycystic ovary syndrome and risk for longterm diabetes and dyslipidemia. Obstet Gynecol. 2011;117(1):6-13.

56. Chapman MJ, Sposito AC. Hypertension and dyslipidaemia in obesity and insulin resistance: pathophysiology, impact on atherosclerotic disease and pharmacotherapy. Pharmacol Ther. 2008;117(3):354-73.

57. Brunner H, Cockcroft JR, Deanfield J, Donald A, Ferrannini E, Halcox J, et al. Endothelial function and dysfunction. Part II: association with cardiovascular risk factors and diseases. A statement by the Working Group on Endothelins and Endothelial Factors of the European Society of Hypertension. J Hypertens. 2005;23(2):233-46.

58. Setji TL, Brown AJ. Comprehensive clinical management of polycystic ovary syndrome. Minerva Med. 2007;98:175-89.

59. Harwood K, Vuguin P, DiMartino-Nardi J. Current approaches to the diagnosis and treatment of polycystic ovarian syndrome in youth. Horm Res. 2007;68:209-17.

60. Pelusi C, Pasquali R. Polycystic ovary syndrome in adolescents: pathophysiology and treatment implications. Treat Endocrinol. 2003;2:215-30.

61. Moura HHG, Costa DLM, Bagatin E, Sodré CT, Manela-Azulay M. Síndrome do ovário policístico: abordagem dermatológica. Anais Brasileiros de Dermatologia Rio de Janeiro. 2011;86(1).

62. Wallace AM, Sattar N. The changing role of the clinical laboratory in the investigation of polycystic ovarian syndrome. Clin Biochem Rev. 2007;28:79-92.

63. Protocolo Clínico e Diretrizes Terapêuticas. Síndrome de ovários policísticos e hirsutismo/acne. Portaria SAS/MS nº 1.321, de 25 de novembro de 2013. Disponível em: http://portalsaude.saude.gov.br/images/pdf/2014/abril/03/pcdt-sindr-ovarios-polic-hirsutismo-acne-livro-2013.pdf

64. Nemer ASA, Neves FJ, Ferreira JES. Manual de solicitação e interpretação de exames laboratoriais. Rio de Janeiro: Revinter, 2010.

65. Huber-Buchholz MM, Carey DG, Norman RJ. Restoration of reproductive potential by lifestyle modification in obese polycystic ovary syndrome: role of insulin sensitivity and luteinizing hormone. J Clin Endocrinol Metab. 1999;84(4):1470-4.

66. Cussons AJ, Stuckey BG, Walsh JP, Burke V, Norman RJ. Polycystic ovarian syndrome: marked differences between endocrinologists and gynaecologists in diagnosis and management. Clin Endocrinol (Oxf). 2005;62(3):289-95.

67. Randeva HS, Lewandowski KC, Drzewoski J, Brooke-Wavell K, O'Callaghan C, Czupryniak L, et al. Exercise decreases plasma total homocysteine in overweight young women with polycystic ovary syndrome. J Clin Endocrinol Metab. 2002;87(10): 4496-501.

68. American Diabetes Association. Diabetes mellitus and exercise. Diabetes Care. 2000;23(suppl. 1):S50-54

69. Azevedo GD, Costa EC, Micussi MTABC, Sá JCF. Modificações do estilo de vida na síndrome dos ovários policísticos: papel do exercício físico e importância da abordagem multidisciplinar. Rev Bras Ginecol Obstet. 2008 maio;30(5).

70. Sam S, Dunaif A. Polycystic ovary syndrome: syndrome XX? Trends Endocrinol Metab. 2003;14:365-70.

71. Vrbikova J, Hainer V. Obesity and polycystic ovary syndrome. Obes Facts. 2009;2(1):26-35.

72. Lord J, Thomas R, Fox B, Acharya U, Wilkin T. The central issue? Visceral fat mass is a good marker of insulin resistance and metabolic disturbance in women with polycystic ovary syndrome. BJOG. 2006;113(10):1203-9.

73. Puder JJ, Varga S, Kraenzlin M, Geyter C, Keller U, Müller B. Central fat excess in polycystic ovary syndrome: relation to low-grade inflammation and insulin resistance. J Clin Endocrinol Metab. 2005;90:6014-21.

74. Cascella T, Palomba S, Sio I, Manguso F, Giallauria F, Simone B. Visceral fat is associated with cardiovascular risk in women with polycystic ovary syndrome. Hum Reprod. 2008;23(1):153-9.

75. Tamimi W, Siddiqui IA, Tamim H, AlEisa N, Adham M. Effect of body mass index on clinical manifestations in patients with polycystic ovary syndrome. Int J Gynaecol Obstet. 2009 oct;107(1):54-7.

76. Moran LJ, Noakes M, Clifton PM, Tomlinson L, Galletly C, Norman RJ. Dietary composition in restoring reproductive and metabolic physiology in overweight women with polycystic ovary syndrome. J Clin Endocrinol Metab. 2003 Feb;88(2):812-9.

77. Clark AM, Thornley B, Tomlinson L, Galletley C, Norman RJ. Weight loss in obese infertile women results in improvement in reproductive outcome for all forms of fertility treatment. Hum Reprod. 1998 Jun;13(6):1502-5.

78. Carmina E, Bucchieri S, Esposito A, Del Puente A, Mansueto P, Orio F, .et al. Abdominal fat quantity and distribution in women with polycystic ovary syndrome and extent of its relation to insulin resistance. J Clin Endocrinol Metab. 2007 Jul;92(7):2500-5.

79. Paschoal V. Nutrição clínica funcional: dos princípios à prática. São Paulo: Valéria Paschoal, 2007. p. 123-36.

80. Brand-Miller JC, Foster-Powell K, Colagiuri S. A nova revolução da glicose: a solução para a saúde ideal. Rio de Janeiro: Elselvier, 2003.

81. Mertz W. Chromium occurrence and function in biological systems. Physiol Rev. 1969;49:163-239.

82. Vincent JB. Recent advances in the nutritional biochemistry of trivalent chromium. Proc Nutr Soc. 2004;63:41-7.

83. Zima T, Mestek O, Tesar V, Tesarova P, Nemecek K, Zak A, et al. Chromium levels in patients with internal diseases. Biochem Mol Biol Int. 1998;46:365-74.

84. Organização Mundial da Saúde (OMS). Cromo. In: Elementos-traço na nutrição e saúde humanas. São Paulo: Roca, 1998. p. 135-8.

85. Cam MC, Brownsey RW, Mcneil JH. Mechanisms of vanadium action: insulin-mimetic or insulin-enhancing agent? Can J Physiol Pharmacol. 2000;78:829-47.

86. Bradley R, Oberg EB, Calabrse C, Standish LJ. Algorithm for complementary and alternative medicine practice and research in type 2 diabetes. J Altern Complement Med. 2007;13(1):159-75.

87. Roussel AM, Kerkeni A, Zouari N, Mahjoub S, Matheau JM, Anderson RA. Antioxidant effects of zinc supplementation in Tunisians with type 2 diabetes mellitus. J Am Coll Nutr. 2003;22(4):316-21.

88. Marreiro DN, Geloneze B, Tambascia MA, Lerário AC, Halpern A, Cozzolino SM. Participation of zinc in insulin resistance. Arq Bras Endocrinol Metab. 2004;48(2):234-9.

89. Marreiro DN, Geloneze B, Tambascia MA, Lerário AC, Halpern A, Cozzolino SM. Effect of zinc supplementation on serum leptin levels and insulin resistance of obese women. Biol Tarce Elem Res. 2006;112(2):109-18.

90. Paolisso G, Barbagallo M. Hypertension, diabetes mellitus, and insulin resistance: the role of intracellular magnesium. Am J Hypertens. 1997;10(3):346-55.

91. Barbagallo M, Dominguez LJ. Magnesium metabolism in type 2 diabetes mellitus, metabolic syndrome and insulin resistance. Arch Biocherm Biophys. 2007;458(1):40-7.

92. Delarue J, Lefoll C, Corporeau C, Lucas D. n-3 long chain polyunsaturated fatty acids: a nutritional tool to prevent insulin resistance associated to type 2 diabetes and obesity? Reprod Nutr Dev. 2003;44:289-99.

93. Nettleton JA, Katz R. n-3 long-chain polyunsaturated fatty acids in type diabetes: a review. J Am Diet Assoc. 2005;105:428-40.

94. Evans JL, Goldfine LD, Maddux BA, Grodsky GM. Are oxidative stress-activated signaling pathways mediators of insulin resistance and beta-cell dysfunction? Diabetes. 2003;52:1-8.

95. Ziegler D, Gries FA. Alpha-lipoic acid in the treatment of diabetic peripheral and cardiac autonomic neuropathy. Diabetes. 1997;46(suppl. 2):862-6.

96. Midaqui AEL, Champlain J. Prevention of hypertension, insulin resistance, and oxidative stress by alpha-lipoic acid. Hypetension. 2002;39:303.

97. De Rosa SC, Zaretsky MD, Dubs JG, Roederer M, Anderson M, Green A, et al. N-acetylcysteine replenishes glutathione in HIV infection. Eur J Clin Invest. 2000;30:915-29.

98. Fulghesu AM, Clampella M, Muzj G, Belosi C, Selvaggi L, Ayala GF, et al. N-acetylcysteine treatment improves insulin sensivity in women with polycystic ovary syndrome. Fertil Steril. 2002;77:1128-35.

99. Rizk AY, Bedaiwy MA, Al-Inany HG. N-acetyl-cysteine is a novel adjuvant to clomiphene citrate in clomiphene citrate-resistant patients with polycystic ovary syndrome. Fertil Steril. 2005;83:367-70.

100. Fernandez-Mejja C. Pharmacological effects of biotin. J Nutr Biochem. 2005;16(7):424-7.

101. Mccarty MF. High-dose biotin, an inducer of glucokinase expression, may synergize with chromium picolinate to enable a definitive nutritional therapy for type II diabetes. Med Hypoth. 1999;52(5):401-6.

102. Reis AF, Hauache OM, Velho G. Vitamin D endocrine system and the genetic susceptility to diabetes, obesity and vascular disease. A review of evidence. Diabetes Metab. 2005;31(4 Pt 1):318-25.

103. Bourlon PM, Faure-Dussert A, Billaudel B. The denovo synthesis of numerous proteins in decreased during vitamin D3 deficiency and is gradually restored by 1,25 dihydroxyvitamin D3 repletion in the islets of Langerhans of rats. J Endocrinol. 1999;162:101-9.

104. Chiu KC, Chu A, Go VL, Saad MF. Hypovitaminosis D associated with insulin resistance and beta cell dysfunction. Am J Clin Nutr. 2004;79(5):820-5.

105. Lamberg-Allardt C. Vitamin D in foods and as supplements. Prog Biophys Mol Biol. 2006;92(1):33-8.

106. Hodgson JM, Watts FF, Playford DA, Burke V, Croft KD. Coenzyme Q10 improves blood pressure and glycemic control: a controlled trial in subjects with type 2 diabetes. Eur J Clin Nutr. 2002;56:1137-42.

107. Gerli S, Mignosa M, Di Renzo GC. Effects of inositol on ovarian function and metabolic factors in women with PCOS: a randomized double blind placebo-controlled trial. Eur Rev Med Pharmacol Sci. 2003;7:151-9.

108. Luorno MJ, Jakubowicz DJ, Baillargeon JP, Dillon P, Gunn RD, Allan G, et al. Effects of D-chiro-inositol in lean women with the polycystic ovarian syndrome. Endocr Pract. 2002;8(6):417-23.

109. Anderson RA, Broadhurst CL, Polansky MM, Schmidt WF, Khan A, Flanagan VP, et al. Isolation and characterization of polyphenol type-A polymers from cinnamon with insulin-like biological activity. J Agric Food Chem. 2004;52:65-70.

110. Jarvill-Taylor KJ, Anderson RA, Graves DJ. A hydroxychalcone derived from cinnamon functions as a mimetic for insulin in 3T3-L1 adipocytes. J Am Coll Nutr. 2001;20(4):327-36.

111. Akilen R, Tsiami A, Devendra D, Robinson N. Cinnamon in glycaemic control: Systematic review and meta analysis. Clinical Nutrition. 2012;31:609-15.

112. Freitas HCP, Navarro F. O chá-verde induz o emagrecimento e auxilia no tratamento da obesidade e suas comorbidades. Revista Brasileira de Obesidade, Nutrição e Emagrecimento. 2007 mar/abr;1(2):16-23.

113. Schmitz W, Saito AY, Estevão D, Saridakis HO. O chá-verde e suas ações como quimioprotetor. Ciências Biológicas e da Saúde. 2005 jul/dez;26(2):119-30.
114. Hartmann RW, Mark M, Soldati F. Inhibition of 5 α-reductase and aromatase by PHL-00801 (Prostatonin®), a combination of PY102 (Pygeum africanum) and UR102 (Urtica dioica) extracts. Phytomedicine. 1996;3:121-8.
115. Luo H, Kashiwagi A, Shibahara T, Yamada K. Decreased bodyweight without rebound and regulated lipoprotein metabolism by gymnemate in genetic multifactor syndrome animal. Mol Cell Biochem. 2007;299:93-8.
116. Grant P. Spearmint herbal tea has significant anti-androgen effects in polycystic ovarian syndrome. A randomized controlled trial. Phytother Res. 2010;24(2):186-8.
117. Ahmad MK. et al. Effect of Mucuna pruriens on semen profile and biochemical parameters in seminal plasma of infertile men. Fertil Steril. 2008;90(3):627-35.
118. Silva AG, Brandão AB, Cacciari RS, Soares WH. Avanços na elucidação dos mecanismos de ação de Cimicifuga racemosa (L.) Nutt. nos sintomas do climatério. Rev Bras Plantas Med. 2009;11(4).
119. Kamel HH. Role of phyto-oestrogens in ovulation induction in women with polycystic ovarian syndrome. Eur J Obstet Gynecol Reprod Biol. 2013;168(1):60-3.
120. Sotaniemi EA, Haapakoski E, Rautio A. Ginseng therapy in non-insulin-dependent diabetic patients. Diabetes Care. 1995;18:1373-5.
121. Xie JT, Zhou Y-P, Dey I, Attele AS, Wu JA, Gu M, et al. Ginseng berry reduces blood glucose and body weight in db/db mice. Phytomedicine. 2002;9:254-8.
122. Jung JH, Park HT, Kim T, Jeong MJ, Lim SC, Nah SY, et al. Therapeutic effect of Korean red ginseng extract on infertility caused by polycystic ovaries. J Ginseng Res. 2011 Jun;35(2):250-5.

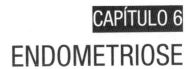

CAPÍTULO 6
ENDOMETRIOSE

Natalia Gonçalves Mação

A endometriose é uma condição ginecológica dependente de estrogênio e caracterizada pela presença de tecido endometrial ectópico em localização extrauterina, geralmente associada com um processo inflamatório e infertilidade[1]. Algumas pacientes com endometriose não são sintomáticas, no entanto a maioria apresenta sintomas em diferentes intensidades causados por sangramento cíclico dos implantes endometriais ectópicos, além do surgimento de cicatrizes e adesões, os quais geram sintomas e dores debilitantes, como dor pélvica crônica, fadiga, dismenorreia, dispareunia, disúria ou disquezia[2]. A endometriose é uma doença rara antes da menarca e tende a diminuir após a menopausa[3,4].

As lesões identificadas são categorizadas como lesões peritoneais superficiais, endometriomas ou nódulos profundamente infiltrados com alto grau de variabilidade na cor, no tamanho e na morfologia da lesão[5]. Acometem principalmente ovários, face posterior do útero, ligamentos uterossacros, peritônio pélvico, fundo de saco de Douglas, cólon sigmoide e bexiga, podendo comprometer, ainda, apêndice, íleo, diafragma, vulva, vagina, colo do útero, septo retovaginal, parede abdominal, rins e regiões inguinais[6].

Nos Estados Unidos, é a terceira maior causa de hospitalização ginecológica, perdendo apenas para doença inflamatória pélvica e cistos ovarianos benignos, causando um forte impacto na qualidade de vida das mulheres[7,2], nas áreas de trabalho, relacionamento familiar e autoestima[8]. Infelizmente, muitas vezes há um atraso no diagnóstico e as opções de tratamento são poucas. A inespecificidade do quadro clínico, além da eventual dificuldade em métodos diagnósticos especializados, pode explicar a demora no diagnóstico da endometriose[3,9-14].

EPIDEMIOLOGIA

Não há um perfil real preciso da paciente com endometriose, embora haja um consenso de que atinge de 5% a 15% das mulheres no período reprodutivo e até 3% a 5% na fase pós-menopausa[15]. Está significativamente associada à infertilidade (20% a 50% dos casos) e outras comorbidades[16]. O número estimado de mulheres com endometriose nos Estados Unidos é de sete milhões, chegando a mais de 70 milhões ao redor do mundo[9].

No Brasil, a incidência tem aumentado de forma significativa. Segundo Menezes, cerca de 5% a 10% das mulheres em idade fértil, entre 11 e 45 anos, apresentavam endometriose[17]. Mais recentemente, foi demonstrado que a prevalência da doença alcançou por volta de 10% a 15% das brasileiras em idade reprodutiva[18]. Considerada a doença do mundo moderno, estima-se que atinja 6 milhões de mulheres em idade reprodutiva no País.

Estudos demonstram predominância de mulheres brancas acometidas pela endometriose, com taxas que podem chegar a até 97% de mulheres caucasianas acometidas pela doença e outras que demonstram predominância de mulheres japonesas[12]. Quanto à idade média do diagnóstico da endometriose no Brasil, Arruda *et al.* demonstraram que, para mulheres inférteis, essa média é de 30 anos, enquanto para pacientes com queixas álgicas, é de 33 anos[10].

Em 2011, Nnoaham *et al.* publicaram um estudo realizado com mulheres com endometriose confirmadas cirurgicamente, relatando que estas perdem 38% da capacidade de trabalho, o que representa, sem dúvida, um grande impacto socioeconômico, além de diminuição impactante na qualidade de vida[2].

Até o momento, poucos estudos consistentes foram feitos com o intuito de caracterizar as pacientes com endometriose, sendo difícil estimar a prevalência em razão de os estudos incluírem mulheres em diferentes condições e que são conduzidas em centros que aplicam diferentes critérios de diagnóstico e exibem diferentes níveis de interesse clínico na endometriose[15].

CAPÍTULO 6 ▪ ENDOMETRIOSE

MÉTODOS DIAGNÓSTICOS DA ENDOMETRIOSE

O diagnóstico para a endometriose depende dos sintomas da paciente. Sendo assim, diferentes métodos diagnósticos podem ser utilizados para confirmar a doença, podendo ser por imagem ou clínicos. O primeiro passo na avaliação é a anamnese cuidadosa, para verificar a presença dos sintomas mais comuns da doença. Além da anamnese, o exame ginecológico e, particularmente, os exames de toques vaginal e retal desempenham um importante papel na investigação da endometriose ovariana ou na endometriose infiltrativa profunda[19]. Após o exame físico, seguem-se a avaliação laboratorial e exames por imagem (Tabela 6.1).

A dosagem de CA-125 (*cancer antigen* 125), interleucina-6, ultrassonografia pélvica transvaginal e ressonância magnética são ferramentas úteis para investigar a endometriose, no entanto, apesar de exibirem boa acurácia, o diagnóstico definitivo somente é obtido pela avaliação cirúrgica por videolaparoscopia e biópsia da lesão anatomopatológica, sendo este considerado o padrão-ouro[20].

Tabela 6.1. Métodos diagnósticos da endometriose[21]

Anamnese	Análise criteriosa de sintomas
Exame físico	Toques vaginal e retal
Exames laboratoriais	CA-125: mais utilizado. Deve ser colhido preferencialmente em duas épocas específicas do ciclo menstrual: entre o primeiro e o terceiro dia (durante a menstruação) e no décimo dia (época pós-menstrual)
Exames por imagem	Laparoscopia: padrão-ouro Histerossalpingografia Citoscopia e retossigmoidoscopia Tomografia computadorizada Colposcopia Ecoendoscopia retal (ecocolonoscopia) Urografia excretora Urorressonância magnética Enema de bário de duplo contraste Ultrassonografia transretal com sondas de alta frequência Ressonância magnética

A classificação utilizada para endometriose é a da American Society of Reproductive Medicine (ASRM), que gradua a doença em quatro diferentes estádios, dependendo da localização, extensão e profundidade dos implantes; da presença e gravidade das aderências; da presença e do tamanho dos endometriomas ovarianos. Os graus incluem doença mínima (estádio I), leve (estádio II), moderada (estádio III) ou severa (estádio IV). A maioria das mulheres encontra-se nos estadiamentos I e II (mínimo e leve) da doença, que são caracterizados por implantes superficiais e aderências leves.

O estadiamento da endometriose não tem correlação com a presença ou gravidade dos sintomas. No estádio IV, a infertilidade é muito comum. A dificuldade dos métodos de estadiamento e a praticidade destes, propostas desde 1921 até 1996, ainda persistem. A necessidade de um método prático e eficaz de estadiamento resultaria em melhor prognóstico dessa patologia em relação a infertilidade, alívio da dor pélvica, prevenção de recidiva e, consequentemente, melhor opção na escolha da terapêutica[22].

Em endometriose, a demora na indicação da videolaparoscopia pode levar ao diagnóstico tardio e ao comprometimento do futuro reprodutivo dessas mulheres. A Figura 6.1 descreve o roteiro para o diagnóstico da doença.

123

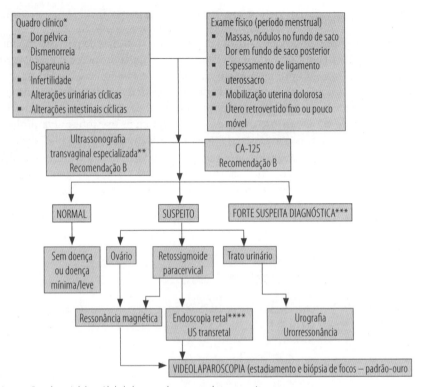

* A intensidade dos sintomas não está associada à gravidade da doença, porém a presença destes se associa ao processo.
** Pode identificar lesões profundas do septo retovaginal retossigmoide e bexiga. Pode ser feito com ou sem preparo intestinal.
*** Evidência de massa anexial, endometrioma (> 5 cm), uropatia obstrutiva ou estenose de cólon.
**** Possibilita identificar com alta precisão o grau de infiltração da parede intestinal e melhor programação cirúrgica.

Figura 6.1. Roteiro diagnóstico da endometriose. Adaptada de FREBASGO, 2010[23].

TEORIAS ETIOPATOGÊNICAS E FATORES DE RISCO PARA O DESENVOLVIMENTO DA DOENÇA

A endometriose tem sido explicada por diversas teorias que apontam para a multicausalidade, associando fatores genéticos, anormalidades imunológicas e disfunção endometrial. Apesar do conhecimento a respeito dos aspectos clínicos da endometriose e suas repercussões na vida da paciente, a etiopatogenia, os fatores de risco para a progressão da doença, a evolução natural e a relação com a infertilidade, a etiologia da endometriose permanece desconhecida. Segundo Nap *et al.*, há três hipóteses mais viáveis para a etiopatogenia da endometriose: teoria da indução, teoria do desenvolvimento *in situ* e teoria da menstruação retrógrada[24].

A teoria da indução ou teoria da metaplasia celômica ocorreria pela transformação de mesotélio em tecido endometrial. A liberação de fatores endógenos durante a degeneração do endométrio menstrual induziria um processo metaplásico no epitélio dos ovários e no mesotélio, o que resultaria no tecido endometrial[25].

A teoria do desenvolvimento *in situ* ocorre quando o tecido endometrial ectópico se desenvolve *in situ* a partir de células de origem müllerianas (restos do ducto de Müller) e do epitélio germinal dos ovários, em razão de um estímulo ainda indeterminado capaz de diferenciar essas células[26,27].

A teoria da menstruação retrógrada ou teoria da implantação é mais aceita sobre a gênese da endometriose. Proposta por Sampson em 1927, indica que o sangue proveniente da menstruação contendo fragmentos do endométrio sofreria, de maneira retrógrada, um refluxo, voltando através das tubas uterinas, atingindo a cavidade peritoneal, órgãos pélvicos e abdominais e implantando-se nesses locais, em razão de um ambiente hormonal favorável e com fatores imunológicos que não seriam capazes de eliminar as células endometriais desse local impróprio[28,29].

A menstruação retrógrada é um evento comum em mulheres com trompas de Falópio desobstruídas. Em um estudo realizado por Halme *et al.*, encontrou-se sangue no líquido peritoneal de mulheres no período menstrual. Esse sangue foi observado em 90% das pacientes com trompas desobstruídas, e quando as trompas estavam obstruídas, somente 15% possuíam evidências de sangue[30].

O percentual de mulheres em que a menstruação retrógrada ocorre ultrapassa 90%, entretanto a prevalência da doença na população geral cursa entre 6% e 10%[31]. Essa diferença discrepante entre esses dois valores sugere que mulheres que desenvolvem endometriose são propensas a ter fatores não só fisiopatológicos, mas também genéticos e bioquímicos que possam contribuir com o desenvolvimento da doença[29].

Além das três teorias descritas anteriormente, uma outra também foi proposta. A teoria da disseminação linfática ou teoria da metástase benigna sugere que implantes endometriais ectópicos são resultado de disseminação linfática ou hematológica. A evidência mais forte dessa teoria deriva de relatos da presença de lesões endometriais em locais distantes do útero, incluindo ossos, pulmões e cérebro[28,32].

Dentre outras causas, também é provável que a transferência direta de tecidos endometriais no momento da cirurgia possa ser responsável pelos implantes de endometriose ocasionalmente encontrados em cicatrizes cirúrgicas (por exemplo, episiotomia ou cicatrizes de cesariana)[33].

Essas teorias surgiram para explicar as observações díspares sobre a patogênese da endometriose. Entretanto, tal doença parece ser também estimulada por alguns outros fatores que podem possibilitar seu desenvolvimento. Embora a teoria da menstruação retrógrada explique o deslocamento físico de fragmentos do endométrio para a cavidade peritoneal, ainda sim é necessário que outros eventos ocorram para que o desenvolvimento dos implantes de endometriose aconteça.

Diferentes estudos sugerem que há um desenvolvimento de mecanismos imunológicos na fisiopatologia da endometriose. O que ainda não foi elucidado é o que conduz a iniciação, promoção e progressão da doença. Acredita-se que o sistema imune de algumas mulheres não seja capaz de reconhecer nem destruir o tecido endometrial que cresça de forma ectópica, sendo ineficiente ou suprimindo o sistema de *clearance* imunológica[34].

Essa incapacidade pode ocorrer tanto por características do próprio endométrio quanto por uma ou várias anomalias de fatores do sistema imunológico presentes no ambiente onde o fragmento endometrial venha se estabelecer. Já foi observado que um tecido maior de implante endometrial apresenta capacidade de implantação maior do que a de uma célula sozinha, o que provavelmente seria resultado de uma proteção das células mais internas desse implante de *clearance* imunológica[35].

Outro fato seria a resistência desse endométrio ectópico ao ataque das células *natural killers* (NK). Esse tecido parece ser mais resistente às células NK nas mulheres com endometriose em relação às que não desenvolveram a doença[36]. Entretanto, o mecanismo potencial para escape dessa proteção parece ter relação com a liberação constitutiva da molécula de adesão intercelular-1 (ICAM-1) pelas células endometriais estromais das mulheres com endometriose[37,38]. A endometriose também exibe relação com doenças autoimunes, como lúpus eritematoso sistêmico e artrite reumatoide, entre outras, e doenças atópicas, como alergia e asma, em mulheres que desenvolveram a doença[39].

Segundo Harada *et al.*, as citocinas apresentam um papel de destaque no desenvolvimento da endometriose. Seus níveis encontram-se elevados em pacientes que desenvolveram a doença[40]. Diferentes estudos já avaliaram os níveis de citocinas envolvidas nos padrões de resposta imune Th1 e Th2 em pacientes com endometriose e em pacientes sem a doença. Foi possível observar elevação nos níveis tanto de interferon-gama (padrão de resposta Th1) quanto de interleucina-10 (padrão de resposta Th2) em pacientes com endometriose, o que evidencia a coexistência de ambas as respostas[41-43].

É possível que o sistema imune inato, mediante liberação de mediadores inflamatórios no ambiente pélvico, e os hormônios esteroides ovarianos possam participar, de forma isolada ou em conjunto, da regulação do desenvolvimento da endometriose. Já foi descrito que endotoxina bacteriana (LPS) pode ser um potente mediador inflamatório responsável por estimular os macrófagos, com consequente síntese e secreção de diferentes citocinas e fatores de crescimento, como fator de crescimento de hepatócitos (HGF), fator de crescimento do endotélio vascular (VEGF), interleucina 6 (IL-6) e fator de necrose tumoral alfa (TFN-α), atuando por um mecanismo autócrino ou parácrino[44].

Além da inflamação pélvica, a endometriose pode gerar uma situação de estresse e liberação de proteínas *heat shock* endógenas como reação ao dano e invasão tecidual e reação inflamatória nesse ambiente[45]. Essa condição em que as células apresentadoras de antígenos podem ser ativadas por substâncias endógenas liberadas por estresse ou injúria tecidual e pelo efeito da proteína *heat shock* é conhecida por ser mediada por *toll-like receptors* 4 sozinho ou em combinação com LPS[46].

Em um estudo recente, aventou-se a hipótese do envolvimento da microbiota na patogênese da endometriose. Laschke e Menger sugeriram que a microbiota seria capaz de alterar a capacidade dos macrófagos peritoneais em fagocitar restos endometriais provenientes da menstruação retrógrada e também de atacar as lesões endometrióticas recentemente implantadas. Além disso, a interação da microbiota com seu hospedeiro alteraria a ativação dos linfócitos T CD4+, que produzem interleucina-17, anteriormente descrita como estimuladora da síntese de interleucina-8 e interleucina-1β, que são citocinas pró-angiogênicas, promovendo hipervascularização da superfície peritoneal, evento fundamental para a sobrevivência, implantação e proliferação do tecido endometrial ectópico[47].

A base genética e hereditária da endometriose foi evidenciada no estudo de Bellelis *et al.*, em que aproximadamente 5,3% das pacientes relataram antecedentes familiares de primeiro grau com história de endometriose[48]. Em 2007, um estudo propôs diferentes classificações para os genes de suscetibilidade à endometriose, conforme demonstrado na Tabela 6.2.

Acredita-se também que alterações genéticas nas células endometriais tópicas podem levar ao desenvolvimento da endometriose, mas os mecanismos etiopatogênicos ainda permanecem obscuros. Tais alterações podem ocorrer com *up-regulation* do gene antiapoptótico Bcl-2 no endométrio ectópico de mulheres com endometriose[50]; diminuição da apoptose e aumento da proliferação nesse tecido ectópico[51]; risco para tendência à implantação deste pode ser hereditário, sendo seis vezes maior em parentes de primeiro grau da mulher afetada; alterações genéticas adquiridas podem ser uma forte fonte de sobrevivências para as células dos implantes ectópicos por consequência de fatores epigenéticos e estresse oxidativo[52].

CAPÍTULO 6 ▪ ENDOMETRIOSE

Tabela 6.2. Grupo de genes e frequência de correlação positiva com endometriose[49]

1) Citocinas/inflamação	42,9%
2) Enzimas sintetizantes de esteroides e enzimas de detoxificação e receptores	46,2%
3) Receptores de hormônios	60%
4) Metabolismo do estradiol	Não identificado
5) Outras enzimas e sistemas metabólicos	42,9%
6) Sistemas de fator de crescimento	66,7%
7) Moléculas de adesão e enzimas da matriz	40%
8) Apoptose, regulação do ciclo celular e oncogenes	22,2%
9) Sistema do antígeno leucocitário humano e componentes imunes	Não identificado

Outro fator de risco associado à endometriose é a alteração no *milieu* hormonal, gerando dependência estrogênica e resistência à progesterona. A endometriose é considerada uma desordem dependente de estrógenos e esse conceito ocorre pelo aumento da expressão da aromatase e diminuição da 17-beta-hidroxiesteroide desidrogenase, que resulta em aumento da concentração do estradiol biodisponível no local de implantação, culminando em maior liberação de prostaglandina E2 e, consequentemente, maior atividade da aromatase[53].

Além do processo inflamatório existente na endometriose, a microbiota também pode estar envolvida na regulação do estrogênio, onde a disbiose aumentaria os níveis circulantes desse hormônio, que resultaria no estímulo ao desenvolvimento das lesões endometrióticas[47].

A resistência endometrial à progesterona é um importante fator causal da endometriose. Evidências moleculares demonstram que essa resistência no endométrio eutópico está ligada à dominância de estrogênio[54]. Em razão do potente efeito anti-inflamatório da progesterona, a redução na sensibilidade a esse esteroide pode contribuir com a natureza autoimune da endometriose, assim como com alterações locais e sistêmicas mais específicas. Conforme os níveis de progesterona diminuem na fase secretória durante o ciclo menstrual, há um aumento de citocinas e quimiocinas pró-inflamatórias e de metaloproteinases, preparando o endométrio para o intenso processo inflamatório da menstruação[55].

Estudos recentes sugerem que poluentes ambientais também podem desempenhar um papel no desenvolvimento da endometriose, sendo considerados disruptores endócrinos, que são substâncias químicas exógenas que podem interferir na homeostase hormonal, principalmente na sinalização do estrogênio. Grande parte dessas evidências concentra-se na participação dos poluentes químicos persistentes, produtos com meia-vida longa ou produtos lipofílicos, que teriam grande capacidade de acumular-se no ecossistema e na cadeia alimentar, dos quais se pode citar dioxinas[56] e compostos pesticidas organoclorados[57,58], entre outros.

Dos inúmeros agentes químicos identificados, a 2,3,7,8-tetraclorodibenzo-p-dioxina (TCDD) é considerada o poluente ambiental mais tóxico já produzido pelo homem, por isso vem sendo muito estudado[59]. Entretanto, certos bifenilos policlorados (PCBs) apresentam toxicidade biológica similar à da TCDD, portanto também podem agir comprometendo a função reprodutiva.

Apesar de serem considerados poluentes ambientais de meia-vida curta, os ftalatos e o bisfenol A são sugeridos por apresentarem toxicidade reprodutiva e no desenvolvimento em humanos. Os ftalatos possuem efeitos antiandrogênicos, reduzindo a síntese de testos-

127

NUTRIÇÃO FUNCIONAL NA SAÚDE DA MULHER

terona e, provavelmente, de forma drástica, a liberação de estrogênio[60]. O bisfenol A age de forma diferente, interagindo com os receptores de estrogênio, estimulando a síntese desse hormônio, dada a sua similaridade com este, além de alterar a secreção de hormônios gonadotróficos[61].

Além das alterações hormonais, o complexo formado por TCDD/PCB e os receptores Ahr (receptores abundantes no endométrio e em células do sistema imune) podem ativar genes pró-inflamatórios de citocinas e quimiocinas, como IL-1, IL-8, TNF-α e RANTES, proporcionando um padrão crônico de sinalização pró-inflamatória, o que resultaria em uma interrupção da função endometrial normal[62]. Talvez todos, e não apenas um desses fatores, possam agir de forma sinérgica tanto na gênese como na progressão da doença[63].

Fatores dietéticos também exibem relação com a gênese e sintomas da endometriose, entre eles a composição de gordura da dieta e a ingestão de fibras, de vitaminas e minerais. A contratilidade do músculo liso, os níveis de estrógenos, a inflamação e metabolismo das prostaglandinas e a ciclicidade menstrual são fatores que podem contribuir com o desenvolvimento da endometriose e ser influenciados pela dieta.

A composição de ácidos graxos da dieta pode influenciar os níveis circulantes de IL-6 e outros marcadores inflamatórios em mulheres com endometriose[64]. As prostaglandinas E2 e F2 são metabólitos de ácidos graxos ômega 6 e pró-inflamatórios, podendo aumentar a contração uterina e os sintomas dolorosos, ao passo que metabólitos derivados de ácidos graxos ômega 3, que apresentam menor potencial inflamatório, podem ser utilizados para diminuir os sintomas álgicos[65].

MANIFESTAÇÕES CLÍNICAS NA ENDOMETRIOSE

Os principais sintomas da endometriose são dismenorreia progressiva, dispareunia, dor no momento da evacuação e diminuição da fertilidade, podendo ocorrer de forma isolada ou em conjunto. Segundo Sinaii *et al.*, os sintomas da endometriose nas mulheres ocorrem na seguinte proporção[66]:

- Dispareunia + dor pélvica + dismenorreia (34,45%).
- Dor pélvica + dispareunia (33,3%).
- Dor pélvica + dismenorreia (25,2%).
- Dismenorreia (12,7%).
- Dismenorreia + dispareunia (6,5%).
- Dor pélvica (6,5%).
- Dispareunia (0,7%).

A endometriose apresenta diferentes manifestações clínicas, dependendo da área de implantação do tecido endometrial ectópico: na forma do ovário, limitada aos implantes; no envolvimento peritoneal difuso; na endometriose profunda, que leva à implantação na vagina, reto, ligamentos pélvicos e saco de Douglas, sendo esta a forma mais sintomática, atingindo até 40% das pacientes[67]. As principais manifestações clínicas da endometriose são dor pélvica, dificuldade em engravidar e presença de massa pélvica em mulheres na fase reprodutiva, de forma isolada ou em associações. A tabela 6.3 resume o quadro clínico da endometriose, segundo a Frebasgo (2010).

128

CAPÍTULO 6 ▪ ENDOMETRIOSE

Tabela 6.3. Resumo das manifestações clínicas da endometriose[23]

História da dor	1. Dismenorreia intensa
	2. Dor pélvica crônica
	3. Dispareunia profunda
	4. Disquesia* menstrual
	5. Disúria** menstrual
História menstrual	1. Menarca precoce
	2. Polimenorreia
	3. Menorragia
	4. Hematoquesia, hematúria menstruais
História reprodutiva	1. Faixa etária reprodutiva
	2. Nuliparidade
	3. Infertilidade
	4. Dor após interrupção do anticoncepcional oral (ACO)
Exame ginecológico	1. Útero retrovertido com fixação
	2. Massa pélvica retrouterina ou anexial com fixação
	3. Nódulos ou espessamentos no fundo de saco
	4. Hiperalgesia (pontos-gatilho) no fundo de saco
Diagnóstico diferencial	1. Síndrome do Intestino Irritável
	2. Doença Inflamatória Pélvica
	3. Cistite Intersticial
	4. Câncer de Ovário
	5. Câncer de Intestino

* Perturbação na evacuação de fezes pelo reto.
** Desconforto miccional.

ALTERNATIVAS PARA TRATAMENTO DA ENDOMETRIOSE E MELHORA NA QUALIDADE DE VIDA DA PACIENTE

O tratamento para endometriose tem como principal objetivo o manejo da dor e do quadro de infertilidade, podendo ser medicamentosa ou cirúrgica ou a associação de ambos[68]. As terapias devem ser úteis no alívio e, por vezes, resolução dos sintomas, estimulação da fertilidade, eliminação das lesões endometrióticas e prevenção da recorrência[69].

Tratamento cirúrgico e/ou medicamentoso

Para uma grande quantidade de mulheres, o melhor tratamento é suspender a menstruação por alguns meses, mediante o uso de contraceptivos orais, fármacos hormonais e não hormonais. Naquelas que não desejam mais engravidar, o tratamento pode ser cirúrgico, em que se retiram o útero e anexos, representando, muitas vezes, a cura da doença, pois impediria a migração das células endometriais para outras áreas do corpo[70].

A escolha pelo tipo de tratamento dependerá do médico e das complicações da doença, sendo este indicado para o controle da dismenorreia, dispareunia e dor pélvica crônica, podendo-se utilizar fármacos hormonais e não hormonais.

O tratamento medicamentoso hormonal tem como estratégia reduzir o trofismo das lesões endometrióticas, promovendo um ambiente com baixas concentrações de estrogênio, e criar uma falsa situação de decidualização, lançando mão de tratamentos estroprogestativos[69]. Os fármacos normalmente utilizados são:

129

1) Progestágenos e combinações de estrógenos/progestágenos:
   - Contraceptivos orais
   - Medroxiprogesterona
   - Ciproterona
   - Acetato de norestiterona
   - Dispositivo intrauterino medicado com progesterona (DIU-levonorgestrel)
2) Análogos do hormônio liberador de gonadotrofinas (GnRH)
   - Agonistas do hormônio liberador de gonadotrofinas (GnRHa)
   - GnRHa + terapia hormonal *add-back*
   - Antagonistas do GnRH
3) Andrógenos
4) Inibidores de aromatases (AIs)
5) Antagonistas da progesterona
6) Moduladores seletivos dos receptores de estrógenos (SERMs)
7) Moduladores seletivos do receptor de progesterona (SPRMs)

O tratamento medicamentoso não hormonal se baseia na utilização de agentes farmacológicos que interferem na inflamação, angiogênese e nas vias de transdução de sinal, podendo prevenir ou inibir o desenvolvimento da doença, visto que a endometriose é considerada uma doença inflamatória pelos elevados níveis de citocinas, fatores de crescimento e macrófagos no líquido peritoneal, além da atividade alterada dos linfócitos B e aumento da incidência de anticorpos nas pacientes com endometriose[71].

Os fármacos mais recentemente utilizados são:
1) Imunomoduladores
   - Loxoribina
   - Pentoxifilina
   - Fator de necrose tumoral alfa
2) Anti-inflamatórios (inibidores da ciclo-oxigenase-2)
3) Estatinas
4) Inibidores do fator nuclear kappa-B
5) Inibidores da histona deacetilase
6) Fatores antiangiogênicos
7) Agonista de canabinoide

ABORDAGEM NUTRICIONAL NA ENDOMETRIOSE: A NUTRIÇÃO FUNCIONAL COMO PARTE INTEGRANTE DO TRATAMENTO

O tratamento nutricional na endometriose tem como objetivo atuar nos principais sintomas, como dor, inflamação e infertilidade. Além disso, há relação entre o estresse oxidativo e a doença, já que marcadores deste foram encontrados em altas concentrações no soro e no fluido peritoneal de pacientes com endometriose[72]. O plano alimentar deve ser balanceado, com quantidades adequadas de fibras, além de apresentar nutrientes que reduzam esses sintomas.

CAPÍTULO 6 ▪ ENDOMETRIOSE

No manejo da dor e da inflamação, estudos demonstram que nutrientes que podem ser considerados bons aliados são vitaminas do complexo B, magnésio e ômega 3, os quais podem exercer um papel anti-inflamatório em pacientes com endometriose, melhorando os sintomas álgicos mediante a modulação da biossíntese e a atividade bioquímica de prostaglandinas relacionadas à dor pélvica[73].

Nutrientes como cálcio, zinco, selênio, vitaminas C e E, além de compostos bioativos presentes nos alimentos (como fitoquímicos), possuem a capacidade de influenciar a saúde, interferindo em processos intimamente relacionados com a fisiopatologia da endometriose, como controle do crescimento celular, apoptose, sinalização celular e balanço hormonal, entre outros[74].

Ácidos graxos ômega 3

Os ácidos graxos da série ômega 3 exercem um impacto positivo na dismenorreia, reduzindo não só a dor, mas também a duração desta e o uso de analgésicos[75].

Uma dieta vegetariana, escassa em gorduras e, consequentemente, em ácidos graxos da série ômega 6, diminui a dor e a dismenorreia, segundo um estudo realizado por Barnard *et al.*[76]. Além disso, foi descrito que a razão ômega 3: ômega 6 é mais importante na redução da dor que o próprio consumo de ômega 3 isoladamente[77].

Outro efeito positivo de ácidos graxos poli-insaturados é que seu consumo reduz a ingestão de anti-inflamatórios não esteroidais, reduzindo o risco de úlceras e erosões gastrointestinais[78].

Diferentes estudos sugerem a suplementação com 2,5 a 5 g de óleo de peixe/dia para manejo da dor e redução do quadro inflamatório provocado pela doença.

Frutas, vegetais e fibras

Segundo Parazzini *et al.*, o consumo de frutas e vegetais está inversamente relacionado com o risco de endometriose[4]. São alimentos ricos em micronutrientes, prebióticos e compostos bioativos, tendo como destaque os flavonoides, que apresentam ação antioxidante. Em contrapartida, outros estudos relatam que o alto consumo de betacaroteno, frutas e fibras se associou a aumento do risco de endometriose[79,80]. Mais estudos devem ser desenvolvidos para se obter uma melhor compreensão da participação das fibras no processo de desenvolvimento da doença.

Vegetais crucíferos como brócolis, repolho, couve-flor e couve-de-bruxelas apresentam elevadas quantidades de dois compostos derivados da quebra de glicosinolatos, o indo-3-carbinol e o di-indolil metano, que são particularmente úteis para as vias estrógeno-específicas[81]. Tais elementos induzem reações enzimáticas que favorecem a detoxificação e a conversão do 17-betaestradiol em formas menos ativas (2-hidroxiestrona ao contrário da 16-beta-hidroxiestrona)[82,83].

A ingestão de fibras pode aumentar a excreção de estrogênio, desempenhando esse mesmo papel inverso com o risco de desenvolvimento da doença[84]. Relata-se que dietas vegetarianas podem aumentar os níveis séricos de ligantes e proteínas carreadoras de hormônios sexuais, diminuindo, dessa forma, a concentração disponível de estrogênio[85].

Vitaminas C e E

Dois potentes antioxidantes dietéticos como as vitaminas C e E podem desempenhar um importante papel protetor contra a doença. A vitamina E tem papel na prevenção da peroxidação lipídica, evitando dano tecidual e estresse oxidativo, enquanto a vitamina C, além de ação antioxidante, possui uma função importante na cicatrização, por ser cofator enzimático para a biossíntese de colágeno[86]. É muito recomendada na endometriose por suas propriedades anti-inflamatória e antioxidante[87].

Estudos *in vitro* demonstram que a vitamina E desempenha um efeito protetor no endométrio, ajudando a inibir a proliferação de células endometriais[88]. Pode ser útil na prevenção de aderências no endométrio mediante inibição na liberação de prostaglandina E2 e melhor remoção dos debris pélvicos pelos macrófagos[89].

Como as células da endometriose possuem um fenótipo alterado da produção de espécies reativas de oxigênio, aumentando a capacidade proliferativa das células e favorecendo a propagação da doença, lançar mão desses nutrientes na alimentação e/ou suplementação poderia favorecer a proteção contra a doença[90].

Sugere-se que a suplementação de vitamina E seja de 400 a 800 mg/dia, sendo o primeiro valor considerado como dose ótima de consumo. Já a suplementação de vitamina C deve ser em torno de 300 mg/dia, não devendo-se ultrapassar 1.000 mg/dia.

Vitamina D

O risco de endometriose pode ser influenciado pela ingestão dietética de vitamina D e pela concentração de 25-hidroxivitamina D. Além de seu papel extensamente estudado na homeostase óssea e no metabolismo do cálcio, tem demonstrado ser capaz de influenciar a função imune, exibindo também ações anti-inflamatória e antiproliferativa[91].

Mulheres com endometriose exibem alterações na imunidade celular, como concentração e razão entre linfócitos *T-helper*: linfócitos T supressores alterada[92]. Dessa forma, em razão desses efeitos imunomodulatórios, a vitamina D poderia influenciar o desenvolvimento da endometriose. Além de efeitos sobre a imunidade celular, sua forma ativa reduz a síntese de mediadores inflamatórios, como IL-6, TNF e prostaglandinas pela supressão da expressão da ciclo-oxigenase 2 (COX-2) na endometriose[93].

A forma ativa dessa vitamina tem sido descrita como um potente regulador do crescimento e da diferenciação celular na endometriose[94]. Variações nas concentrações da proteína de ligação da vitamina D também foram encontradas em pacientes com endometriose[95]. Apenas 5% delas estão realmente ligadas à vitamina D e seus metabólitos. O restante tem funções importantes, incluindo a conversão de um poderoso fator ativador de macrófagos na ativação dos processos inflamatórios no corpo. A vitamina D está associada com o aumento de HDL[96], que se relaciona à redução dos sintomas da endometriose[97].

Um protocolo experimental usando inibidores da aromatase concomitantemente com a suplementação de vitamina D alcançou resultados promissores no tratamento da endometriose[98]. Além disso, também foi demonstrada redução no tamanho das células endometrióticas com a vitamina D (800 UI)[99].

Dado o seu importante papel na regulação do sistema imune, esse nutriente torna-se bastante importante no manejo da endometriose, sendo sua deficiência colaboradora para o aumento de mediadores inflamatórios.

Zinco e selênio

O zinco é um nutriente-chave por ser anti-inflamatório e antioxidante, prevenindo a geração de citocinas inflamatórias. Também é importante para a regulação do sistema imune e pode ser útil na cicatrização do tecido endometrial.

Por a inflamação, a disfunção do sistema imune e o estresse oxidativo desempenharem um papel na endometriose, o zinco parece ser um importante nutriente no manejo da doença. Seu *status* deve ser avaliado em todos os pacientes e corrigido, se necessário[100].

O selênio é um potente antioxidante que executa suas funções mediante sua incorporação às selenoproteínas, as quais têm um papel-chave na proteção antioxidante, influenciando as respostas inflamatória e imune. O selênio, assim como as vitaminas do complexo B, desempenha um papel-chave na detoxificação hepática, auxiliando na eliminação de estrógenos[101].

Além de auxiliar o processo de detoxificação, o selênio desempenha um papel importante na endometriose, já que uma das manifestações clínicas da doença é a infertilidade. A atividade diminuída da glutationa peroxidase dependente de selênio no fluido folicular se associa a oócitos não fertilizados. Portanto, supõe-se que níveis diminuídos de selênio/glutationa peroxidase aumentam o estresse oxidativo no microambiente do oócito, afetando seu desenvolvimento normal, levando à infertilidade. Sendo esse micronutriente um cofator para a glutationa peroxidase, este desempenha um papel central e protetor nessa manifestação clínica da endometriose, removendo hidroperóxidos lipídicos e peróxido de hidrogênio[102].

Vários estudos já demonstraram um efeito benéfico do zinco na saúde humana, principalmente em relação à regulação do sistema imune. Sugere-se uma suplementação de 30 a 45 mg de zinco elementar e de 200 a 400 mcg/dia de selênio.

Cálcio e magnésio

Como o cálcio tem papel na função neuromuscular, sua aplicação em pacientes com endometriose parece ser bastante eficaz em reduzir dores causadas por cólicas menstruais. Sua deficiência se associa à cólica pré-menstrual. Deve-se levar em consideração sua suplementação para manejo da dor na endometriose[103].

Diferentes estudos realizados demonstraram que o magnésio desempenha um papel na função reprodutiva feminina. Em um deles, observou-se que as trompas de Falópio de mulheres com endometriose exibem um comportamento de contração irregular e mais espasmódico. Dessa forma, como o magnésio é um micronutriente com ação relaxante muscular, poderia auxiliar no tratamento da endometriose por esse efeito sobre a menstruação retrógrada[92]. O magnésio também apresenta associação com a redução das dores causadas por cólicas menstruais. Estudos demonstram que sua utilização deve ser de pelo menos cinco meses para o alcance total dos benefícios[104]. A suplementação de cálcio e magnésio em conjunto promoveria alívio nos espasmos e cólicas associadas à endometriose.

A suplementação de cálcio também deve ser considerada por este mineral auxiliar no processo de eliminação de toxinas e do excesso de estrógeno do corpo. Sugere-se a suplementação de 500 mg/dia, na forma de carbonato. Já as quantidades propostas para suplementação de magnésio giram de 500 a 1.000 mg diários, lembrando sempre que a proporção entre cálcio e magnésio deve ser de 1:1 a 1:2.

Vitaminas do complexo B

As vitaminas do complexo B desempenham um importante papel na endometriose, participando de diversas funções metabólicas, como no metabolismo energético, crescimento celular, regulação do DNA e produção de neurotransmissores.

NUTRIÇÃO FUNCIONAL NA SAÚDE DA MULHER

Na detoxificação hepática, é requerida, especialmente, a piridoxina, inativando, dessa forma, o estrogênio e outras substâncias. Sem a adequada ingestão de fontes dessas vitaminas, o processo de detoxificação não ocorre de maneira adequada, o que promoveria a recirculação de estrógenos, agravando a doença, visto que a endometriose é uma enfermidade estrógeno-dependente. Além disso, as vitaminas do complexo B ajudam na conversão do ácido linoleico em ácido gamalinolênico, um componente essencial na produção de prostaglandinas da série ímpar, com um contexto menos inflamatório. A ação dessas prostaglandinas pode inibir o crescimento do tecido endometrial[105].

Além do envolvimento no processo de detoxificação, a tiamina tem demonstrado ser bastante eficiente no tratamento da dismenorreia[104] e a piridoxina tem participação na síntese de hormônios e prostaglandinas. Estudos sugerem a utilização de 50 a 100 mg de vitaminas do complexo B ao dia.

Probióticos

O aumento da expressão de citocinas inflamatórias na endometriose também está associado a uma microbiota intestinal alterada[106]. Essas citocinas têm papel na promoção da adesão do tecido endometrial a outros tecidos, quando este se encontra em excesso no fluido peritoneal. Em parte, isso se deve à disbiose. Estudos realizados em modelos animais demonstram uma correlação positiva entre a disbiose e a endometriose[107]. Como os probióticos são utilizados com sucesso no tratamento de doenças que exibem perfil semelhante ao de citocinas da endometriose, possivelmente sua utilização no tratamento desta obtenha o mesmo sucesso.

Muitos pacientes com endometriose cursam com desconforto digestivo e distensão abdominal. Tais sintomas estão correlacionados com flutuações hormonais que ocorrem no ciclo endometrial, o que afeta a absorção de nutrientes, agravando ainda mais a sintomatologia. O uso de probióticos visa corrigir o quadro de disbiose, que contribui para o excesso de estrogênio observado em pacientes com endometriose[108].

A quantidade de bactérias viáveis administradas na forma de suplemento deve ser de 10^9 a 10^{11} bactérias por dose. Se uma formulação contém múltiplas cepas, cada cepa deve estar presente em quantidades maiores ou iguais a 10^9, pois quantidades inferiores a essa podem não produzir efeitos terapêuticos. Para correção do quadro de disbiose, sugere-se a utilização das cepas *L. rhamnosus* GG, *B. lactis* Bb12 e HN019 e *L. paracasei Schirota*.

Polifenóis

O chá-verde é considerado um dos maiores promissores para prevenir e tratar câncer. A principal catequina encontrada nele tem sido utilizada para o tratamento de diversos tipos de câncer, por seus efeitos antioxidante, antiangiogênico e antiproliferativo[109]. Diversos estudos têm demonstrado que a epigalocatequina-3-galato inibiu células cancerosas no cérvix[110] e no ovário humano[111].

Outro composto eficaz é o resveratrol. Evidências indicam que esse composto tem propriedades anticarcinogênica, anti-inflamatória e antioxidante[112]. Vários efeitos positivos foram observados com esse composto no tratamento de carcinoma hepático[113] e cânceres de mama[112] e de pulmão[114].

A utilização da epigalocatequina-3-galato e do resveratrol parece ser um fator protetor contra a endometriose. A epigalocatequina-3-galato foi capaz de reduzir o volume das lesões endometrióticas em estudo com animais, aumentou a apoptose interna, suprimiu a liberação de VEGF, inibiu o processo de angiogênese e a resposta inflamatória[115]. Da mesma forma, o resveratrol reduziu o volume das lesões e os níveis de VEGF e da proteína quimiotática de monócitos 1 (MCP-1) no líquido peritoneal de ratos[116].

134

Em um estudo mais recente, os autores observaram que tanto a epigalocatequina-3-galato quanto o resveratrol exibiram efeitos positivos no tratamento da endometriose em modelo animal. Ambos foram capazes de reduzir o tamanho das lesões, a proliferação celular, a densidade vascular, assim como aumentaram a apoptose interna das lesões[117].

Além da epigalocatequina-3-galato e do resveratrol, flavonoides como quercetina, apigenina, crisina, kaempferol e genisteína também exibem efeitos benéficos sobre mediadores inflamatórios como a COX-2, modulando sua transcrição e atividade[118]. Em estudos com modelos animais foi utilizada a dosagem de 125 a 250 mg/kg/dia de N-acetilcisteína.

N-acetilcisteína

Na sua forma acetilada de N-acetilcisteína, o aminoácido cisteína foi descrito[90] como regulador da proliferação das células endometrióticas, além de reduzir o estresse oxidativo pela diminuição da produção de peróxido de hidrogênio. A suplementação com esse aminoácido demonstrou redução do endometrioma, substituindo o comportamento de proliferação dessas células por um comportamento de diferenciação, diminuindo, dessa forma, a atividade invasiva das células e a inflamação[119].

Estudos *in vitro* e *in vivo* em modelos de endometriose demonstraram que a N-acetilcisteína foi capaz de diminuir a proliferação celular endometrial, por sua capacidade antioxidante[120]. Entretanto, outros estudos com células cancerosas de origem epitelial, que apresentam a mesma origem das células endometriais, demonstraram que a ação desse composto vai além de sua capacidade antioxidante. A N-acetilcisteína desempenha ação antiproliferativa relacionada a alterações morfológicas, bioquímicas e moleculares que culminam em diminuição de sua capacidade invasiva, sendo um composto promissor na manutenção da homeostase redox, interferindo na rede de proliferação/diferenciação celular[121-124].

Alimentos não recomendados para pacientes portadoras de endometriose

O consumo de carne vermelha é citado como fator de risco para o desenvolvimento da endometriose, pois geralmente uma dieta com esse alimento contém maior quantidade de gordura, proporcionalmente mais rica em ômega 6, promovendo a formação de prostaglandinas da série par, com um contexto mais inflamatório[4]. A redução do consumo de proteína animal reduziria o excesso de gordura corporal e, consequentemente, a produção periférica de estrógenos.

Além do consumo de carne vermelha, o uso de álcool exibe relação com o aumento do risco de desenvolver a doença[3]. Da mesma forma, o consumo de gordura do tipo trans se associa com moléculas metabólicas que participam de processos inflamatórios, como TNF e seu receptor, IL-6 e proteína C reativa, sendo não aconselhável seu uso não só por ser um fator de risco para a doença, mas também por apresentar risco à saúde[125].

FITOTERÁPICOS COMO TERAPIA COADJUVANTE NO MANEJO DA ENDOMETRIOSE

Um método alternativo de tratamento da endometriose é a fitoterapia. Seu uso para tratar sintomas da doença é bem descrito pela literatura chinesa. Os fitoterápicos comumente utilizados pelas mulheres portadoras de endometriose têm demonstrado efeitos antiproliferativo, antioxidante, analgésico e anti-inflamatório nas células endometrióticas, sendo uma promessa no tratamento da endometriose *in vitro*[126,127].

Angelica sinensis

A *Angelica sinensis* desempenha diferentes efeitos no tratamento da endometriose, sendo utilizada como antioxidante, anti-inflamatório e antiespasmódico[128].

Sua ação anti-inflamatória se dá mediante a inibição do fator nuclear κB (NF-κB), de prostaglandinas, macrófagos peritoneais e citocinas[129]. O NF-κB é responsável por ativar a longo prazo o sistema imune inato, ligado à sobrevivência celular na endometriose, além de regular positivamente a transcrição da COX-2, que é um mediador pró-inflamatório e pró-angiogênico, aumentando a produção de estradiol pelo incremento da atividade da aromatase, o que contribui com a proliferação celular e o desenvolvimento contínuo das lesões endometrióticas[130]. Em 2011, um estudo demonstrou que esse fitoterápico foi capaz de inibir o NF-κB e os macrófagos estimulados por LPS[131]. Estudos sugerem a utilização de 1 a 2g de extrato seco ou 0,5 a 2 mL de extrato fluido 3 vezes ao dia.

Apresenta atividade antiespasmódica uterina, reguladora da menstruação e previne a dismenorreia. Entretanto, pacientes que apresentam fluxo menstrual abundante e estejam em uso de medicação anticoagulante e antiplaquetária devem ter cuidado ao utilizá-lo[128].

Glycyrrhiza glabra (alcaçuz)

Este fitoterápico é citado em estudos por sua capacidade antioxidante e anti-inflamatória. Em um estudo realizado em 2006, observou-se que a utilização de *G. glabra* levou a um aumento significativo no nível de duas poderosas enzimas antioxidantes, a superóxido dismutase e a catalase, bem como do teor de ácido ascórbico no fígado.

Segundo aos autores, tais efeitos podem se dever à presença de ácidos fenólico e ascórbico na raiz[132]. Posteriormente, os mesmos autores observaram que o extrato etanólico de *G. glabra* demonstrou ação antioxidante potente por meio da "limpeza" de espécies reativas de oxigênio e nitrogênio, doação de íons hidrogênio, ação quelante de metais, antiperoxidação lipídica mitocondrial e capacidade redutora, ações atribuídas ao elevado teor de compostos fenólicos[133].

Sua capacidade anti-inflamatória tem relação com a inibição de prostaglandinas e macrófagos peritoneais. Foi observado que glabridina e isoliquitirigenina, ambos constituintes da *G. glabra*, são capazes de inibir a secreção de prostaglandina E2 estimulada por LPS em macrófagos de murinos[134]. Sugere-se a utilização de 2 a 4 mL de extrato fluido ou 250 a 500 mg do extrato seco.

Pacientes portadoras de hipertensão arterial, hiperestrogenismo e diabetes devem ter cuidado ao utilizá-lo. Seu uso prolongado em altas doses promove aumento da pressão arterial e efeitos semelhantes aos causados por corticosteroides[135].

Phytolacca americana (caruru-de-cacho)

A *Phytolacca americana* parece exercer duas diferentes ações na endometriose, apresentando atividades antiproliferativa e analgésica. Sua atividade antiproliferativa foi testada em linhagens celulares cancerígenas de humanos e em modelos animais, demonstrando uma cascata de sinalização celular alternativa para a atividade antiproliferativa, além da desempenhada pela progesterona, visto que na endometriose há insensibilidade a esse hormônio[136].

CAPÍTULO 6 • ENDOMETRIOSE

Quanto à sua outra ação, esse fitoterápico foi descrito como candidato a agente analgésico. Entretanto, o mecanismo pelo qual desempenha essa ação antinociceptiva permanece desconhecido. Sua ação analgésica foi descrita como semelhante à da morfina quando testada em camundongos, utilizando-se a parte aérea da planta[137].

Seu uso deve ser cuidadoso, apesar de seus benefícios, pois diferentes estudos mencionam *P. americana* como uma espécie tóxica[138,139], em razão de perturbações gastrointestinais, como náuseas, vômitos e diarreia após seu consumo.

Centella asiatica

A *Centella asiatica* é um fitoterápico utilizado no tratamento da endometriose como antioxidante e antiproliferativo[140]. Seu poder antioxidante foi comprovado, tendo como princípios ativos triterpenos, ácido asiático e ácido madecássico e seus derivados triterpenos[141]. Entre os triterpenos isolados da planta, o ácido asiático é o mais abundante e responsável por estimular a atividade antioxidante na fase inicial do processo de cicatrização de feridas[142]. Sua atividade antioxidante tem sido atribuída a diversos mecanismos, como ligação de íons de metal de transição, decomposição de peróxidos e poder de eliminação de radicais[143]. A concentração de uso sugerida é de 500 mg de Centella asiatica duas vezes ao dia.

Pacientes portadores de gastrite e/ou úlcera gastroduodenal devem ter cuidado ao utilizá-lo[144].

Calendula officinalis (calêndula)

Para tratar a endometriose, esse fitoterápico é utilizado por suas propriedades antioxidante, anti-inflamatória, antiespasmódica e antiproliferativa. Sua atividade antioxidante foi demonstrada em um estudo em que o extrato de *C. officinalis* promoveu aumento significativo dos níveis plasmático e hepático de glutationa. A glutationa redutase encontrou-se aumentada, ao passo que a glutationa peroxidase encontrou-se reduzida após o uso do extrato[145].

O efeito anti-inflamatório da *C. officinalis* vem da supressão de duas enzimas-chave na formação de eicosanoides pró-inflamatórios provenientes do ácido araquidônico, a 5-lipo-oxigenase e a COX-2, após a utilização do fitoterápico[146]. Pode ser utilizada na forma de infusão de 1 a 2 g em 150 mL de água.

Chelidonium majus (erva-andorinha)

Este fitoterápico é descrito como anti-inflamatório, antiproliferativo e analgésico. Estudos em animais demonstram que seu efeito anti-inflamatório se deve à capacidade de inibir a liberação de citocinas, como TNF, IL-6, INF, IL-4, além do influxo de linfócitos T nos linfonodos e baço[146]. Posteriormente, o extrato de *C. majus* foi testado como antiproliferativo, apresentando boa eficácia em linhagens celulares cancerosas de modelos animais e humanos[147].

O extrato aquoso da planta, que apresenta propriedades analgésicas, comumente utilizado no tratamento da endometriose, foi capaz de suprimir o ácido gama-aminobutírico (GABA) e elevar a ativação, pelo glutamato, de canais iônicos em neurônios da substância cinzenta da região periaquedutal, os quais fazem parte do controle da dor, indicando, dessa forma, a utilização desse fitoterápico em situações de dor crônica, como na endometriose[148].

Superdosagens podem levar a estados narcóticos, irritação do trato respiratório, tosse irritante, bradicardia e crises tetaniformes. Tem-se mencionado que o uso contínuo de extratos orais de celidônia podem ser carcinogênicos e ulcerogênicos. É contraindicado durante a gravidez e lactância[149].

Uncaria tomentosa (unha-de-gato)

A *U. tomentosa*, conhecida como unha-de-gato, possui diferentes propriedades que se encaixam na fisiopatologia da endometriose. Tem ações anti-inflamatórias, imunomoduladoras, antioxidantes, antiestrogênicas, entre outras. Parece inibir a expressão gênica de iNOS, a formação de citrato, a morte celular, a produção de prostaglandinas 2 e a ativação de NF-κB e TNF-α[150-153]. Além disso, é capaz de fazer a varredura de radicais livres e estimular o processo de apoptose.

Segundo um estudo realizado com um modelo animal em 2011, a utilização do extrato de unha-de-gato (32 mg/dia), via oral, foi capaz de reduzir, de forma significativa, implantes de endometriose, o que provavelmente ocorreu pela ação do fitoterápico no processo inflamatório[154].

Zingiber officinale (gengibre)

Como planta medicinal, o gengibre tem sido bastante estudado e aplicado, inclusive no tratamento complementar da endometriose. Possui atividades antioxidante, anti-inflamatória, antiproliferativa, antiespasmódica e analgésica. O gengibre fresco contém vários fitoquímicos com atividades biológicas relevantes nas doenças associadas com as espécies reativas de oxigênio. O extrato de gengibre demonstra característica antioxidante por meio da eliminação do ânion superóxido e do radical hidroxila. Além disso, os altos níveis de gingerol, composto predominante no gengibre, inibiram o complexo ferro-ascorbato induzido pela peroxidação lipídica nos microssomos hepáticos de ratos[155]. Em modelos de câncer de mama, os flavonoides do gengibre demonstraram capacidade antioxidante *in vitro*[156]. Outro estudo desenvolvido com várias linhagens celulares de câncer demonstrou que o 6-shogaol e o 10-gingerol foram capazes de inibir a peroxidação lipídica[157].

Diferentes estudos demonstram a capacidade anti-inflamatória presente no gengibre. O 6-gingerol, substância presente na planta, foi capaz de inibir o aumento de TNF-α e IL-1 induzido pela ativação do NF-κB e a expressão de genes pró-inflamatórios de IL-6, IL-8 e IL-1β[158]. Além disso, os metabólitos do 6-gingerol também foram capazes de inibir a expressão da COX-2 pelo bloqueio da ativação da MAP kinase p38 e do NF-κB. A inibição da expressão de COX-2 e do óxido nítrico sintase (i-NOS) em macrófagos também foi observada na presença de outro constituinte do gengibre, o 6-shogaol[159].

Diversos estudos concluíram que os componentes bioativos tanto do extrato seco quanto da tintura provenientes de rizomas do gengibre responsáveis pelas atividades anticancerígenas são os compostos fenólicos 4-, 6-, 8- e 10- gingeróis, paradol e shagaol. Tem se demonstrado que tais compostos fenólicos, especialmente os gingeróis, exibem propriedades antiproliferativa e antiangiogênica não só *in vitro*, mas também *in vivo*, em vários modelos de câncer[160,161]. Por exemplo, 6-gingerol desempenhou papel antiproliferativo mediante ação sobre o ciclo celular, promovendo a parada deste na fase G1, além de estimular a apoptose[162,163]. A maioria dos estudos realizados relata a utilização de 1g de pó seco de gengibre ao dia. Pode-se também utilizar 100 a 200 mg do extrato seco padronizado com gingerol e shagaol 20% três vezes ao dia.

Doses acima das recomendadas (2 a 4g) podem gerar desconforto abdominal, pirose, diarreia e irritação das mucosas oral e faríngea[128].

Curcuma longa (cúrcuma)

A curcumina é o principal componente ativo da *C. longa*. Diversos estudos animais e *in vitro* indicam que a curcumina apresenta atividade anti-inflamatória[164].

Em modelo de endometriose *in vitro*, demonstrou-se que a curcumina desempenha atividade anti-inflamatória em células estromais endometriais mediante a inibição de uma citocina pró-inflamatória e pró-angiogênica, o fator de inibição da migração de macrófagos (MIC)[165].

Além disso, foi descrito que esse composto exerce efeito pela modulação de importantes alvos moleculares, incluindo a expressão genética mediada pelo NF-κB de TNF-α, IL-1, IL-6; outros fatores de transcrição, como a betacatenina e receptor ativado por proliferadores de peroxissoma gama (PPAR-γ); enzimas como a COX-2 e iNOS; receptores como receptor do fator de crescimento epidérmico (EGFR) e fator de crescimento da epiderme humana-2 (HER-2); além de proteínas do ciclo celular, como a ciclina D1 e p21[166].

Corroborando os dados anteriormente descritos, outro estudo mais recente demonstrou que a curcumina foi capaz de inibir a transcrição de NF-κB em células estromais endometrióticas, atenuando a expressão de ICAM-1, VCAM-1 (molécula de adesão vascular-1), IL-6, IL-8 e MCP-1 (proteína quimiotática de monócitos-1)[167].

O efeito antiproliferativo/pró-apoptótico da *C. longa* foi testado em diferentes linhagens celulares de câncer. Estudos demonstram que esse composto foi capaz de estimular a apoptose nas células tumorais por diferentes vias de sinalização[168,169]. Em um estudo recente, a curcumina foi testada em linhagens celulares hepáticas, em que não somente estimulou a apoptose destas, como também aumentou a quantidade de fatores pró-apoptóticos, como Fas e a proteína p53, enquanto promoveu diminuição no Bcl-2, um fator antiapoptótico[170].

Sua ação antioxidante foi medida em um estudo realizado com linhagens celulares de melanoma, em que foi analisada a atividade de sequestro de radicais livres pelo antioxidante ante o radical difenil-picril-hidrazil (DPPH). Os autores observaram que a utilização do extrato alcoólico de *C. longa* aumentou a capacidade antioxidante das células, provavelmente por um mecanismo que envolve a modulação do estresse oxidativo[171].

A atividade nociceptiva da curcumina foi avaliada em um estudo com modelo animal, em que diferentes doses foram administradas após uma lesão. O grupo controle foi tratado com o anti-inflamatório diclofenaco e o outro grupo, com curcumina. Observou-se que houve não só resposta analgésica em todas as diferentes doses administradas, mas também sinergia com o diclofenaco que, administrado em uma dose subanalgésica, potencializou o efeito da curcumina[172]. Estudos relatam que a utilização de 1000 a 1200 mg do composto exerce excelentes efeitos anti-inflamatórios e antioxidantes.

O uso de *C. longa* é exclusivamente adulto e não recomendado a pacientes em uso de medicações que alterem a coagulação (antiagregantes plaquetários, anticoagulantes, heparina de baixo peso molecular e agentes trombolíticos), aumentando o risco de casos de sangramento, pacientes com obstrução de vias biliares e litíase biliar e pacientes com úlceras gástricas[173].

Outros fitoterápicos utilizados na endometriose

Além dos compostos anteriormente descritos, alguns outros são também utilizados como tratamento adjuvante da endometriose. Vale lembrar que, além de o paciente receber aconselhamento de forma individual em relação à dieta e ao estilo de vida, a abordagem individual ao tratamento com fitoterápicos também é fundamental, tendo como objetivo atender às necessidades individuais de cada paciente, sendo a prescrição adaptada à maneira como este leva o tratamento.

Com efeito anti-inflamatório, seja por inibição no NFκB, citocinas ou leucotrienos, há *Achillea millefolium*, *Carduus marianus*, *Schisandra chinensis* e *Alchemilla vulgaris*. Já com efeito antiespasmódico, há *Viburnum prunifolium* e *Hyoscyamus niger*, tendo o último também efeito analgésico. Dos compostos anteriormente citados, os que desempenham papel antiproliferativo são *Achillea millefolium*, *Achillea vulgaris* e *Carduus marianus*[174].

REFERÊNCIAS BIBLIOGRÁFICAS

1. Hickey M, Ballard K, Farquhar C. Endometriosis. BMJ. 2014;348:g1752.
2. Nnoaham KE, Hummelshoj L, Webster P, D'Hooghe T, Cicco Nardone F, Cicco Nardone C, et al. Impact of endometriosis on quality of life and work productivity: a multicenter study across ten countries. Fertil Steril. 2011;96:366-73.
3. Heilier JF, Donnez J, Nackers F, Rousseau R, Verougstraete V, Rosenkranz K, et al. Environmental and host-associated risk factors in endometriosis and deep endometriotic nodules: a matched case-control study. Environ Res. 2007;103:121-9.
4. Parazzini F, Chiaffarino F, Surace M, Chatenoud L, Cipriani S, Chiantera V, et al. Selected food intake and risk of endometriosis. Hum Reprod. 2004;19:1755-9.
5. Hsu AL, Khachikyan I; Stratton P. Invasive and noninvasive methods for the diagnosis of 746 endometriosis. Clin Obstet Gynecol. 2010;53:413-9.
6. Abrao MS. Endometriose: uma visão contemporânea. 1. ed. Rio de Janeiro: Revinter, 2000.
7. Eskenazi B, Warner ML. Epidemiology of endometriosis. Obstet Gynecol Clin North Am. 1997;24:235-58.
8. Mathias S, Kupperman M, Liberman R, Lipschutz R, Steege J. Chronic pelvic pain: prevalence, health related quality of life, and economic correlates. Obstetric and Gynecol. 1996;87:321-7.
9. Vinatier D, Orazi G, Cosson M, Dofour P. Theories of endometriosis. Eur J Obstet Gynecol Reprod Biol. 2001;96:21-34.
10. Arruda MS, Petta CA, Abrão MS, Benetti-Pinto CL. Time elapsed from the onset of symptoms to diagnosis of endometriosis in a cohort study of Brazilian women. Hum Reprod. 2003;18:756-59.
11. Stefansson H, Geirsson RT, Steinthorsdottir V, Jonsson H, Manolescu A, Kong A, et al. Genetic factors contribute to the risk of developing endometriosis. Hum Reprod. 2002;17:555-9.
12. Hemmings R, Rivard M, Olive DL, Poliquin-Fleury J, Gagné D, Hugo P, et al. Evaluation of risk factors associated with endometriosis. Fertil Steril. 2004;81:1513-21.
13. Kashima K, Ishimaru T, Okamura H, Suginami H, Ikuma K, Muramaki T, et al. Familial risk among Japanese patients with endometriosis. Int J Gynecol Obstet. 2004;84:61-4.
14. Petta CA, Matos AM, Bahamondes L, Faúndes D. Current practice in the management of symptoms of endometriosis: a survey of Brazilian gynecologists. Rev Assoc Med Bras. 2007;53:525-9.
15. Viganò P, Parazzini F, Somigliana E, Vercellini P. Endometriosis: epidemiology and aetiological factors. Best Pract Res Clin Obstet Gynecol. 2004;18:177-200.
16. Olive DL, Pritts EA. The treatment of endometriosis: a review of the evidence. Ann N Y Acad Sci. 2002;955:360-72.
17. Menezes A. Pesquisa vincula excesso de peso e má qualidade de vida a doenças hormonais. Cienc Cult. 2005;57(1).
18. Ruano JMC, Lemos NLBM, Tso LO, Rodrigues FP, Kati LM, Noguti A, et al. Endometriose em mulheres com dor pélvica crônica: tratamento clínico. São Paulo: Associação Médica Brasileira e Conselho Federal de Medicina, 2011.
19. Brandão A. Endometriose. In: Brandão A, Werner Jr H, Daltro P. Ressonância magnética em obstetrícia e ginecologia. Rio de Janeiro: Revinter, 2003.

20. Nácul AP, Spritzer PM. Current aspects on diagnosis and treatment of endometriosis. Rev Bras Ginecol Obstet. 2010;32(6):298-307.

21. Abrao MS. SBE. Revista da Associação Brasileira de Endometriose e Ginecologia Minimamente Invasiva. 2013;1(15).

22. American Society for Reproductive Medicine. Revised classification of endometriosis. Fertil Steril. 1996;67:817-21.

23. Federação Brasileira das Associações de Ginecologia e Obstetrícia - Febrasgo. Manual de orientação em endometriose 2010. Disponível em: http://professor.ucg.br/SiteDocente/admin/arquivosUpload/13162/material/ENDOMETRIOS E%20-%20FEBRASGO%202010.pdf. Acesso em: 1 jul 2016.

24. Nap AW, Groothuis PG, Demir AY, Evers JLH, Dunselman GAJ. Pathogenesis of endometriosis. Best Pract Res Clin Obstet Gynaecol. 2004;18(2):233-44.

25. Ohtake H, Katabuchi H, Matsuura K, Okamura H. A novel in vitro experimental model for ovarian endometriosis: the three-dimensional culture of human ovarian surface epithelial cells in collagen gels. Fertil Steril. 1999;71:50-5.

26. Fuji S. Secondary mullerian system and endometriosis. Am J Obstet Gynecol. 1991;165:219-25.

27. Suginami HA. A reappraisal of the celomic metaplasia theory by reviewing endometriosis occurring in unusual sites and instance. Am J Obstet Gynecol. 1991;165:214-8.

28. Burney RO, Giudice LC. Pathogenesis and pathophysiology of endometriosis. Fertil Steril. 2012;98(3):511-9.

29. Ahn S, Monsanto S, Miller C, Singh S, Thomas R, Tayade C. Pathophysiology and immune dysfunction in endometriosis. Biomed Res Int. 2015;795-976.

30. Halme J, Hammond MG, Hulka JF. Retrograde menstruation in healthy women and patients with endometriosis. Obstet Gynecol. 1984;64:151-4.

31. Syrop CH, Halme J. Peritoneal fluid environment and infertility. Fertil Steril. 1987;48:1-9.

32. Jubanyik KJ, Comite F. Extrapelvic endometriosis. Obstet Gynecol Clin North Am. 1997;24:411-40.

33. Ministério da Saúde. Protocolo Clínico e Diretrizes Terapêuticas. Portaria SAS/MS n. 144, de 31 de março de 2010 (retificada em 27.08.10). Disponível em: http://portal.saude.gov.br/portal/arquivos/pdf/pcdt_endometriose_livro_2010.pdf. Acesso em: 31 jul 2016.

34. Berkkanoglu M, Arici A. Immunology and endometriosis. Am J Reprod Immunol. 2003;50:48-59.

35. Nap AW, Groothuis PG, Demir AY, Maas JW, Dunselman GA, de Goeij AF, et al. Tissue integrity is essential for ectopic implantation of human endometrium in the chicken chorioallantoic membrane. Hum Reprod. 2003;18:30-4.

36. Oosterlynck DJ, Cornillie FJ, Waer M, Vandeputte M, Koninckx PR. Women with endometriosis show a defect in natural killer activity resulting in a decreased cytotoxicity to autologous endometrium. Fertil Steril. 1991;56:45-51.

37. Somigliana E, Vigano P, Gaffuri B, Candiani M, Busacca M, Di Blasio AM, et al. Modulation of NK cell lytic function by endometrial secretory factors: potential role in endometriosis. Am J Reprod Immunol. 1996;36:295-300.

38. Somigliana E, Vigano P, Gaffuri B, Guarneri D, Busacca M, Vignali M. Human endometrial stromal cells as a source of soluble intercellular adhesion molecule (ICAM)-1 molecules. Hum Reprod. 1996;11:1190-4.

39. Sinaii N, Cleary SD, Ballweg ML, Nieman LK, Stratton P. High rates of autoimmune and endocrine disorders, fibromyalgia, chronic fatigue syndrome and atopic diseases among women with endometriosis: a survey analysis. Hum Reprod. 2002;17:2715-24.

40. Harada T, Iwabe T, Terakawa N. Role of cytokines in endometriosis. Fertil Steril. 2001;76:1-10.

41. Podgaec S, Abrao MS, Dias Jr JA, Rizzo LV, Oliveira RM, Baracat EC. Endometriosis: an inflammatory disease with a Th2 immune response component. Hum Reprod. 2007;22(5):1373-9.

42. Podgaec S, Dias Junior JA, Chapron C, Oliveira RM, Baracat EC, Abrão MS. Th1 and Th2 immune responses related to pelvic endometriosis. Rev Assoc Med Bras. 2010;56(1):92-8.

43. Trovó de Marqui AB. Genetic polymorphisms and endometriosis: contribution of genes that regulate vascular function and tissue remodeling. Rev Assoc Med Bras. 2012;58(5):620-32.

44. Khan KN, Masuzaki H, Fujishita A, Kitajima M, Tomoko K, Sekine I, et al. Regulation of hepatocyte growth factor by basal and stimulated-macrophages in women with endometriosis. Hum Reprod. 2005;20:49-60.

45. Asea A, Rehli M, Kabingu E, Boch JA, Baré O, Auron P, et al. Novel signal transduction pathway utilized by extracellular HSP70: role of toll-like receptor (TLR) 2 and TLR4. J Biol Chem. 2002;15028-34.

46. Khan KN, Kitajima M, Imamura T, Hiraki K, Fujishita A, Sekine I, et al. Toll-like receptor 4 (TLR4)-mediated growth of endometriosis by human heat shock protein 70 (Hsp70). Hum Reprod. 2008;23:2210-9.

47. Laschke MD, Menger MW. The gut microbiota: a puppet master in the pathogenesis of endometriosis? Am J Obstet Gynecol. 2016;215(1):68.e1-4.

48. Bellelis P, Dias JA Jr, Podgaec S, Gonzales M, Baracat EC, Abrão MS. Epidemiological and clinical aspects of pelvic endometriosis – A case series. Rev Assoc Med Bras. 2010;56(4):467-71.

49. Falconer H, D'Hooghe T, Fried G. Endometriosis and genetic polymorphisms. Obstet Gynecol Survn. 2007;62(9):616-28.

50. Jones RK, Searle RF, Bulmer JN. Apoptosis and bcl-2 expression in normal human endometrium, endometriosis and adenomyosis. Hum Reprod. 1998;13:3496-502.

51. Wingfield M, Macpherson A, Healy DL, Rogers PA. Cell proliferation is increased in the endometrium of women with endometriosis. Fertil Steril. 1995;64:340-6.

52. Simpson JL, Elias S, Malinak LR, Buttram VC Jr. Heritable aspects of endometriosis. I. Genetic studies. Am J Obstet Gynecol. 1980;137:327-31.

53. Zeitoun K, Takayama K, Sasano H, Suzuki T, Moghrabi N, Andersson S, et al. Deficient 17-betahydroxysteroid dehydrogenase type 2 expression in endometriosis: failure to metabolize 17betaestradiol. J Clin Endocrinol Metabol. 1998;83:4474-80.

54. Agahajanova L, Tatsumi K, Horcajadas JA, Zamah AM, Esteban FJ, Herndon CN, et al. Unique transcriptome, pathways and networks in the human endometrial fibroblast response to progesterone in endometriosis. Biol Reprod. 2011;84:801-15.

55. Bruner-Tran KL, Ding T, Osteen KG. Dioxin and endometrial progesterone resistance. Semin Reprod Med. 2010;28(1):59-68.

56. Heilier JF, Nackers F, Verougstraete V, Tonglet R, Lison D, Donnez J. Increased dioxin-like compounds in the serum of women with peritoneal endometriosis and deep endometriotic (adenomyotic) nodules. Fertil Steril. 2005;84:305-12.

57. Cooney MA, Buck Louis GM, Hediger ML, Vexler A, Kostyniak PJ. Organochlorine pesticides and endometriosis. Reprod Toxicol. 2010;30:365-9.

58. Buck Louis GM, Chen Z, Peterson CM, Hediger ML, Croughan MS, Sundaram R, et al. Persistent liphophilic environmental chemicals and endometriosis: The LIFE Study. Environ Health Perspect. 2012;120:811-6.

59. Jacobson-Dickman E, Lee MM. The influence of endocrine disruptors on pubertal timing. Curr Opin Endocrinol Diabetes Obes. 2009;16(1):25-30.

60. Buck Louis GM, Peterson CM, Chen Z, Croughan M, Sundaram R, Stanford J, et al. Bisphenol A and phthalates and endometriosis. The ENDO Study. Fertil Steril. 2013;100(1):162-9.

61. Takeuchi T, Tsutsumi O, Ikezuk Y, Kamei Y, Osuga Y, Fujiwara T, et al. Elevated serum bisphenol A levels under hyperandrogenic conditions may be caused by decreased UDP glucuronosyl transferase activity. Endocrine J. 2006;53:485-91.

62. Yu J, Wang Y, Zhou WH, Wang L, He YY, Li DJ. Combination of estrogen and dioxin is involved in the pathogenesis of endometriosis by promoting chemokine secretion and invasion of endometrial stromal cells. Hum Reprod. 2008;3(7):1614-26.

63. Lopes RGC. O endométrio. Como diagnosticar a endometriose pélvica. 1. ed. Rio de Janeiro: Atheneu, 2011.

64. Baer DJ, Judd JT, Clevidence BA, Tracy RP. Dietary fatty acids affect plasma markers of inflammation in healthy men fed controlled diets: a randomized crossover study. Am J Clin Nutr. 2004;79:969-73.

65. Fjerbæk A, Knudsen UB. Endometriosis, dysmenorrhea and diet. What is the evidence? Eur J Obstet Gynecol Reprod J. 2007;132(2):140-7.

66. Sinaii N, Plumb K, Cotton L, Lambert A, Kennedy S, Zondervan K, et al. Differences in characteristics of 1,000 women endometriosis based on extent of disease. Fertil Steril. 2008;89(3):538-45.

67. Pastore AR, Cerri GG. Ultrassonografia: obstetrícia e ginecologia. Endometriose. 1. ed. São Paulo: Sarvier, 1997.

68. Berek JS. Berek & Novak's gynecology. 14. ed. Londres: Lippincott Williams & Wilkins, 2007.

69. Luisi S, Lazzeri L, Ciani V, Petraglia F. Endometriosis in Italy: from cost estimates to new medical treatment. Gynecol Endocrinol. 2009;1-7.

70. Santos DB (Org.). Uma abordagem integrada da endometriose. 1. ed Cruz das Almas: UFRB, 2012.

71. Lebovic DI, Mueller MD, Taylor RN. Immunobiology of endometriosis. Fertil Steril. 2001;75(1):1-10.

72. Mier-Cabrera J, Jimenez-Zamudio L, Garcia-Latorre E, Cruz-Orozco O, Hernandez-Guerrero C. Quantitative and qualitative peritoneal immune profiles, T-cell apoptosis and oxidative stress-associated characteristics in women with minimal and mild endometriosis. BJOG. 2011;118:6-16.

73. Yap C, Furness S, Farquhar C. Pre and post operative medical therapy for endometriosis surgery. Cochrane Database Syst Ver. 2004;(3):CD003678.

74. Trujillo E, Davis C, Milner J. Nutrigenomics, proteomics, metabolomics, and the practice of dietetics. J Am Diet Assoc. 2006;106:403-13.

75. Rahbar N, Asgharzadeh N, Ghorbani R. Effect of omega-3 fatty acids on intensity of primary dysmenorrhea. Int J Gynaecol Obstet. 2012;117:45-7.

76. Barnard ND, Scialli AR, Hurlock D, Bertron P. Diet and sex-hormone binding globulin, dysmenorrhea, and premenstrual symptoms. Obstet Gynecol. 2009;95:245-50.

77. Deutch B, Jorgensen EB, Hansen JC. Menstrual discomfort in Danish women reduced by dietary supplements of omega-3 PUFA and B12 (fish oil or seal oil capsules). Nutr Res. 2000;20:621-31.

78. Hawkey CJ, Laines L, Harper SE, Quan HU, Bolognese JA, Mortensen E, Rofecoxib Osteoarthritis Endoscopy Multinational Study Group. Influence of risk factors on endoscopic and clinical ulcers in patients taking rofecoxib or ibuprofen in two randomized controlled trials. Aliment Pharmacol Ther. 2001;15:1593-601.

79. Savaris AL, Amaral VF. Nutrient intake, anthropometric data and correlations with the systemic antioxidant capacity of women with pelvic endometriosis. Eur J Obstet Gynecol Reprod Biol. 2011;158:314-8.

80. Trabert B, Peters U, De Roos AJ, Scholes D, Holt VL. Diet and risk of endometriosis in a population-based case–control study. Br J Nutr. 2011;105:459-67.

81. Higdon JV, Delage B, Williams DE, Dashwood RH. Cruciferous vegetables and human cancer risk: epidemiologic evidence and mechanistic basis. Pharmacol Resn. 2007;55(3):224-36.

82. McAlindon TE, Gulin J, Chen T, Klug T, Lahita R, Nuite M. Indole-3-carbinol in women with SLE: effect on estrogen metabolism and disease activity. Lupus. 2001;10(11):779-83.

83. Dalessandri KM, Firestone GL, Fitch MD, Bradlow HL, Bjeldanes LF. Pilot study: effect of 3,3'-diindolylmethane supplements on urinary hormone metabolites in postmenopausal women with a history of early-stage breast cancer. Nutr Cancer. 2004;50(2):161-7.

84. Littman AJ, Beresford SA, White E. The association of dietary fat and plant foods with endometrial cancer (United States). Cancer Causes Control. 2001;12(8):691-702.

85. Armstrong BK, Brown JB, Clarke HT, Crooke DK, Hähnel R, Masarei JR, et al. Diet and reproductive hormones: a study of vegetarian and nonvegetarian postmenopausal women. J Natl Cancer Inst. 1981;67(4):761-7.

86. Traber MG, Stevens JF. Vitamins C and E: beneficial effects from a mechanistic perspective. Free Radic Biol Med. 2011;51:1000-13.

87. Cheung JP, Tsang HH, Cheung JJ, Yu HH, Leung GK, Law WL. Adjuvant therapy for the reduction of postoperative intra-abdominal adhesion formation. Asian J Surg. 2009;32(3):180-6.

88. Foyouzi N, Berkkanoglu M, Arici A, Kwintkiewicz J, Izquierdo D, Duleba AJ. Effects of oxidants and antioxidants on proliferation of endometrial stromal cells. Fertil Steril. 2004;82(suppl. 3):1019-22.

89. Kagoma P, Burger SN, Seifter E, Levenson SM, Demetriou AA. The effect of vitamin E on experimentally induced peritoneal adhesions in mice. Arch Surg. 1985;120(8):949-51.

90. Ngô C, Chereau C, Nicco C, Weill B, Chapron C, Batteux F. Reactive oxygen species controls endometriosis progression. Am J Pathol. 2009;175:225-34.

91. Arnson Y, Amital H, Shoenfeld Y. Vitamin D and autoimmunity: new aetiological and therapeutic considerations. Ann Rheum Dis. 2007;66(9):1137-42.

92. Harris HR, Chavarro JE, Malspeis D, Willet WC, Missmer S. Dairy-food, calcium, magnesium, and vitamin d intake and endometriosis: a prospective cohort study. Am J Epidemiol. 2013;177(5):420-30.

93. Lasco A, Catalano A, Benvenga S. Improvement of primary dysmenorrhea caused by a single oral dose of vitamin D: results of a randomized, double-blind, placebo-controlled study. Arch Intern Med. 2012;172:366-7.

94. Agic A, Xu H, Altgassen C, Noack F, Wolfler MM, Diedrich K, et al. Relative expression of 1,25-dihydroxyvitamin D3 receptor, vitamin D 1 alpha-hydroxylase, vitamin D 24-hydroxylase, and vitamin D 25-hydroxylase in endometriosis and gynecologic cancers. Reprod Sci. 2007;14(5):486-97.

95. Ferrero S, Gillott DJ, Anserini P, Remorgida V, Price KM, Ragni N, et al. Vitamin D binding protein in endometriosis. J Soc Gynecol Investig. 2005;12(4):272-7.

96. Moyad MA. The potential benefits of dietary and/or supplemental calcium and vitamin D. Urol Oncol. 2003;21(5):384-91.

97. Choktanasiri W, Boonkasemsanti W, Sittisomwong T, Kunathikom S, Suksompong S, Udomsubpayakul U, et al. Long-acting triptorelin for the treatment of endometriosis. Int J Gynaecol Obstet. 1996;54(3):237-43.

98. Ailawadi RK, Jobanputra S, Kataria M, Gurates B, Bulun S. Treatment of endometriosis and chronic pelvic pain with letrozole and norethindrone acetate: a pilot study. Fertil Steril. 2004;81(2):290-6.

99. Panina P. Use of vitamin D compounds to treat endometriosis. Milão, 2006.

100. Prasad AS. Impact of the discovery of human zinc deficiency on health. J Am Coll Nutr. 2009;28(3):257-65.

101. Turner RJ, Finch JM. Selenium and immune response. Proc Nutr Soc. 1991; 50(2):275-85.

102. Singh AK, Chattopadhyay R, Chakravarty B, Chaudhury K. Markers of oxidative stress in folicular fluido of women with endometriosis and tubal infertility undergoing IVF. Reprod Toxicol. 2013;42:116-24.

103. Fugh-Berman A, Kronenberg F. Complementary and alternative medicine (CAM) in reproductive-age women: a review of randomized controlled trials. Reprod Toxicol. 2003 Mar-Apr;17(2):137-52.

104. Proctor ML, Farquhar CM. Dysmenorrhoea. Clin Evid. 2007;15:2429-48.

105. Darling AM, Chavarro JE, Malspeis S, Harris HR, Missme SA. A prospective cohort study of vitamins B, C, E, and multivitamin intake and endometriosis. J Endometr. 2013;5(1):17-26.

106. Tamboli CP, Neut C, Desreumaux P, Colombel JF. Dysbiosis in inflammatory bowel disease. Gut. 2004;53(1):1-4.

107. Bailey MT, Coe CL. Endometriosis is associated with an altered profile of intestinal microflora in famele rhesus monkeys. Hum Reprod. 2002;17(7):1704-8.

108. Murray M, Pizzorno J. Textbook of natural medicine. 4. ed. St. Louis: Elsevier, 2013.

109. Zaveri NT. Green tea and its polyphenolic catechins: medicinal uses in cancer and noncancer applications. Life Sci. 2006;78:2073-80.

110. Qiao Y, Cao J, Xie L, Shi X. Cell growth inhibition and gene expression. regulation by (-)-epigallocatechin-3-gallate in human cervical cancer cells. Arch Pharm Res. 2009;32:1309-15.

111. Rao SD, Pagidas K. Epigallocatechin-3-gallate, a natural polyphenol, inhibits cell proliferation and induces apoptosis in human ovarian cancer cells. Anticancer Res. 2010;30:2519-23.

112. Garvin S, Ollinger K, Dabrosin C. Resveratrol induces apoptosis and inhibits angiogenesis in human breast cancer xenografts in vivo. Cancer Lett. 2006;231:113-22.

113. Bishayee A, Politis T, Darvesh AS. Resveratrol in the chemoprevention and treatment of hepatocellular carcinoma. Cancer Treat Rev. 2010;36:43-53.

114. Kimura Y, Okuda H. Resveratrol isolated from polygonum cuspidatum root prevents tumor growth and metastasis to lung and tumor-induced neovascularization in Lewis lung carcinoma-bearing mice. J Nutr. 2001;131:1844-9.

115. Laschke MW, Schwender C, Scheuer C, Vollmar B, Menger MD. Epigallocatechin-3-gallate inhibits estrogen-induced activation of endometrial cells in vitro and causes regression of endometriotic lesions in vivo. Hum Reprod. 2008;23(10):2308-18.

116. Ergenoglu AM, Yeniel AÖ, Erbas O, Aktug H, Yildirim N, Ulukus M, et al. Regression of endometrial implants by resveratrol in an experimentally induced endometriosis model in rats. Reprod Sci. 2013;20:1230-6.

117. Ricci AG, Olivares CN, Bilotas MA, Bastón JI, Singla JJ, Meresman GF, et al. Natural therapies assessment for the treatment of endometriosis. Hum Reprod. 2013;28(1):178-88.

118. O'Leary KA, de Pascual-Teresa S, Needs PW, Bao YP, O'Brien NM, Williamson G. Effect of flavonoids and vitamin E on cyclooxygenase-2 (COX-2) transcription. Mutat Res. 2004;551(1-2):245-54.

119. Pittaluga E, Costa G, Krasnowska E, Brunelli R, Lundeberg T, Porpora MG, et al. More than antioxidant: N-acetyl-L-cysteine in a murine model of endometriosis. Fertil Steril. 2010;94:2905-8.

120. Wu Y, Guo SW. Inhibition of proliferation of endometrial stromal cells by trichostatin A, RU486, CDB-2914, N-acetylcysteine, and ICI 182780. Gynecol Obstet Invest. 2006;62:193-205.

121. Parasassi T, Brunelli R, Bracci-Laudiero L, Greco G, Gustafsson AC, Krasnowska EK, et al. Differentiation of normal and cancer cells induced by sulfhydryl reduction: biochemical and molecular mechanisms. Cell Death Differ. 2005;12:1285-96.

122. Gustafsson AC, Kupershmidt I, Edlundh-Rose E, Greco G, Serafino A, Krasnowska EK, et al. Global gene expression analysis in time series following N-acetyl L-cysteine induced epitelial differentiation of human normal and cancer cells in vitro. BMC Cancer. 2005;5:75.

123. Edlundh-Rose E, Kupershmidt I, Gustafsson AC, Parasassi T, Serafino A, Bracci-Laudiero L, et al. Gene expression analysis of human epidermal keratinocytes after N-acetyl L-cysteine treatment demonstrates cell cycle arrest and increased differentiation. Pathobiol. 2005;72:203-12.

124. Krasnowska EK, Pittaluga E, Brunati AM, Brunelli R, Costa G, de Spirito M, et al. N-acetyll-cysteine fosters inactivation and transfer to endolysosomes of c-Src. Free Radic Biol Med. 2008;45:1566-72.

125. Missmer SA, Chavarro JE, Malspeis S, Bertone-Johnson ER, Hornstein MD, Spiegelman D, et al. A prospective study of dietary fat consumption and endometriosis risk. Hum Reprod. 2010;25:1528-35.

126. Wieser F, Cohen M, Gaeddert A, Yu J, Burks-Wicks C, Berga SL, et al. Evolution of medical treatment for endometriosis: back to the roots? Hum Reprod Update. 2007;13:487-99.

127. Wieser F, Yu J, Park J, Gaeddert A, Cohen M, Vigne JL, et al. A botanical extract from channel flow inhibits cell proliferation, induces apoptosis and suppresses CCL5 in human endometriotic stromal cells. Biol Reprod. 2009;81:371-7.

128. Boorhem RL, Lage E. Drogas e extratos vegetais utilizados em fitoterapia. Revista Fitos Eletrônica. 2013;4(1):37-55. Disponível em: http://revistafitos.far.fiocruz.br/index.php/revista-fitos/article/view/85/84. Acesso em: 13 jul 2016.

129. Chao WW, Lin BF. Bioactivities of major constituents isolated from Angelica sinensis (Danggui). Chin Med. 2011;6:29.

130. Ohlsson Teague EM, Print CG, Hull ML. The role of microRNAs in endometriosis and associated reproductive conditions. Hum Reprod Update. 2010;16:142-65.

131. Su YW, Chiou WF, Chao SH, Lee MH, Chen CC, Tsai YC. Ligustilide prevents LPS-induced iNOS expression in RAW 264.7 macrophages by preventing ROS production and down-regulating the MAPK, NF-kB and AP-1 signaling pathways. Int Immunopharmacol. 2011;11:1166-72.

132. Visavadiya NP, Narasimhacharya AVRL. Hypocholesterolaemic and antioxidant effects of Glycyrrhiza glabra (Linn) in rats. Mol Nutr Food Res. 2006;50:1080-6.

133. Visavadiya NP, Soni B, Dalwadi N. Evaluation of antioxidante and anti-atherogenic properties of Glycyrrhiza glabra Linn root using in vitro models. Int J Food Sci Nutr. 2009;60:(2):135-49.

134. Chandrasekaran CV, Deepak HB, Thiyagarajan P, Kathiresan S, Sangli GK, Deepak M, et al. Dual inhibitory effect of Glycyrrhiza glabra (GutGardTM) on COX and LOX products. Phytomed. 2011;18:278-84.

135. Blumenthal M, Busse WR, Goldberg A. The complete German commission E monographs: therapeutic guide to herbal medicines. Austin: American Botanical Council and Boston, Integrative Medicine Communications, 1998.

136. Maness L, Goktepe I, Hardy B, Yu J, Ahmedna M. Antiproliferative and apoptotic effects of Phytolacca americana extracts and their fractions on breast and colon cancer cells. Res J Med Plant. 2012;6:17-26.

137. Karami M, Saeidnia S, Majd NS, Ebrahimzadeh MA, Omrani N, Salarian A. Anti-nociceptive activity of aqueous-methanolic extract of Phytolacca Americana growing in Iran. Iranian J Pharmaceut Res. 2009;8:223-6.

138. Nabavi SM, Ebrahimzadeh MA, Nabavi SF, Bahramian F. In vitro antioxidant activity of Phytolacca americana berries. Farmacol. 2009;1:81-8.

139. Wang L, Bai L, Nagasawa T, Hasegawa T, Yang X, Sakai J, et al. Bioactive triterpene saponins from the roots of Phytolacca americana. J Nat Prod. 2008;71(1): 35-40.

140. Pittella F, Dutra RC, Junior DD, Lopes MT, Barbosa NR. Antioxidant and cytotoxic activities of Centella asiatica (L) urb. Int J Mol Sci. 2009;10:3713-21.

141. Mello JG, Martins JDGR, Amorim ELC, Albuquerque UP. Qualidade de produtos a base de plantas medicinais comercializados no Brasil: castanha-da-índia (Aesculus hippocastanum L.), capim-limão (Cymbopogon citratus (DC.) Stapf) e centelha (Centella asiática (L.) Urban). Acta Botan Brasil. 2007;21(1):27-36.

142. Shukla A, Rasik, AM, Dhawan BM. Asiaticoside-induced elevation of antioxidant levels in healing wounds. Phytotheraphy Research. 1999;13:50-4.

143. Sugunabai J, Jeyaraj M, Karpagam T. Analysis of functional compounds and antioxidant activity of centella asiatica. World J of Pharm and Pharmaceu Sci. 2015;4(8):1982-93.

144. Newall CA, Anderson LA, Phillipson, JD. Herbal medicines: a guide for health-care professionals. Londres: The Pharmaceutical Press, 1996.

145. Preethi KC, Kuttan G, Kuttan R. Antioxidant potential of an extract of Calendula officinalis. Flowers in vitro and in vivo. Pharmac Biol. 2006;44(9):691-7.

146. Lee YC, Kim SH, Roh SS, Choi HY, Seo YB. Suppressive effects of chelidonium majus methanol extract in knee joint, regional lymph nodes, and spleen on collagen-induced arthritis in mice. J Ethnopharmacol. 2007.

147. Noureini SK, Wink M. Transcriptional down regulation of hTERT and senescence induction in HepG2 cells by chelidonine. World J Gastroenterol. 2009;15:3603-10.

148. Kim Y, Shin M, Chung J, Kim E, Koo G, Lee C, et al. Modulation of Chelidonii herba on GABA activated chloride current in rat PAG neurons. Am J Chin Med. 2001;29:265-79.

149. Alonso JR. Tratado de fitomedicina – Bases clínicas y farmacológicas. 6. ed. Buenos Aires: Indugraf, 1998.

150. Sandoval M, Chaarbonnett RM, Okuhama NN, Roberts J, Krenova Z, Trentacosti AM, et al. Cat's claw inhibits TNF-α production and scavenges free radicals: role in cytoprotection. Free Rad Biol Med. 2000;29(1):71-8.

151. Sandoval M, Okuhama NN, Zhang X-J, Condezo LA, Lao J, Angeles FM, et al. Antiinflammatory and antioxidante activities of cat's claw (Uncaria tomentosa and Uncaria guianensis) are independent of their alkaloid content. Phytomednm. 2002;9:325-37.

152. Piscoya J, Rodriguez Z, Bustamante SA, Okuhama NN, Miller MJS, Sandoval M. Efficacy and safety of freeze-dried cat's claw in osteoarthritis of the knee: mechanisms of action of the species Uncaria guianensis. Inflammation Res. 2001;50:442-8.

153. Desmarchelier C, Mongelli E, Coussio J, Ciccia G. Evaluation of the in vitro antioxidant activity in extracts of Uncaria tomentosa (Willd.) DC. Phytotherpay Res. 1998;11(3):254-6.

154. Neto JN, Coelho TM, Aguiar GC, Carvalho LR, de Araújo AGP, Girão MJB, et al. Experimental endometriosis reduction in rats treated with Uncaria tomentosa (cat's claw) extract. Europ J Obstetr and Gynecol. 2011;2(154):205-8.

155. Al-Tahtawy RHM, El-Bastawesy AM, Monem MGA, Zekry ZK, Al-Mehdar HA, El-Merzabani MM. Antioxidant activity of the volatile oils of Zingiber officinale (ginger). Spatula DD. 2011;1(1):1-8.

156. Rahman S, Salehin F, Iqbal A. In vitro antioxidant and anticancer activity of young Zingiber officinale against human breast carcinoma cell lines. BMC Complement Altern Med. 2011;11:76.

157. Peng F, Tao Q, Wu X, Dou H, Spencer S, Mang C, et al. Cytotoxic, cytoprotective and antioxidant effects of isolated phenolic compounds from fresh ginger. Fitoterapia. 2012.

158. Nonn L, Duong D, Peehl DM. Chemopreventive anti-inflammatory activities of curcumin and other phytochemicals mediated by MAP kinase phosphatase-5 in prostate cells. Carcinog. 2007;28(6):1188-96.

159. Choi YY, Kim MH, Hong J, Kim SH, Yang WM. Dried Ginger (Zingiber officinalis) Inhibits inflammation in a lipopolysaccharide-induced mouse model. Evidence-Based Complementary and Alternative Medicine. 2013.

160. Ishiguro K, Ando T, Maeda O, Ohmiya N, Niwa Y, Kadomatsu K, et al. Ginger ingredients reduce viability of gastric cancer cells via distinct mechanisms. Biochem Biophys Res Commun. 2007;362:218-23.

161. Jeong CH, Bode AM, Pugliese A, Cho YY, Kim HG, Shim JH, et al. [6]-Gingerol suppresses colon cancer growth by targeting leukotriene A4 hydrolase. Cancer Res. 2009;69:5584-91.

162. Lee SH, Cekanova M, Baek SJ. Multiple mechanisms are involved in 6-gingerol-induced cell growth arrest and apoptosis in human colorectal cancer cells. Mol Carcinog. 2008;47:197-208.

163. Liu Y, Whelan RJ, Pattnaik BR, Ludwig K, Subudhi E, Rowland H, et al. Terpenoids from Zingiber officinale (Ginger) Induce Apoptosis in Endometrial Cancer Cells through the Activation of p53. PLoS ONE. 2012;7(12):e53178.

164. Siddiqui AM, Cui X, Wu R, Dong W, Zhou M, Hu M, et al. The anti-inflammatory effect of curcumin in an experimental model of sepsis ismediated by up-regulation of peroxisome proliferator-activated receptor-gamma. Crit Care Med. 2006;34:1874-82.

165. Cao WG, Morin M, Metz C, Maheux R, Akoum A. Stimulation of macrophage migration inhibitory factor expression in endometrial stromal cells by interleukin 1, beta involving the nuclear transcription factor NFkB. Biol Reprod. 2005;73:565-70.

166. Shishodia S, Sethi G, Aggarwal BB. Curcumin: getting back to the roots. Ann N Y Acad Sci. 2005;1056:206-17.

167. Kim K, Lee EN, Park JK, Lee JRE, Kim JH, Choi HJ, et al. Curcumin attenuates TNF-α-induced expression of intercellular adhesion molecule-1, vascular cell adhesion molecule-1 and proinflammatory cytokines in human endometriotic stromal cells. Phytother Res. 2012;26:1037-47.

168. Ibrahim A, El-meligy A, Lungu G, Fetaih H, Dessouki A, Stoica G, et al. Curcumin induces apoptosis in a murine mammary gland adenocarcinoma cell line through the mitochondrial pathway. Eur J Pharmacol. 2011;668:127-32.

169. Yang CW, Chang CL, Lee HC, Chi CW, Pan JP, Yang WC. Curcumin induces the apoptosis of human monocytic leukemia THP-1 cells via the activation of JNK/ERK pathways. BMC Complement Altern Med. 2012;12:1-8.

170. He YJ, Kuchta K, Lv X, Lin Y, Ye GR, Liu XY, et al. Curcumin, the main active constituent of turmeric (Curcuma longa L.), induces apoptosis in hepatic stellate cells by modulating the abundance of apoptosis-related growth factors. Z Naturforsch C. 2015;70(11-12):281-5.

171. Danciu C, Vlaia L, Fetea F, Hancianu M, Coricovac De, Ciurlea Sa, et al. Evaluation of phenolic profile, antioxidant and anticancer potential of two main representants of Zingiberaceae family against B164A5 murine melanoma cells. Biological Research. 2015;48(1):1.

172. Hota D, Mittal N, Joshi R, Chakrabarti A. Evaluation of antihyperalgesic effect of curcumin on formalin induced orofacial pain in rat. Pain Practice. 2009;48-9.

173. Aché Laboratórios Farmacêuticos S.A. [Internet]. Bula do Medicamento Motore® (Curcuma longa). Disponível em: http://www.ache.com.br/Downloads/BulaRapida.aspx?ProductId=445/. Acesso em: 21 jul 2016.

174. Stephens L, Whitehouse J, Polley M. Western herbal medicine, epigenetics, and endometriosis. J Altern Complement Med. 2013;19(11):853-9.

CAPÍTULO 7

CLIMATÉRIO E MENOPAUSA: UMA FASE NA VIDA DAS MULHERES

Juliana da Rocha Moreira

O ciclo vital da mulher é constituído por três períodos críticos de transição: a adolescência, a gravidez e o climatério, os quais são biologicamente determinados e caracterizados por mudanças metabólicas complexas[1]. O climatério pode ser definido como o período de transição entre a fase reprodutiva e a fase não reprodutiva, cabendo destacar que não se trata de uma doença, mas sim de uma fase natural da vida. Muitas mulheres passam por esse período sem queixas ou necessidade de medicamentos, entretanto, outras podem apresentar sintomas que variam em sua diversidade e intensidade[2].

Embora o climatério e a menopausa não sejam patologias, tais momentos são marcados por várias mudanças metabólicas, hormonais e psicológicas, tornando-se fundamental haver um acompanhamento sistemático visando à promoção da saúde, ao diagnóstico precoce, ao tratamento imediato dos agravos e à prevenção dos danos[1]. Após a menopausa, as mulheres dispõem de um terço de suas vidas, que podem e devem ser vividas de forma saudável, lúcida, com prazer, atividade e produtividade[2].

Neste contexto, a nutrição desempenha um importante papel para minimizar o risco de inúmeras doenças associadas ao climatério e à menopausa, como obesidade, osteoporose e doenças cardiovasculares[1]. Ademais, escolhas alimentares adequadas e a utilização de alimentos funcionais e de fitoterápicos podem prevenir e/ou amenizar os sinais e sintomas presentes nessa fase da vida das mulheres.

CLIMATÉRIO E MENOPAUSA: DEFINIÇÕES

Segundo a Organização Mundial da Saúde, o climatério é definido como uma fase biológica da vida que compreende a transição entre o período reprodutivo e o não reprodutivo da vida da mulher. A menopausa é um marco dessa fase, correspondendo ao último ciclo menstrual, somente reconhecida depois de passados 12 meses da sua ocorrência, e ocorre geralmente em torno dos 48 aos 50 anos de idade. Se a menopausa vier antes dos 40 anos, será considerada precoce[2].

No climatério, ocorre um declínio progressivo da função ovariana, que, com frequência, está associado a um conjunto de sinais e/ou sintomas (irregularidades menstruais, calores, transpiração noturna, alterações do humor e do sono, entre outros) denominados síndrome do climatério[3]. Estima-se que o período do climatério se inicie por volta dos 40 anos e termine por volta dos 65 anos[1].

As ondas de calor são causadas por alterações no sistema nervoso central (SNC) em decorrência das bruscas flutuações dos níveis de estrogênios séricos que ocorrem durante a transição menopausal[4].

FISIOLOGIA DO CLIMATÉRIO E DA MENOPAUSA: DIAGNÓSTICO, SINAIS E SINTOMAS

O climatério e a menopausa são caracterizados por modificações hormonais intensas[5]. A menopausa compreende três fases (pré, peri e pós-menopausa) cuja individualização não é linear. Em sentido geral, a pré-menopausa inclui toda a idade fértil até a menopausa, e em sentido estrito, é todo o período de tempo decorrido entre o início do declínio da função ovariana e a menopausa. Na perimenopausa, há transformação da regularidade menstrual e da fertilidade na mulher pré-menopáusica para a amenorreia e perda de fecundidade na mulher pós-menopáusica. A pós-menopausa é o período que se inicia com a última menstruação[3,6]. A transição menopausal dura, em média, quatro anos, podendo variar até dez anos[7]. A Tabela 7.1 apresenta os estágios de envelhecimento ovariano[7].

Tabela 7.1. Estágios do envelhecimento ovariano[7]

Estágios	- 5	- 4	- 3	- 2	- 1	0	+ 1	+ 2	
Terminologia	Reprodutivo (pré-menopausa)			Transição menopausal		Final do período menstrual	Pós-menopausa		
	Inicial	Pico	Tardio	Inicial	Tardio		Inicial		Tardio
				Perimenopausa					
Duração	Variável			Variável			Um ano	Quatro anos	Até o fim da vida
Ciclo menstrual	Variável a regular		Regular	Variável (> 7 dias, diferente do padrão normal)	Dois ou + ciclos ausentes e intervalo de amenorreia superior a 60 dias		Um ano de amenorreia	Ausente	
Nível de hormônio FSH	Normal		Elevado						

O súbito crescimento na concentração de hormônio folículo-estimulante (FSH) é a alteração hormonal quantificável mais precoce e clinicamente consistente observada nos estudos sobre envelhecimento da mulher[8]. Os níveis de FSH superiores a dois desvios-padrões acima dos níveis médios em mulheres em idade fértil, medidos no terceiro dia do ciclo menstrual, atuam como marcadores de uma transição para a menopausa iminente. A princípio, os níveis de hormônio luteinizante (LH) se mantêm normais, mas eventualmente aumentam com a queda da secreção de esteroides ovarianos e a elevação dos níveis de hormônio liberados de gonadotrofina (GnRH)[7,9].

A diminuição de estrogênios circulantes na perimenopausa ocasiona sintomas desconfortáveis que afetam o bem-estar da mulher. A maioria delas apresenta sintomas vasomotores, psicológicos e urogenitais[5]. O diagnóstico é baseado na variação dos ciclos menstruais associados com elevação do FSH, descartando-se outras afecções que podem ter sintomas semelhantes[7].

Dos aproximadamente dois milhões de folículos primordiais ovarianos que nascem com a menina e dos quais existem, em média, 400 mil na época da puberdade, somente algumas centenas ainda a acompanham no climatério e os demais evoluem contínua e permanentemente para a atresia[2].

O volume médio dos ovários diminui de 8 a 9 cm na menacme (período fértil) para 2 a 3 cm alguns anos após a menopausa. A produção hormonal de estrogênios e de androgênios, com predomínio do estradiol durante todo o período reprodutivo, tende a oscilar significativamente durante os anos que antecedem a cessação dos ciclos, diminuindo gradativamente com a instalação da menopausa[2].

Na perimenopausa, as alterações hormonais tornam-se mais intensas, gerando um encurtamento ou alongamento dos ciclos, além daqueles considerados normais. A maior parte dos ciclos são anovulatórios, podendo gerar sangramentos irregulares. Essa irregularidade também está relacionada com o hiperestímulo estrogênico sem contraposição da progesterona, resultando em alterações endometriais[2].

Após a menopausa, permanece, no entanto, uma produção basal de estrona, androstenediona, testosterona e mínima de estradiol e progesterona que, muitas vezes, é capaz de manter o equilíbrio endócrino e clínico[2].

Como já abordado, ao aproximar-se da menopausa, os ovários reduzem de volume, não respondendo à estimulação das gonadotrofinas e apresentando redução progressiva na síntese estrogênica, associada à elevação dos pulsos e níveis de FSH e LH. Trabalhos científicos admitem que a falência ovariana decorre, principalmente, das alterações primárias do ovário[2].

No período da transição menopausal, os ovários se tornam menos sensíveis aos estímulos gonadotróficos. Os folículos (células da granulosa) diminuem a produção de inibina e estradiol. O FSH se eleva e provoca hiperestimulação folicular, podendo ocorrer algumas vezes ovulações precoces e encurtamento da fase folicular, sem alteração da fase lútea[2]. A elevação inicial seletiva dos níveis de FSH parece ser causada por uma liberação reduzida dos hormônios inibina B e antimülleriano pelas células da granulosa ovariana, atuando como marcador de atresia folicular. As inibinas A e B, hormônios envolvidos no direcionamento do desenvolvimento folicular, suprimem a produção hipofisária de FSH[10,11].

Conforme a anovulação predomina, os níveis de FSH e LH permanecem elevados, com aumento de 10 a 20 vezes nos níveis de FSH e de três a cinco vezes nos níveis de LH, enquanto os níveis de estradiol reduzem para valores inferiores a 50 pg/mL[9]. A Figura 7.1 ilustra as concentrações séricas de hormônios durante a transição menopausal.

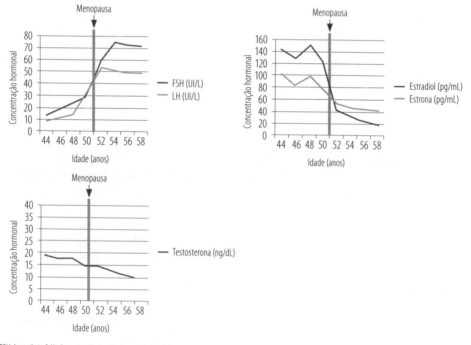

FSH: hormônio folículo-estimulante; LH: hormônio luteinizante.

Figura 7.1. Concentrações séricas de hormônios durante a transição para menopausa e pós-menopausa. Adaptada de Reed & Suton, 2011[9].

CAPÍTULO 7 ▪ CLIMATÉRIO E MENOPAUSA: UMA FASE NA VIDA DAS MULHERES

Modificações hormonais: efeitos no organismo da mulher climatérica

No período do climatério e da menopausa, as alterações nos níveis circulantes dos esteroides sexuais não estão associadas somente com a função reprodutiva, mas resultam também em mudanças significativas no humor e numa variedade de comportamentos não reprodutivos, da função sensomotora às funções de memória e aprendizado[5].

Já foram identificados receptores celulares de esteroides sexuais em áreas específicas do cérebro: hipófise, hipotálamo, sistema límbico, locus coeruleus e córtex cerebral. Evidentemente, a natureza não distribuiria tais receptores se estes não exercessem ações específicas nessas áreas[4].

Também no SNC de vários mamíferos, os estrogênios podem ser formados intracelularmente, a partir dos androgênios circulantes, mediante a ação de um complexo enzimático conhecido como aromatases. Essa aromatização ocorre especificamente nos neurônios e tal atividade metabólica depende das condições hormonais, sendo influenciada por estímulos ambientais[4].

No estágio da pós-menopausa, a desidroepiandrosterona (DHEA), principal fonte dos androgênios, exibe queda de 60%, propiciando quadro de hipoandrogenismo, que pode redundar em comprometimento dos ossos, músculos, cérebro, glândula mamária e do metabolismo dos lipídeos, insulina e glicose[12].

Ao contrário do estradiol, esteroide ativo, produzido pelos ovários e que alcança todos os tecidos, a DHEA representa um precursor inativo, sendo transformada em androgênios ativos apenas em tecidos periféricos que contêm as enzimas necessárias para continuar o processo de esteroidogênese. Assim, cada tecido constrói a própria identidade hormonal[12].

Em decorrência do hipoestrogenismo, podem ser observadas ondas de calor, sudorese noturna, secura vaginal, enfraquecimento da musculatura do assoalho pélvico, dispareunia (dor na relação sexual), insônia, alterações de humor e depressão. Tais sintomas acometem entre 60% e 80% das mulheres e são reconhecidos como indutores de desconforto físico e emocional[5]. O conteúdo de colágeno na pele e ossos também é influenciado de forma negativa pela deficiência de estrogênio, podendo causar piora na aparência da pele e surgimento de rugas. A deficiência estrogênica causa aumento da gordura central, da resistência insulínica e dos níveis de LDL-c[13].

O fenômeno vasomotor com disfunção da termorregulação central, denominado fogacho, afeta 75% das mulheres. Tem início por volta de um a dois anos antes da menopausa e costuma persistir por cinco a seis anos[14]. As ondas de calor são definidas como sensações súbitas e transitórias de calor moderado ou intenso, que se espalham pela região do tórax, do pescoço e da face. Na maioria das vezes, são precedidas por palpitação, sensação de pressão na cabeça e ansiedade, sendo usualmente acompanhadas de fraqueza. Terminam por vezes com sudorese profusa e sensação de frio[15]. Alguns dos sinais e sintomas mais frequentes da menopausa são[5-7]:

- Sintomas vasomotores: afrontamentos, calores súbitos, sudorese e dores de cabeça.
- Sintomas psíquicos: humor depressivo, insônias, irritabilidade e perda da libido.
- Sintomas urogenitais: incontinência urinária, secura, ardor e prurido vulvovaginal, dispareunia, urgência miccional, infecções urinárias e dificuldades sexuais.
- Sintomas cardiovasculares: aumento do colesterol e da pressão arterial.
- Outros: aumento do peso, modificações na pele e no cabelo e disfunções ósseas, incluindo a ocorrência de osteoporose.

Um recurso para avaliar o conjunto de sintomas do climatério é o índice menopausal de Kupperman, que consiste na avaliação de vários sintomas, medidos de acordo com a inten-

NUTRIÇÃO FUNCIONAL NA SAÚDE DA MULHER

sidade do acometimento referido pela mulher climatérica. Foi criado pelos médicos alemães Kupperman e Blatt, com base na observação clínica dos pacientes, divulgado em 1953 e passou a ser usado como referência por médicos para avaliar os sintomas do climatério. Para cada sintoma, é estabelecido um peso diferente de acordo com a intensidade[16]. A Figura 7.2 apresenta a ficha de avaliação do índice de Kupperman.

O índice de Kupperman é considerado leve se o resultado for inferior ou igual a 19, moderado, se for entre 20 e 35, e acentuado, se for maior que 35[16].

Tipos dos sintomas	Leves	Moderados	Acentuados
Vasomotores	4	8	12
Parestesias	2	4	6
Insônia	2	4	6
Nervosismo	2	4	6
Melancolia	1	2	3
Vertigem	1	2	3
Fraqueza	1	2	3
Artralgia ou mialgia	1	2	3
Palpitações	1	2	3
Formigamento	1	2	3
Total	17	34	51

Leve: até 19
Moderado: de 20 a 35
Acentuado: acima de 35

Nº fogachos/dia:_____
Idade início dos fogachos:_____
Total:_____

Figura 7.2. Índice de Kupperman[16].

Em relação ao impacto das alterações hormonais do climatério na sexualidade feminina, sabe-se que há mulheres que apresentam redução da libido na pós-menopausa, cuja explicação está na redução de testosterona, não de estrogênio. No entanto, a queda da produção de estrogênio torna lenta a lubrificação vaginal; a atrofia vaginal (por diminuição das dimensões e da capacidade expansiva da vagina) pode provocar dispareunia; cistites podem ser causadas por maior exposição à ação mecânica do coito.

Em suma, as alterações físicas interferem no ato sexual. A atrofia vaginal e o desconforto sexual são fatores que podem contribuir para a diminuição da satisfação sexual[17]. Ademais, a deficiência androgênica afeta a função sexual na pós-menopausa com redução da libido e da massa óssea e aumento da massa gorda e depressão[13].

Estudos revelam que a testosterona aumentou a libido e a resposta sexual, mas não a capacidade orgástica nem a frequência coital[17]. Até o momento, não há um consenso acerca das alterações hormonais da menopausa sobre o comportamento sexual e a libido, e alguns pesquisadores acreditam que essas alterações são intrínsecas, enquanto outros defendem que são devidas a influências sociais e culturais[18].

CLIMATÉRIO E MENOPAUSA: IMPACTOS PSICOSSOCIAIS RELACIONADOS ÀS ALTERAÇÕES FÍSICAS E HORMONAIS

A menopausa é um estágio natural da vida e cada mulher experimenta a menopausa de maneira diferente, mas todas a vivenciam como um momento de mudanças importantes e de tomada de decisões[7]. Pela história, múltiplas condições físicas e mentais foram atribuídas à menopausa. A crença de que distúrbios do comportamento estavam relacionados com as manifestações do trato reprodutivo, apesar de antiga, persistiu por muito tempo. Entretanto, dados atuais têm mostrado que o aumento dos sintomas e problemas da mulher nesse período reflete circunstâncias sociais e pessoais, e não somente eventos endócrinos[2].

As alterações hormonais que levam ao fim do período reprodutivo, marcado pela menopausa, exigem adaptações físicas, psicológicas e emocionais. Antigos conflitos podem emergir e são revividos nessa fase. O metabolismo como um todo sofre algumas alterações, especialmente relacionadas às funções do sistema endócrino e diminuição da atividade ovariana. Os órgãos genitais, assim como o restante do organismo, mostram, gradualmente, sinais de envelhecimento.

Neste contexto, o evento da menopausa pode ser vivenciado, por algumas mulheres, como a paralisação do próprio fluxo vital[2,16]. Segundo Pitelli[19], a ocorrência da menopausa e a perda da função reprodutiva dão uma conotação negativa à estabilidade mental com repercussões importantes no psiquismo, influenciando o comportamento familiar e o social.

O fato de o climatério ser caracterizado por mudanças biológicas, psíquicas e sociais talvez induza a associá-lo com uma doença. Durante essa fase, as mulheres são mais medicadas com psicotrópicos. Alguns estudos mostram que há um nítido predomínio no uso de benzodiazepínicos entre elas, quando comparadas aos homens, e tal uso tende a ser mais acentuado naquelas acima de 35 anos (de 3,7% entre 18 e 21 anos a 5,3% naquelas acima de 35 anos). Isso pode indicar tanto maior demanda de medicamentos para amenizar diversos conflitos decorrentes de fatores relacionais, sociais e psicológicos, como uma posição do profissional médico de medicar a mulher antes de lhe proporcionar uma escuta mais qualificada[2].

Os sintomas psicológicos podem ser moderados ou intensos, pois as oscilações dos níveis hormonais da mulher causam sintomas que vão da insônia (talvez associada a ondas de calor) à ocorrência da depressão, sendo os mais comuns a ansiedade, a depressão, a irritabilidade e a insônia[2,7].

A associação da depressão e da menopausa vem sendo estudada, porém os resultados dos estudos são conflitantes. Há dados que mostram aumento dos sintomas depressivos no período de transição menopausal e decréscimo na pós-menopausa[20].

É imprescindível que a mulher receba informações a fim de que compreenda os determinantes de sua condição de saúde no climatério. A mulher com conhecimento certamente terá mais condições de utilizar estratégias que a encaminhem para um viver mais saudável[21].

ALTERAÇÕES FISIOPATOLÓGICAS ASSOCIADAS AO CLIMATÉRIO E À MENOPAUSA

As mulheres na pós-menopausa apresentam maior risco de obesidade visceral, doença cardiovascular, síndrome metabólica e dislipidemia, comparativamente àquelas na pré-menopausa. Pesquisadores investigam esses fatos no intuito de comprovar se a menopausa contribui para tais alterações metabólicas, independentemente da idade cronológica[22].

O estrogênio tem sido o alvo principal de estudos que salientam sua função de controlar diversos processos do sistema reprodutivo e regular a composição corporal, o balanço energéti-

NUTRIÇÃO FUNCIONAL NA SAÚDE DA MULHER

co, a ingestão alimentar e o sistema cardiovascular[22]. Acredita-se que a diminuição da secreção dos hormônios ovarianos na menopausa seja a causa mais provável de mudanças metabólicas nesse período, contribuindo para o aumento de peso e elevando o risco de hipertensão, alterações lipídicas, incremento da resistência à insulina, diabetes e doença cardiovascular[5].

Na fase final do climatério, sinais de osteoporose e doença cardiovascular aterogênica podem estar presentes, decorrentes não só da perda da função hormonal, mas também de mudanças no estilo de vida[23].

Modificações na composição e estrutura corporal: aumento de peso e da gordura visceral

Observações clínicas têm demonstrado que os hormônios sexuais femininos estão envolvidos na determinação da distribuição da gordura, como maior acúmulo de tecido adiposo na região gluteofemoral do que na região abdominal, quando mulheres são comparadas a homens[2,6,24]. Ademais, evidências sugerem que as flutuações hormonais, características da transição menopausal, podem proporcionar um alto risco de ganho de peso, com modificações na composição corporal e na distribuição de gordura corporal. A associação da menopausa com a obesidade abdominal independe da idade e resulta do déficit de estrogênio e de predominância progressiva de testosterona[23].

Com o envelhecimento, ocorrem aumento progressivo da massa gordurosa e diminuição da massa magra (água, tecidos ósseo e muscular). A distribuição do tecido adiposo caracteriza-se por maior distribuição na região do tronco, com aumento de gordura abdominal e diminuição da gordura periférica. Ocorre redução do peso do músculo e de sua área de secção, demonstrando perda de massa muscular[25].

O metabolismo basal diminui aproximadamente 15% a 20% com o decorrer da idade. Isso acontece em razão da mudança na composição corporal, pois o tecido muscular, que é metabolicamente ativo, encontra-se diminuído; também está associado à diminuição da atividade física ou simplesmente à adaptação da redução da atividade orgânica[25].

No climatério, as modificações da composição corporal na mulher citam a perda lenta e gradual de massa magra, de aproximadamente 5% a 10% por década de vida, e as alterações mais evidentes ocorrem com perda de tecido nos membros inferiores e acréscimo de gordura ao tronco. O acúmulo de gordura na região abdominal é acelerado na transição para a pós-menopausa. Sabe-se que as mulheres na pós-menopausa parecem ser um grupo particularmente vulnerável ao aumento de peso, deposição abdominal de gordura e grande dificuldade para perder peso[23,25].

O tecido adiposo intra-abdominal apresenta caraterísticas adipogênicas, metabólicas, pró-aterogênicas e pró-trombóticas, de modo que a adiposidade central conduz a resistência à insulina (RI), níveis elevados de ácidos graxos livres, risco aumentado de problemas cardiovasculares, determinados cancros e outras complicações como síndrome metabólica (SM). O aumento da gordura intra-abdominal associa-se a níveis elevados do inibidor do ativador do plasminogênio do tipo tecidual, da interleucina 6 e da proteína C reativa (PCR), os quais contribuem para um maior risco de desenvolver doença coronária e *diabetes mellitus*, em mulheres na pós-menopausa, e tais alterações inflamatórias podem explicar o aumento de eventos cardiovasculares[22].

De modo geral, na mulher em pré-menopausa a gordura tem distribuição mais periférica, enquanto na pós-menopausa é predominantemente central. Por sua vez, a gordura central aumenta os níveis de triglicérides e diminui os de HDL-c, além de elevar a resistência à insulina[26].

156

Aumento do risco cardiovascular

A incidência de doenças cardiovasculares se acentua na pós-menopausa ou em jovens com falência ovariana prematura, podendo até ultrapassar a incidência em relação aos homens. São vários os fatores predisponentes para doença coronariana, entre eles fator genético, estresse, sedentarismo, obesidade, tabagismo, hipertensão arterial, alterações dos metabolismos lipídico e glicêmico e hipoestrogenismo[7].

A gordura central, maior nas mulheres na pós-menopausa, eleva os níveis de triglicérides e diminui os de HDL-c, além de aumentar a resistência à insulina[26].

O estrogênio tem impacto favorável no perfil lipídico (aumento do HDL e diminuição do colesterol total e LDL), aumento dos níveis de prostaciclinas e óxido nítrico (vasodilatadores e inibidores da agregação plaquetária), ação vasodilatadora por mecanismos independentes do endotélio (diminui os níveis da enzima conversora da angiotensina e renina), inotropismo positivo no coração, diminuição da resistência insulínica, atividade antioxidante, ação pró-fibrinólise, inibição do crescimento e migração do músculo liso vascular (impede o espessamento da íntima vascular), protege contra lesões endoteliais, inibe a transformação dos macrófagos em células espumosas e reduz os níveis de homocisteína[6,21].

Com a menopausa, tais efeitos encontram-se diminuídos, aumentando o risco cardiovascular. Há apontamentos de que o risco de acidente vascular cerebral duplica em dez anos após a menopausa[21]. Então, o hipoestrogenismo pode determinar diminuição do fluxo sanguíneo tecidual pela redução da luz do vaso (por meio da formação da placa de ateroma) e/ou alterar a vasoatividade arterial (vasospasmo), ocasionando diminuição do fluxo sanguíneo[27]. Outro efeito é que a perda de estrogênio eleva o colesterol sérico em muitas mulheres, pois os estrogênios estimulam a síntese de receptores LDL em diversos modelos animais e a mesma resposta presumivelmente ocorre em seres humanos[28].

O aumento da pressão arterial tem sido relatado, especialmente por existir relação entre o estrogênio e o sistema renina-angiotensina. Corroboram esse fato a diminuição do fator relaxante do endotélio, do óxido nítrico e a própria placa ateromatosa, que determinam, em conjunto, vasoconstrição. Sabe-se que a vasoatividade arterial é de extrema importância para o bom fluxo sanguíneo tecidual[7]. A Tabela 7.2 apresenta efeitos cardioprotetores do estrogênio.

Tabela 7.2. Efeitos cardioprotetores do estrogênio[6]

Efeitos vasculares
▪ Antagonismo dos canais de cálcio
▪ Potenciação dos fatores relaxantes do endotélio
▪ Inibição de fatores de constrição vascular
▪ Inibição dos efeitos constritores induzidos pela angiotensina II
▪ Modulação na liberação de neurotransmissores
▪ Inibição da biossíntese das células do músculo liso
Efeitos na fisiologia cardíaca
▪ Aumento do volume plasmático
▪ Aumento do volume sistólico
▪ Aumento do débito cardíaco
▪ Diminuição da resistência periférica
Efeitos no metabolismo e coagulação
▪ Efeitos benéficos nos lipídeos
▪ Efeito antioxidante
▪ Influência benéfica nos fatores de coagulação

A nutrição adequada desempenhará um papel importante em função do risco cardiovascular associado ao climatério e a menopausa, pelas mudanças metabólicas e pelos processos normais de envelhecimento. Esta fase está associada a alterações importantes na composição corporal e, a diminuição da massa magra, reduz as necessidades energéticas, o que acarreta para a maioria das mulheres, no aumento de peso de 3 a 4 kg ou mais[1].

Predisposição a disfunções ósseas e articulares

A osteoporose é definida como uma doença osteometabólica multifatorial caracterizada por baixa massa óssea associada à deterioração da microarquitetura do osso, acarretando aumento do risco da fragilidade e, consequentemente, de fraturas[7,30]. É uma doença que deve ser tratada com cuidados paliativos, pois não há cura, podendo provocar incapacidade dos acometidos[29].

A osteoporose na pós-menopausa é um problema de saúde pública. Estima-se que afete mais de 25 milhões de mulheres em todo o mundo[31]. A perda óssea é decorrente de um desequilíbrio entre a formação e a reabsorção óssea, especialmente em mulheres na pós-menopausa. Esse desequilíbrio é caracterizado pela atividade excessiva dos osteoclastos sobre os osteoblastos, induzindo ao aumento da remodelação óssea[32,33].

O osso é um tecido mineralizado e complexo, cuja principal função é resistir às forças mecânicas. Para tanto, apresenta características específicas, não só na quantidade de tecido ósseo, mas também na sua qualidade, especificamente pela geometria e forma, microarquitetura trabecular, deposição de minerais e qualidade do colágeno na matriz orgânica[34].

O grupo mais afetado pela osteoporose é o de mulheres idosas cuja diminuição da produção de estrógeno após a menopausa acelera a perda óssea[32]. Essa patologia pode ser classificada em dois tipos: tipo I ou pós-menopausa e tipo II ou osteoporose senil[30].

A osteoporose tipo I ocorre principalmente em mulheres alguns anos após a menopausa, em uma proporção de dez mulheres para um homem[30,34]. Envolve principalmente perda de massa óssea trabecular por diminuição ou cessação de produção ovariana de estrógenos e caracteriza-se principalmente por fratura por esmagamento das vértebras lombares e fraturas de rádio distal (punho)[35].

Ao ocorrer por volta dos 70 anos de idade, a osteoporose tipo II afeta ambos os sexos, também com prevalência maior no sexo feminino, sendo de duas mulheres para cada homem. Aumenta com a idade o risco de fraturas, sendo características as de quadril e vértebras, também podendo ocorrer em quaisquer outros ossos pela deterioração dos tecidos ósseos cortical e trabecular relacionada à idade[35].

Os fatores associados ao risco de desenvolver osteoporose incluem estrutura corporal frágil, depleção de estrógeno, sedentarismo, peso e gordura corporal inadequados, tabagismo, consumo excessivo de álcool, de fibras, de proteínas e de cafeína, ingestão inadequada de cálcio ou vitamina D, uso prolongado de determinados medicamentos, doenças ou condições que afetam o metabolismo de cálcio e história familiar de osteoporose[30,35].

As causas da osteoporose podem ser hormonais, mecânicas, genéticas e nutricionais. Nas mulheres, a osteoporose está particularmente associada à menopausa, contudo o aspecto nutricional é fundamental ao desenvolvimento e à manutenção da massa óssea, prevenindo e/ou tratando a osteoporose[36]. Ademais, os motivos para perda óssea durante o envelhecimento incluem uma variedade de causas, como ingestão declinante de cálcio, atividade física reduzida, concentrações diminuídas de hormônios gonadais, concentrações circulantes diminuídas de 1,25 (OH)2 D (vitamina D) e resistência intestinal a 1,25(OH)2 D[28].

O estrogênio suprime a reabsorção óssea. Com a menopausa, a reabsorção excede a produção óssea, levando a uma perda anual de 3% a 5% da massa óssea nos primeiros anos, podendo continuar com taxas de perda de 1% a 2% ao ano. A ocorrência da osteoporose leva a elevadas morbilidade e mortalidade[2].

Antes de tratar a osteoporose, é preciso lembrar a importância da sua prevenção. As estratégias de tratamento podem até melhorar a densidade mineral óssea e reduzir o risco de fraturas, mas não normalizam a qualidade ou sua microarquitetura[7].

No tratamento da osteoporose, é importante garantir um pico de massa óssea adequado, minimizar as perdas a partir desse período, garantir sempre aporte nutricional adequado, estimular a prática de atividades físicas regulares e orientar para a prevenção de quedas[7]. Destaca-se ainda que o cálcio é um dos componentes dietéticos de grande importância para o tecido ósseo[37].

Outro fator de destaque é que a demanda de colágeno no corpo é influenciada tanto pelo envelhecimento quanto pela má alimentação. Tais alterações não são perceptíveis nos primeiros estágios da vida, mas tornam-se evidentes na maturidade, fase em que a ingesta alimentar não supre as necessidades recomendadas tanto de energia quanto de macro e micronutrientes. Nessa fase, as possibilidades de desenvolver disfunções ósseas e articulares são maiores. A nutrição balanceada é essencial não só para prevenir doenças crônicas, mas também para manter a saúde do corpo e garantir seu funcionamento adequado[33].

EXAMES COMPLEMENTARES PARA MONITORAMENTO DA MULHER CLIMATÉRICA

Os exames mais comumente realizados no acompanhamento do climatério e da menopausa são:

- Exames bioquímicos: glicemia, colesterol total e frações (HDL, LDL e VLDL), triglicerídeos, hemograma, cálcio, albumina, fósforo, transaminases, creatinina e eletrólitos[7,13,38].
- Exames hormonais: FSH, LH, estradiol, paratormônio, TSH, tri-iodotironina (T3), tetraiodotironina (T4), testosterona, androstenediona, sulfato de desidroepiandrosterona[7,13,38].
- Outros exames: mamografia, ultrassonografias pélvica e transvaginal, densitometria óssea, vitamina D, calciúria 24 horas e eletroforese de proteínas[7,13,38].

Entre os exames de rotina, deve-se realizar dosagens de T_3, T_4 total e livre, TSH e glicemia de jejum, pois é relativamente comum surgir hipotireoidismo e *diabetes mellitus* nessa fase da vida da mulher. A avaliação do estado geral deverá ser feita por hemograma, e as dosagens do colesterol total, frações e triglicerídeos devem ser realizadas constantemente, para apreciação do risco cardiovascular[39].

TRATAMENTO DO CLIMATÉRIO E DA MENOPAUSA

A ciência coloca à disposição diversos recursos, modalidades terapêuticas e tecnológicas para os cuidados da saúde das mulheres no climatério, que devem, no entanto, ser utilizados de modo criterioso e individualizado[2].

A maioria dos tratamentos durante o climatério e a menopausa tem a intenção de diminuir os sintomas da menopausa, procurando restabelecer os níveis de estrogênios circulantes[40]. A estrogenioterapia é considerada o tratamento de escolha para aliviar os sintomas relaciona-

NUTRIÇÃO FUNCIONAL NA SAÚDE DA MULHER

dos ao hipoestrogenismo da mulher climatérica, sabendo-se que o tratamento com hormônios reduz a frequência das ondas de calor e suores noturnos. Por outro lado, tais tratamento se associam a maior risco de eventos tromboembólicos, acidentes vasculares cerebrais, risco elevado de doenças biliares, aumento na incidência dos cânceres de mama e da bexiga, além da ocorrência, em algumas mulheres, de dor mamária, edema e sangramento genital[5,16,41].

Em razão do risco potencial da terapia hormonal medicamentosa, seu uso está diminuindo e sendo limitado[40-42]. A Tabela 7.3 apresenta riscos e benefícios da terapia de reposição hormonal em estudos não randomizados.

Tabela 7.3. Riscos e benefícios da terapia de reposição hormonal[6]

Benefícios	Risco relativo
Diminuição da mortalidade por doença cardiovascular	0,5
Diminuição da osteoporose	0,4 a 0,7
Risco	
Aumento do tromboembolismo	2 a 3
Aumento do câncer de mama	1,2

Sabe-se que a medicalização do corpo das mulheres com o uso sistemático de hormônios durante o climatério tem sido uma prática usual na medicina. As mulheres no climatério não sofrem de uma doença (de carência hormonal) e o tratamento hormonal deve ser encarado como uma opção terapêutica para os casos em que existam indicações específicas. As sociedades de especialidades defendem que a terapia hormonal, respeitando as indicações e contraindicações, deve ser prescrita pelo menor tempo e menores doses necessárias para alívio dos sintomas e melhora na qualidade de vida, e que é fundamental que os profissionais de saúde estejam informados e atualizados para procederem uma abordagem menos agressiva e invasiva possível[2].

No tratamento do climatério e da menopausa, muitas mulheres, motivadas pelos efeitos colaterais e risco potenciais provocados pelo uso de medicamentos sintéticos para fazer a reposição hormonal, optam pela "reposição hormonal natural" por meio da alimentação ou de seus substratos obtidos de vegetais[42].

Com o passar dos anos, houve aumento da demanda por alternativas terapêuticas naturais e um número significativo de mulheres climatéricas tem utilizado os fitoestrógenos, particularmente a isoflavona, como alternativa terapêutica para o alívio dos sintomas desta fase da vida. Ressalta-se que, de forma geral, as alternativas naturais incluem o aumento do consumo de cálcio, a diminuição da ingestão de colesterol, a prática de exercício físico regular e o consumo de fitoestrógenos[6,42].

Por esse motivo muitos estudos foram intensificados para a averiguação científica do efeito de uma alimentação balanceada e do uso de concentrados dos fitoestrógenos nos efeitos da menopausa e, como alternativa natural, no tratamento da menopausa, tem se dado destaque aos fitoestrógenos, que são compostos encontrados em plantas, frutas, legumes e grãos[2,21].

Além dos cuidados clínicos, é notável que a atuação dos profissionais de saúde deve incorporar aspectos como a escuta qualificada, a integralidade na atenção, orientações sobre a sexualidade e o estímulo ao protagonismo da mulher, como também a avaliação cuidadosa e individual de cada caso, com o objetivo de identificar quais são os fatores relacionados à etiologia das dificuldades referidas, e muitas vezes até omitidas, com intuito de potencializar o resultado da conduta adotada[2].

160

NUTRIÇÃO FUNCIONAL NOS CUIDADOS NUTRICIONAIS DA MULHER CLIMATÉRICA

A alimentação faz parte de uma abordagem integrada no climatério e na menopausa, e até mesmo, alternativa à terapia hormonal. A intervenção clínica sofreu alterações quando houve a divulgação sobre o risco aumentado de complicações graves associadas ao uso da terapia hormonal[22].

Sabe-se que para promover saúde, prevenir doenças e auxiliar a melhor qualidade de vida, é preciso nutrir o organismo adequadamente, isto é, reorganizar a ingestão de alimentos a fim de que o corpo receba todos os nutrientes essenciais[43]. Contudo, a simples ingestão de alimentos não significa que seus nutrientes estarão biodisponíveis, ou seja, serão utilizados pelas células. Para isso realmente ocorrer, é fundamental que, além de uma quantidade e qualidade ideal de matéria-prima, também existam condições químicas e fisiológicas ideais para o alimento ser metabolizado e os nutrientes, absorvidos, transportados e utilizados pelas células do organismo.

A utilização do alimento depende de um processo que envolve ingestão, digestão, absorção, transporte, utilização e excreção[43]. Ademais, a utilização dos alimentos funcionais, que apresentam propriedades benéficas, além das nutricionais básicas, associados às dietas convencionais, demonstra capacidade de regular funções corporais, auxiliando na proteção contra doenças[35].

Diante do exposto, reitera-se que o cuidado nutricional tem por finalidade auxiliar a reduzir sinas e sintomas do climatério e da menopausa, além de atuar como fator fundamental na prevenção e no tratamento das doenças associadas a essa etapa da vida da mulher. Então, a dieta prescrita deve ser baseada na condição clínica individual, dependente das patologias presentes, agregando, assim, recomendações nutricionais mistas.

Fitoestrógenos: efeitos funcionais no organismo da mulher

Os fitoestrógenos mais comuns são cumestanos, lignanos e isoflavonas, que têm estrutura parecida à do estradiol, apresentam fraca atividade estrogênica e, quando ingeridos em quantidades relativamente grandes, têm mostrado efeitos biológicos significativos em várias espécies animais e em seres humanos[2].

Dentre os fitoestrógenos, as isoflavonas são os mais potentes do ponto de vista estrogênico, sendo as mais importantes a genisteína e a daidzeína, sendo encontradas quase exclusivamente em leguminosas, como soja, grão-de-bico, lentilhas e feijão. Em humanos, parecem ter efeito tanto estrogênico quanto antiestrogênico, dependendo dos níveis de estrogênios endógenos e dos receptores de estrogênio[2].

Isoflavonas são compostos não esteroides, estruturalmente similares ao estrogênio natural, por apresentarem um anel fenólico com um radical hidroxila no carbono 3, estrutura que lhe confere a capacidade de ligação seletiva, com alta afinidade pelos receptores estrogênicos. Possuem efeito estrogênico ou antiestrogênico, dependendo da concentração destes, da concentração dos esteroides sexuais endógenos e do órgão-alvo específico envolvido na interação com os receptores estrogênicos. A existência de dois tipos de receptores estrogênicos, alfa e beta, confere especificidade dos diferentes órgãos-alvo aos fitoestrógenos. São habitualmente encontradas na soja e em vários outros tipos de frutas, vegetais, grãos e legumes. Diversos estudos de laboratório sugerem que as isoflavonas podem modular as funções reguladas por estrogênios[28].

Os fitoestrógenos genisteína e daidzeína podem ser encontrados em produtos derivados da soja e no *Trifolium pratense*. A utilização de fitoestrógenos para tratar sintomas vasomotores deriva do fato de que mulheres asiáticas, que consomem maior quantidade de derivados de soja na dieta, apresentam menos frequência de fogachos. Há uma grande quantidade de estudos sobre a eficácia desses produtos, porém os dados têm pouco poder estatístico pelo fato das amostras serem pequenas, com diferentes formulações e dosagens, risco de viés e duração de seguimento variada[28,31].

Outro ponto já abordado em estudos epidemiológicos têm sugerido que a incidência de osteoporose pós-menopausa é menor na Ásia do que no Ocidente. Uma das possíveis explicações para essa diferença se baseia na elevada ingestão de produtos de soja, ricos em isoflavonas, por mulheres asiáticas[31].

Ação do colágeno hidrolisado no organismo

O colágeno hidrolisado (CH) é reconhecido como alimento seguro com efeitos adversos mínimos, cuja composição de aminoácidos apresenta níveis elevados de glicina e prolina, que, quando bem digeridas, acumulam-se, preferencialmente, na cartilagem. A molécula de colágeno é composta basicamente de uma sequência repetida de três aminoácidos (Gly-X-Y), em que Gly é o aminoácido glicina, X, quase sempre é prolina e Y, hidroxiprolina ou hidroxilisina. Em geral, o colágeno contém cerca de 30% de glicina, 12% de prolina, 11% de alanina, 10% de hidroxiprolina e 1% de hidroxilisina[33].

Do ponto de vista nutricional, é considerado uma proteína de qualidade inferior, pois há predominância dos aminoácidos descritos e quantidade mínima ou ausente da maioria dos aminoácidos essenciais, como triptofano, metionina, cistina e tirosina. Apesar disso, sua importância nutricional torna-se estabelecida por seu perfil atípico de aminoácidos, o que estimula a síntese de colágeno nas cartilagens e na matriz extracelular de outros tecidos[33,44].

No tecido conjuntivo, o colágeno tipo I é o mais abundante e, a partir dele, são obtidos o colágeno parcialmente hidrolisado (gelatina) e o colágeno hidrolisado. A diferença entre o colágeno hidrolisado e a gelatina é que o colágeno hidrolisado se dissolve em água ou salmoura, tornando fáceis a digestão e a absorção, bem como a produção de colágeno pelo organismo a partir dos aminoácidos livres. A característica mais importante do colágeno hidrolisado é a prevalência de glicina e prolina em sua composição. Esses aminoácidos são essenciais para a estabilidade e a regeneração das cartilagens[33].

Portanto, o colágeno hidrolisado tem função terapêutica positiva na osteoporose e osteoartrite, com potencial aumento da densidade mineral óssea, efeito protetor da cartilagem articular e, principalmente, no alívio sintomático em quadros de dor. Embora não exista na literatura científica pesquisada um consenso sobre a dosagem de colágeno hidrolisado a ser administrada, com a suplementação diária de 8 g, observa-se aumento da concentração de glicina e prolina no plasma e doses equivalentes a 12 g diários promovem melhora significativa nos sintomas de osteoartrite e osteoporose nos tecidos[33,44].

Cálcio, vitamina D e magnésio: funções metabólicas nas mulheres climatéricas

O cálcio dietético apresenta grande importância na saúde e no metabolismo ósseo, devendo-se atentar para o consumo das quantidades recomendadas, preferencialmente fornecidas pelos alimentos da dieta[37]. Há uma grande variação individual na absorção de cálcio, a qual está condicionada à presença de vitamina D e ao aporte de cálcio na alimentação. As taxas de absorção de cálcio pelo intestino oscilam entre 30% e 50%, sendo necessário um suprimento constante de cálcio dietético biodisponível para garantir a massa óssea máxima, que é dependente do programa genético individual[45]. Destaca-se a necessidade de ter atenção ao cálcio e à vitamina D no esquema de tratamento e prevenção da osteoporose nas mulheres climatéricas[7,46].

CAPÍTULO 7 ▪ CLIMATÉRIO E MENOPAUSA: UMA FASE NA VIDA DAS MULHERES

A vitamina D é essencial para a absorção intestinal de cálcio, assim como para adequada força muscular, que está diretamente relacionada com redução da ocorrência de quedas. A concentração sérica dessa vitamina diminui com a idade, pela menor produção cutânea e pouca exposição solar, sendo tal deficiência bastante comum em idosos[7].

Em diversos trabalhos científicos, a terapia com cálcio e vitamina D foi capaz de diminuir o risco de fraturas[47,48]. A deficiência de cálcio compromete a mineralização e a manutenção óssea, promovendo, dessa forma, o agravo da osteoporose[46].

Em relação às concentrações séricas de 25-OH-D, um estudo científico demonstrou que, embora não estivessem diminuídas em pacientes idosos, foram significativamente mais baixas em mulheres idosas osteoporóticas do que nas mulheres mais jovens, sugerindo conversão renal prejudicada da vitamina D em sua forma ativa. Ademais, as concentrações de 1,25-$(OH)_2$-D foram significativamente correlacionadas com a absorção intestinal de cálcio[28].

A deficiência de vitamina D nas pessoas de idade avançada pode não ser puramente decorrente de um aporte insuficiente, mas da diminuição da síntese renal de 1,25-di-hidroxivitamina D, apontada como causadora de menor proteína ligante de cálcio na estrutura óssea, provocando excessiva perda urinária de cálcio[45].

Gallagher e Riggs[47] estudaram 62 mulheres na pós-menopausa, utilizando, por três anos, 1,25(OH)D3 e placebo. Observaram que no grupo placebo (33), houve 32 fraturas vertebrais, enquanto no grupo em uso da vitamina D apenas 15 em 29 pacientes. No estudo de Orimo *et al.*[48], verificou-se o triplo de redução no número de fraturas vertebrais em pacientes que utilizavam 1 μg de 1,25(OH)vitamina D3 e o quintúplo no grupo que associou 1 g de cálcio. No mesmo trabalho, um grupo utilizou somente cálcio, não obtendo redução de fraturas.

Em relação à recomendação da ingesta de cálcio para mulheres na pós-menopausa, há controvérsias. As recomendações variam entre 1.000 mg e 1.800 mg por dia, sendo o limite máximo tolerável de ingestão (UL) de 2.500 mg diários[2,45,49]. Informa-se ainda que na vigência de reposição hormonal, a recomendação de cálcio costuma ser menor do que a de mulheres que optam por não fazer a reposição[45]. As recomendações destacam a importância de monitorar as vitaminas D e K, magnésio e sódio[2].

A complementação do conteúdo dietético com cálcio deve ser feita sempre que essas metas não forem atingidas[7]. Cabe destacar que entre os variados sais de cálcio do mercado, o carbonato de cálcio é o que possui maior porcentagem de cálcio disponível (40% de cálcio elementar), mas sua absorção depende de acidificação ideal no trato digestivo. O citrato de cálcio (21% de cálcio elementar) é o segundo mais utilizado e mais bem absorvido em situações de acloridria[7].

Já o magnésio está presente 50% nos ossos e praticamente 50% dentro das células. Atua como ativador de mais de trezentas enzimas, portanto influencia quase todos os processos metabólicos. É fundamental para a função normal das glândulas paratireoides e para o metabolismo da vitamina D e atua na sensibilidade dos tecidos-alvo à ação do PTH e do metabólito ativo da vitamina D [1,25$(OH)_2$][39]. Esse mineral participa da regulação das células nervosas e é necessário no metabolismo do cálcio[35,50]. Também parece proteger contra doenças cardiovasculares[35].

Em pessoas idosas, diversos estudos têm demonstrado que há relativamente baixa ingestão dietética de magnésio, a absorção intestinal pode estar reduzida com o avanço da idade e a excreção urinária, aumentada. Sabe-se que a deficiência de magnésio pode ser um fator de risco para o desenvolvimento da osteoporose na menopausa[24,39].

Em mulheres pós-menopáusicas, há uma associação positiva significativa entre a ingestão de magnésio e a densidade mineral óssea da coluna lombar e do fêmur[51]. Há evidências sobre a suplementação de magnésio em mulheres na pós-menopausa e aumento da densidade mineral óssea. No entanto, não há dados concretos sobre seu efeito na redução dos riscos de fraturas[52].

163

NUTRIÇÃO FUNCIONAL NA SAÚDE DA MULHER

Cabe destacar que mulheres pós-menopáusicas são encorajadas a consumir pelo menos 1.000 mg de cálcio diariamente, porém tal fato pode conduzir a uma relação entre cálcio/magnésio na dieta de 4:1, em vez de manter a proporção recomendada de 2:1, o que prejudica a absorção de magnésio e predispõe à sua deficiência[53].

Fatores e condutas alimentares importantes no tratamento nutricional

De forma geral, uma das principais modificações metabólicas que influenciam as recomendações nutricionais no climatério e na menopausa é a redução das necessidades energéticas, pela diminuição da massa magra, aumento da massa gorda e do tecido adiposo abdominal. Esse fato pode levar a ganho de peso e, como consequência, à necessidade de restringir o valor calórico total da dieta[1].

Para corrigir a hipertensão e a hiperlipidemia, intervenções nutricionais são condutas fundamentais na vigência do risco cardiovascular. É recomendado incluir uma variedade de frutas, vegetais, grãos, produtos lácteos de baixo teor de gordura ou sem gordura, peixes, leguminosas, aves e carnes magras na dieta[35].

Em relação aos nutrientes envolvidos nos cuidados da mulher climatérica, cabe destacar a participação do zinco na síntese de colágeno, nos sistemas enzimáticos e celulares e na manutenção de massa magra[35]. No tocante à saúde óssea, destaca-se o papel do cálcio, do fosfato e da vitamina D que, associados a outros nutrientes, como magnésio, vitamina K, boro e zinco, são essenciais para a função e a estrutura do osso[35].

Segundo um estudo de Ziaei *et al.*[53], a vitamina E, na quantidade de 400 UI/dia, contribuiu para reduzir a frequência e a intensidade dos fogachos.

Fatores e condutas alimentares inadequadas no tratamento nutricional

Embora a questão mais discutida na literatura científica seja em torno das indicações nutricionais com efeitos positivos nos cuidados da menopausa e do climatério, a orientação alimentar inclui restringir algumas condutas. A Tabela 7.4 apresenta fatores alimentares que devem ser evitados e/ou controlados pela mulher climatérica.

Tabela 7.4. Fatores alimentares que devem ser evitados e/ou controlados pela mulher climatérica

Fitatos	Os fitatos, compostos formados durante o processo de maturação de sementes e grãos de cereais integrais e feijões, podem se complexar com minerais como o cálcio, o ferro e o zinco, atrapalhando sua biodisponibilidade[45]
Cafeína	O consumo elevado de cafeína, encontrada em bebidas como café, chás, chocolate e bebidas gasosas, pode influenciar a ocorrência de osteoporose, pois esse composto pode ter impacto negativo na retenção de cálcio[45,54,55]. Em mulheres na menopausa e com baixa ingestão de cálcio, há associação entre cafeína e perda óssea acelerada[55]
Dieta hiperproteica	As dietas com elevado teor de proteína podem aumentar a perda de cálcio urinário, portanto seriam perigosas por causa do potencial para acelerar a progressão da osteoporose[45]. Estudos mostram que uma quantidade excessiva de proteínas dietéticas ou aminoácidos na dieta aumentaria o cálcio urinário em cerca de 50%[55]
Refrigerantes (fósforo elevado)	Há indicação de limitar o consumo de refrigerantes, uma vez que contêm altos níveis de fósforo, o que pode levar à perda óssea[50]
Álcool	Sugere-se que o álcool exerce maior estimulação da excreção do cálcio em nível renal e mais desmineralização óssea[55]

CAPÍTULO 7 ▪ CLIMATÉRIO E MENOPAUSA: UMA FASE NA VIDA DAS MULHERES

FITOTERÁPICOS: UMA ALTERNATIVA NO TRATAMENTO DO CLIMATÉRIO E DA MENOPAUSA

As práticas de cuidado de saúde complementares, alternativas ou adjuvantes, referem-se àquelas práticas que não são, no momento, parte integrante da medicina convencional. A fitoterapia, ciência que utiliza plantas para prevenir ou tratar enfermidades, vem sendo aplicada como parte do tratamento nutricional[35,36]. Esse fator, associado à busca por opções naturais no tratamento da mulher climatérica, incentiva o uso da fitoterapia para tratar sinas e sintomas do climatério e da menopausa.

Glycine max L. (soja)

A soja é recomendada como fonte de fibra, proteína e minerais e indicada para auxiliar nos sintomas da menopausa, osteoporose, distúrbios gastrointestinais e hipercolesterolemia[56].

As isoflavonas de soja representam o grupo mais estudado dos fitoestrogênios, que são compostos fenólicos heterocíclicos, não esteroides, com similaridades estruturais com os estrogênios, que exercem atividades estrogênicas agonistas e antagonistas[57]. Apresentam mais afinidade pelo receptor beta do estrogênio, que é mais frequente nos ossos, na pele e no sistema cardiovascular. Sua afinidade pelo receptor alfa, mais frequente no útero e nas mamas, é bem menor, daí seu efeito tecido-seletivo[58]. As isoflavonas de soja têm sido utilizadas visando prevenir e tratar o envelhecimento cutâneo após a menopausa[58].

Observou-se que incorporar farinha de soja à dieta de mulheres na pós-menopausa aumentou acentuadamente a excreção urinária das isoflavonas daidzeína e equol e diminuiu significativamente sintomas associados à menopausa, incluindo ondas de calor[28]. Dados epidemiológicos de estudos japoneses mostram que a intensidade dos sintomas vasomotores é inversamente proporcional ao consumo de soja na dieta[59]. Alguns estudos observacionais sugerem melhora dos sintomas de hipoestrogenismo, particularmente dos fogachos, com suplementação dietética do extrato de soja em mulheres climatéricas, sem efeitos negativos no endométrio[56,28].

Alimentos à base de soja processados possuem quantidades variadas de genisteína e daidzeína nas formas conjugada (glicona) e não conjugada (aglicona). Existem vários produtos de soja que incluem leite, farinha, queijo, tempeh (ingrediente da Indonésia), miso (pasta de soja fermentada), molho de soja, broto de soja, óleo de soja, proteína de soja texturizada (carne de soja) e bebidas de proteína de soja[56].

A dose e a duração de consumo são os principais fatores que influenciam os resultados clínicos e biológicos das dietas ricas em fitoestrógenos. De acordo com orientações da Food and Drug Administration, 40 a 60 mg de isoflavonas/dia, na forma de aglicona (não conjugada), são recomendados para se obter benefícios e essa quantidade diária é indicada com base no consumo estimado de soja dos povos asiáticos, embora existam dados mostrando que o consumo de isoflavonas pelos orientais pode chegar a mais de 100 mg/dia. Destaca-se, ainda, que vários ensaios clínicos foram conduzidos para o uso de soja no tratamento da menopausa, osteoporose, câncer de mama e diabetes usando doses diárias de isoflavonas entre 40 e 120 mg[56].

De acordo com Accorsi[60], um trabalho científico conduzido em mulheres na pós-menopausa, cuja finalidade foi avaliar a pele de região fotoprotegida com administração oral de 100 mg ao dia de extrato concentrado de soja durante seis meses, demonstrou efeito positivo, com aumento importante dos componentes da pele, principalmente do colágeno e de fibras

165

elásticas, e estudos controlados e metanálise recentes apresentaram efeito positivo de 50 a 100 mg/dia de isoflavona, utilizada por três a 12 meses, na redução da frequência dos fogachos[41].

Ressalta-se que pessoas em tratamento com teofilina devem evitar ingerir grandes quantidades de soja, pois esta pode elevar a concentração plasmática da teofilina, podendo também prolongar sua meia-vida, aumentando o risco de reações adversas[56].

Morus nigra (amora)

A *Morus nigra* L., Moraceae, é uma espécie vegetal originária da Ásia, que frutifica com mais intensidade e abundância sobretudo na Ásia Menor e está plenamente aclimatizada no Brasil. Na medicina popular, as folhas da amoreira-preta têm sido indicadas para mulheres durante a menopausa. Estudos estão sendo realizados para comprovar sua ação em receptores estrogênicos. As folhas são utilizadas como terapia de reposição hormonal e o fruto possui atividades antioxidante, hipoglicemiante, anti-inflamatória e antimicrobiana[56,61].

Os princípios ativos da amora são a sacarose, as pectinas e a rutina. Esse fitoterápico tem sido amplamente empregado com êxito para amenizar os sintomas da menopausa, especialmente os calores, mas seu mecanismo de ação ainda não foi elucidado[56].

Segundo o índice terapêutico fitoterápico (ITF)[56], a quantidade utilizada para adultos é de 10 a 20 mL de tintura, divididos em duas ou três doses diárias, diluídos em água ou 2 g de erva seca (uma colher de sopa cheia para cada xícara de água) em infusão até três vezes ao dia, com intervalos inferiores a 12 horas. A amora-preta é contraindicada a pessoas com diarreia crônica[56].

Trifolium pratense L. (trevo-vermelho)

O *Trifolium pratense* L., uma fonte de isoflavonas encontrada em solos ligeiramente arenosos pela Europa, Ásia e América do Norte, possui atividade estrogênica no organismo, prevenindo a osteoporose e diminuindo os sintomas do climatério e da menopausa, principalmente os vasomotores[56,57,62]. Apresenta ação vascular com aumento da perfusão periférica. Além das isoflavonas, esse fitoterápico contém glicosídeos cianogênicos e derivados cumarínicos que podem diminuir a coagulação sanguínea. Ademais, outros efeitos positivos do trevo-vermelho na mulher climatérica são seu efeito potencial em melhorar a densidade óssea e como tônico cardiovascular[56].

Em um estudo randomizado, duplo-cego e controlado com placebo, Chedraui *et al.*[63] observaram melhora do epitélio vaginal com 80 mg ao dia de *Trifolium pratense* em comparação ao placebo. Além disso, as participantes referiram diminuição da dispaurenia, secura vaginal e aumento da libido.

Esse fitoterápico foi usado anteriormente como sedativo, em doses de 4 g de flores, mas ̄ualmente é utilizado como fonte de isoflavonas. Destaca-se que seu uso é desencorajado em ̇lheres com histórico de câncer de mama[56].

̇dium meyenii (maca-peruana)

̇naca cresce nos lugares mais elevados das montanhas dos Andes peruanos, entre 10 mil ̇l pés acima do nível do mar. É obtida das raízes de *Lepidium meyenii* (Brassicaceae) e ̇steroides, compostos fenólicos, alcaloides flavonoides, glicosídeos, saponinas, tani- ̇cianinas, além de vitaminas e sais minerais[64].

CAPÍTULO 7 ▪ CLIMATÉRIO E MENOPAUSA: UMA FASE NA VIDA DAS MULHERES

A maca apresenta numerosas indicações como energético e restaurador físico e psicológico, melhora a memória e a concentração, fortalece o sistema imunológico, regula o ciclo menstrual e reduz os sintomas da menopausa, aumenta a espermatogênese e a potência sexual, sendo usada tradicionalmente como afrodisíaco. Na medicina tradicional peruana, é utilizada para aumentar a vitalidade, promover a libido, incrementar a fertilidade e aliviar o estresse. No sexo feminino, observou-se redução dos sintomas de desconforto da menopausa, assim como melhora da disfunção sexual associada ao climatério[64,65].

Os efeitos da maca nos níveis dos hormônios sexuais demonstraram que é segura para corrigir sintomas fisiológicos característicos do estágio da pós-menopausa, com potencial de uso na pré-menopausa[64].

Vitex agnus castus (agnocasto)

O *Vitex agnus castus* é uma planta, arbusto ou árvore bastante ramificada, nativa da região Mediterrânea até a Ásia Ocidental. Possui indicação de uso para controlar os sintomas da menopausa, inclusive sudorese do climatério[66,66]. Contudo, é mais estudado para amenizar os sintomas da síndrome pré-menstrual[84]. Os princípios ativos presentes nesse fitoterápico são glicosídeos, flavonoides e óleos essenciais[56].

Os frutos do *Vitex agnus castus* exercem efeitos progesterogênicos, influenciando a produção ovariana de progesterona e estrogênio e regulando os ciclos menstruais. As substâncias hormônio-semelhantes embasam sua utilização na menopausa e em distúrbios da deficiência em progesterona[56]. Esse fitoterápico inibe a liberação do hormônio folículo-estimulante (FSH) e estimula a liberação do hormônio luteinizante (LH), levando a um aumento indireto de progesterona e normalizando os níveis de prolactina[66].

Segundo o ITF[56], a quantidade utilizada é de 20 a 40 mL de tintura diários e até 3 g de planta seca (uma colher de sopa para cada xícara de água) em infusão no uso interno de até três vezes ao dia, com intervalos inferiores a 12 horas. Destaca-se que umas das preocupações conhecidas é evitar seu uso em pessoas com distúrbios da coagulação sanguínea[36].

Cimicifuga racemosa (cimicífuga ou black cohosh)

A *Cimicifuga racemosa* é uma terapia alternativa utilizada para tratar sintomas vasomotores da menopausa. Esse fitoterápico é indicado no tratamento dos sintomas da menopausa, da hipercolesterolemia e da doença arterial periférica[56]. Em relação a seu mecanismo de ação, alguns estudos indicam que os extratos de metanol de *C. racemosa* contêm substâncias que se ligam aos receptores hormonais estrogênicos.

Segundo o ITF[56], a quantidade utilizada conhecida varia de 40 a 80 mg de extrato padronizado e, geralmente, os efeitos terapêuticos começam após duas semanas, com efeito máximo, geralmente, em oito semanas. É contraindicada a pessoas com sensibilidade à aspirina por conter salicilatos[56].

RECOMENDAÇÕES PARA MULHERES CLIMATÉRICAS

- Promover alimentação e estilo de vida saudáveis[2].
- Controlar o peso corporal[2,29,30].
- Reduzir o tabagismo e moderar o consumo de cafeína e colesterol[2,6, 29,30,55].

167

- Estimular a prática de atividade física[2,7,65].
- Controlar a distribuição calórica da dieta, evitando ganho de peso[1,35].
- Consumir alimentos fontes de fitoestrógenos[2] de acordo com as recomendações clínicas e nutricionais individuais.
- Não consumir refrigerantes[50].
- Reduzir o estresse[2].
- Incluir soja e seus derivados na alimentação[2,7,35].
- Monitorar o consumo de alimentos fontes de cálcio, vitamina D, magnésio, zinco e vitamina E[7,35].
- Realizar acompanhamento clínico multiprofissional[2,7].
- Utilizar fitoterápicos, sob orientação profissional, como alternativa no tratamento do climatério e menopausa[2,4,7,23].

É de relevância clínica o acompanhamento multidisciplinar das mulheres climatéricas para auxiliar no controle e tratamento dos transtornos causados pelas modificações físicas e psíquicas desse período. A realização de um trabalho de conscientização a respeito do climatério auxilia no tratamento das mulheres nessa fase da vida.

As alternativas naturais nos cuidados nutricionais, como uso de fitoterápicos e inclusão de alimentos funcionais, assim como monitoramento do consumo de fontes alimentares de nutrientes essenciais, é fundamental para prevenir e/ou tratar sinais e sintomas do climatério e da menopausa e doenças crônicas a eles associadas.

Portanto, a aplicação dos conceitos da nutrição nos cuidados da mulher climatérica e a prática de ações para minimizar os fatores de risco para a população feminina antes, durante e após a menopausa devem ser estimuladas.

REFERÊNCIAS BIBLIOGRÁFICAS

1. Gallon CW. Perfil nutricional e qualidade de vida de mulheres no climatério. Universidade Federal do Rio Grande do Sul, 2009.
2. Brasil. Ministério da Saúde. Manual de atenção à mulher no climatério e menopausa. Brasília, 2008.
3. Sociedade Portuguesa de Ginecologia. Estratégias para a saúde da mulher na pós-menopausa. Consenso, 2004.
4. Osório MA, Pompei WLM, Fernandes CE. Consenso Brasileiro de Terapêutica Hormonal da Menopausa – Associação Brasileira de Climatério (Sobrac). São Paulo: Leitura Médica, 2014.
5. Gravena AAF, Rocha SC, Romeiro TC, Agnolo CMD, Gil LM, Carvalho MDB, et al. Sintomas climatéricos e estado nutricional de mulheres na pós-menopausa usuárias e não usuárias de terapia hormonal. Rev Bras Ginecol Obstet. 2013.
6. Baptista F, Meyer N. Nutrição, exercício e saúde na rapariga e na mulher. In: Teixeira P, Sardinha L, Barata J. Nutrição, exercício e saúde. Lisboa: Lidel, 2008.
7. Girão MJBC, Marair GFS, Nazario ACP. Volume 1. Diagnóstico e tratamento na transição menopausal e pós-menopausa. São Paulo: Atheneu, 2011.
8. Rannevik G, Jeppsson S, Jonell O, Bjerre B, Laurell-Borulf Y, Svanberg L. A longitudinal study of the perimenopausal transition: altered profiles of steroid and pituitary hormones, SHBG and bone mineral density. Maturitas. 2008.
9. Reed SD, Sutton EL. Menopause. ACP Medicine. 2011.

10. Burguer HG, Dudley EC, Hopper JL, Groome N, Guthrie JR, Green A, et al. Prospectively measured levels of serum follicle-stimulanting hormone, estradiol, and the dimeric inhibins during the menopausal transition in a population-bsed cohort of women. J Clin Endocrinol Metab. 1999;84(11);4025-30.

11. Klein NA, Battaglia DE, Woodruff TK, Padmanabhan V, Giudice LC, Bremner WJ, et al. Ovarian follicular concentrations of activin, follistatin, inhibin, insulin-like growth factor I (IGF-I), IGF-II, IGF-binding protein-2 (IGfBP-2), IGFBP-3, and vascular endothelial growth factor in spontaneous menstrual cycles of normal women of advanced reproductive age. J clin Endocrinol Metab. 2000.

12. Fonseca HP, Scapinelli A, Tsutomu A, Aldrighi JM. Deficiência androgênica na mulher. Rev Assoc Med Bras. 2010.

13. Bandeira F, Graf H, Griz L, Faria M, Lazaretti-Castro M (eds.). Endocrinologia básica e diabetes. 2. ed. Rio de Janeiro: Medbook, 2009.

14. Shanafelt TD, Barton DL. Adjei AA. Patophysiology and treatment of hot flashes. Mayo Clin Proc. 2002;77:1207-18.

15. Walsh B, Schiff J. Vasomotor flushes. In: Hammond CB, Haseltine FP, Schiff I (eds.). Menopause: evaluation, treatment and health concerns. Nova York: AR Liss, 1989.

16. Santos LM. Síndrome do climatério e qualidade de vida: uma percepção das mulheres nessa fase da vida. Revista APS. 2007;10(1):20-6.

17. Valença CN, Nascimento Filho JM, Germano RM. Mulher no climatério: reflexões sobre desejo sexual, beleza e feminilidade. Saúde Soc. 2010;19(2):273-85.

18. Oliveira DM, Jesus MCP, Merighi MAB. Climatério e sexualidade: a compreensão dessa interface por mulheres assistidas em grupo. Texto Contexto Enferm. 2008;17(3):519-26.

19. Pitelli JB. Sexualidade no climatério: influências psicológicas e socioculturais. Rev Bras Sex Hum. 1997;8(2):238-53.

20. Bromberger JT, Assmann SF, Avis NE, Schocken M, Kravitz HM, Cordal A. Persitent mood symptoms in a multiethnic community cohort of pre- and perimenopausal women. Am J Epidemiol. 2003.

21. Landerdahl MC. Mulher climatérica – Uma abordagem necessária ao nível da atenção básica. Nursing. 2002;20-34.

22. Cunha DS. Obesidade e outras alterações metabólicas na menopausa. Intervenção nutricional. Porto: Faculdade de Ciências da Nutrição e Alimentação, 2012.

23. Jesse CS. Terapia nutricional durante o climatério e menopausa. Ijuí: Universidade Regional do Noroeste do Estado do Rio Grande do Sul, 2012.

24. Swaminathan R. Magnesium metabolism and its disorders. Clin Biochem Rev. 2003;24:47-66.

25. Thompson JL, Gylfadottir UK, Moynihan S, Jensen CD, Butterfield GE. Effects of diet and exercise on energy expenditure in postmenopausal women. Am J Clin Nutr 1997;66(4):867-73.

26. Haarbo J, Marslew U, Gotfredsen A, Christiansen C. Postmenopausal hormone replacement therapy prevents central distribution of body fat after menopause. Metabolism. 1991 Dec;40(12):1323-6.

27. Stampfer MJ, Colditz GA. Estrogen replacement therapy and coronary heart disease: a quantitative assessment of the epidemiologic evidence. Prevent Med. 1991 Jan;20(1):47-63.

28. Shills ME, Olson JA, Shike M, Ross AC. Tratado de nutrição moderna na saúde e na doença. 9. ed. Barueri: Manole, 2002.

29. Spirduso WW. Trad.: Paula Bernardi. Dimensões físicas do envelhecimento. Barueri: Manole, 2005.

30. Silva AGH, Cozzolino SMF. Cálcio. In: Cozzolino SMF. Biodisponibilidade de micronutrientes. Barueri: Manole, 2005.

31. Pereira PG. Proteína da soja: os efeitos do seu consumo sobre os diferentes grupos populacionais. Centro Universitário de Brasília. Brasília, 2013.

32. Inderjeeth CA, Poland KE. Management of osteoporosis in older people. J Pharm Pract. 2010.

33. Porfírio E, Fanaro GB. Suplementação com colágeno como terapia complementar na prevenção e tratamento de osteoporose e osteoartrite: uma revisão sistemática. Rev Bras Geriatr Gerontol. 2016.

34. Lotz M, Martel-Pelletier J, Christiansen C, Brandi ML, Bruyère O, Chapurlat R, et al. Value of biomarkers in osteoarthritis: current status and perspectives. Ann Rheum Dis. 2013.

35. Mahan LK, Escott-Stump S. Krause: alimentos, nutrição & dietoterapia. 11. ed. São Paulo: Roca, 2005.

36. Bedani R, Rossi EA. O consumo de cálcio e a osteoporose. Semina: Ciências Biológicas e da Saúde. Semina: Ciências Biológicas e da Saúde. 2005;26(1):3-14.

37. Szejnfeld VL. A pirâmide as evidências clinicas no tratamento da osteoporose. Rev Bras Reumat. 1997.

38. Fonseca AM, Bagnoli VR, Cardoso EB, Assis JS. Climatério: abordagem atual do diagnóstico e tratamento. São Paulo: Moreira Jr, 2009.

39. Rude RK, Shils ME: Magnesium. In: Shils ME, Shike M, Ross AC, Caballero B, Cousins RJ (eds). Modern nutrition in heath and disease. Filadélfia: Lippincott, Williams and Wilkins, 2006.

40. Carbonel AAF, Simões RDS, Baracat MCP, Haidar MA, Baracat EC, Soares JJM. Extrato de soja no tratamento dos sintomas vasomotores no período menopausal. Feminina. set/out 2012.

41. Sena VMGM, Costa LOBF, Costa HLFF. Efeitos da isoflavona de soja sobre os sintomas climatéricos e espessura endometrial: ensaio clínico, randomizado, duplo-cego e controlado. Rev Bras Ginecol Obstet. 2007.

42. Huntley AL, Ernst E. A systematic review of herbal medicinal 2. products for the treatment of menopausal symptoms. Menopause. 2003.

43. Botogoski SR, Lima SMRR, Ribeiro PAAG, Aoki T. Os benefícios do exercício físico para mulheres após a menopausa. Arq Med Hosp Fac Cienc Med Santa Casa São Paulo. 2009.

44. Henrotin Y, Lambert C, Couchourel D, Ripoll C, Chiotelli E. Nutraceuticals: do they represent a new era in the management of osteoarthritis? A narrative review from the lessons taken with five products. Osteoarthr Cartil. 2011.

45. Lanzillotti HL, Lanzillotti RS, Trotte APR, Dias AS, Bornand B, Costa EAMM. Osteoporose em mulheres na pós-menopausa, cálcio dietético e outros fatores de risco. Rev Nutr. 2003 abr/jun;16(2):181-93.

46. Stevenson JC. Determinants of bone density in normal women: risk factors for future osteoporosis? Br Med J. 1989.

47. Genari C. Calcium and vitamin D nutrition and bone disease of the elderly. Public Health Nutrition. 2001;4:547-59.

47. Gallagher JC, Riggs BL. Action of 1.25 dihiroxi-vitamin D3 on calcium balance. Metabolism. 1990.

48. Orimo H, Shiraki M, Hayashi T, Nakamura T. Reduced occurrence of vertebral crush fractures in senile osteoporosis treated with 1 alpha (OH)-vitamin D3. Bone Miner. 1987.

49. Food and Nutrition Board, Institute of Medicine. National Academy of Sciences: dietary reference intakes. Washington, DC: National Academy Press, 1997.

50. Urbanetz AA, Urbanetz LAGLT. Nutrição no climatério. In: Fernandes C. Menopausa: diagnóstico e tratamento. São Paulo: Segmento, 2003. p. 191-9.

51. New SA, Robins SP, Campbell MK, Martin JC, Garton MJ, Bolton-Smith C, et al. Dietary influences on bone mass and bone metabolism: further evidence of a positive link between fruit and vegetable consumption and bone health. Am J Clin Nutr. 2000.

52. Pinheiro MM, Schuch NJ, Genaro PS, Ciconelli RM, Ferraz, MB, Martini LA. Nutrient intakes related osteoporotic fractures in men and women – The Brazilian Osteoporosis Study (BRAZOS). Nutr J. 2009.

53. Ziaei S, Kazemnejad A, Zareai M. The effect of vitamin E on hot flashes in menopausal women. Gynecol Obstet Invest. 2007.

54. Leite SC, Baratto I, Silva R. Consumo de cálcio e risco de osteoporose em um grupo de idosos de guarapuava. RBONE. 2007.

55. Coutinho SMB. Avaliação da ingestão alimentar e a suplementação de cálcio em mulheres no climatério e pós-menopausa. Porto Alegre: PUCRS, 2013.

56. Ávila LC (ed.). Índice terapêutico fitorerápico: ITF. 2. ed. Petrópolis: 2013.

57. Nachtigall LE. Isoflavones in the management of menopause. JBMS. 2001.

58. Nachtigall LE, Nachtigall MJ. Menopausal changes, quality of life, and therapy. Clin Obstet Gynecol. 2004.

59. Nagata C, Takatsuka N, Kawakami N, Shimizu H. Soy product 5. intake and hot flushes in Japanese women: results from a communitybased prospective study. Am J Epidemiol. 2001.

60. Accorsi Neto AC. Efeitos histomorfométricos da isoflavona na pele de mulheres na pós-menopausa. São Paulo: Universidade Federal de São Paulo - Escola Paulista de Medicina, 2005.

61. Miranda MA, et al. Uso etnomedicinal do chá de Morus nigra L. no tratamento dos sintomas do climatério de mulheres de Muriaé, Minas Gerais, Brasil. HU Revista. 2010 jan/mar;36(1):61-8.

62. Lethaby AE, Brown J, Marjoribanks J, Kronenberg F, Roberts H, Eden J. Phytoestrogens for vasomotor menopausal symptoms. Cochrane Database Syst Rev. 2007.

63. Chedraui P, Hidalgo L, San Miguel G, Morocho N, Ross S. Red clover extract (MF 11 CE) supplementation and postmenopausal vaginal and sexual health. Obstet Gynecol. 2006.

64. Oliveira JC. Abordagem farmacológica e terapêutica da Lepidium meyenii Walp. (maca): uma revisão de literatura. Fortaleza, 2011.

65. Medeiros LT. Substituição parcial de farinha de trigo (Triticum aestivum) por farinhas de yacon (Smallanthus sonchifolius) e maca (Lepidium meyenii Walp) na formulação de bolo de chocolate. Universidade Tecnológica Federal do Paraná. Campo Mourão, 2015.

66. Literatura técnica. Agnus Castus. Ficha técnica. Opção Fênix. 2007.

Recomendações nutricionais para mulheres saudáveis. Adaptado de IOM 1998, 2000, 2002

Nutrientes/faixa etária	Mulheres					Gestantes	
	14-18 anos	19-30 anos	31-50 anos	51-70 anos	> 70 anos	14-18 anos	19-50 anos
Vitamina A (µg)	700	700	700	700	700	750	770
Vitamina D (mg)	5*	5*	5*	10*	15*	5*	5*
Vitamina E (mg)	15	15	15	15	15	15	15
Vitamina C (mg)	65	75	75	75	75	80	85
Tiamina (mg)	1,0	1,1	1,1	1,1	1,1	1,4	1,4
Riboflavina (mg)	1,0	1,1	1,1	1,1	1,1	1,4	1,4
Niacina (mg)	14	14	14	14	14	18	18
Vitamina B6 (mg)	1,2	1,3	1,3	1,5	1,5	1,9	1,9
Folato	400	400	400	400	400	600	600
Vitamina B12 (mg)	2,4	2,4	2,4	2,4	2,4	2,6	2,6
Biotina	25*	30*	30*	30*	30*	30*	30*
Colina (mg)	400*	425*	425*	425*	425*	450*	450*
Cálcio (mg)	1.300*	1.000*	1.000*	1.200*	1.200*	1.300*	1.000*
Cromo (µg)	24*	25*	25*	20*	20*	29*	30*
Cobre (µg)	890	900	900	900	900	1.000	1.000
Iodo (mg)	150	150	150	150	150	220	220
Ferro (mg)	15	18	18	8	8	27	27
Magnésio (mg)	360	310	320	320	320	400	350
Manganês (mg)	1,6*	1,8*	1,8*	1,8*	1,8*	2,0*	2,0*
Selênio (µg)	55	55	55	55	55	60	60
Zinco (mg)	9	8	8	8	8	12	11
Sódio (mg)	1,5*	1,5*	1,5*	1,3*	1,3*	1,5*	1,5*
Ácido alfalinolênico (g)	1,1*	1,1*	1,1*	1,1*	1,1*	1,4*	1,4*
Fibras (g)	26*	25*	25*	21*	21*	28*	28*

Recommended Dietary Allowances (RDAs) em negrito e ingestão adequada (AIs) seguida de um asterisco.

REFERÊNCIAS BIBLIOGRÁFICAS

Institute of Medicine. Dietary reference intakes for thiamin, riboflavin, niacin, vitamin B6, folate, vitamin B12, pantothenic acid, biotin, and choline. Washington (DC): National Academy Press, 1998.

Institute of Medicine. Dietary reference intakes for vitamin C, vitamin E, selenium, and carotenoids. Washington (DC): National Academy Press, 2000.

Institute of Medicine. Dietary reference intakes for vitamin A, vitamin K, arsenic, boron, chromium, copper, iodine, iron, manganese, molybdenum, nickel, silicon, vanadium, and zinc. Washington (DC): National Academy Press, 2002.

Institute of Medicine. Dietary reference intakes for energy, carbohydrate, fiber, fat, fatty acids, cholesterol, protein, and amino acids. Washington (DC): National Academy Press, 2002.

Fontes alimentares dos principais nutrientes envolvidos na saúde da mulher

Nutriente	Fontes alimentares
Triptofano	Peixes, ovo, frango, leguminosas (feijões, lentilha, grão-de-bico, soja), arroz integral, leite e iogurte, nozes e castanhas, abacate, banana
Vitamina A e carotenoides	Vitamina A (origem animal): leite e derivados, peixes Carotenoides (origem vegetal): frutas e vegetais amarelo-alaranjadas, vegetais folhosos verde-escuros
Vitamina D	Peixes como salmão, bacalhau, sardinha, gema de ovo, laticínios enriquecidos
Vitamina E	Óleos vegetais (como girassol e milho), sementes, oleaginosas, germe de trigo, abacate
Vitamina C	Frutas, principalmente cítricas, tomate, couve-flor e brócolis
Tiamina	Levedura, carne bovina, frango, cereais integrais, leguminosas, sementes e oleaginosas
Riboflavina	Levedura, leite e derivados, ovo, carne, folhosos, leguminosas
Niacina	Carne, frango, cereais integrais, leveduras, leite e derivados, oleaginosas
Piridoxina	Frango, peixes, carne suína, farelo e germe de cereais integrais, levedura, oleaginosas, banana
Folato	Levedo de cerveja, brócolis, couve, espinafre, quiabo, leguminosas, germe de trigo, suco de laranja
Biotina	Levedo de cerveja, gema de ovo, oleaginosas, arroz integral, vegetais e frutas em geral, especialmente maçã
Zinco	Carne bovina, peixes, aves, cereais integrais, leguminosas e oleaginosas
Magnésio	Vegetais verde-escuros, oleaginosas, semente de abóbora, cereais integrais
Cálcio	Leite e derivados (queijo, iogurte), sardinha, oleaginosas, brócolis, couve, espinafre, tofu
Ferro	Carne bovina, aves, peixes, leguminosas, vegetais verde-escuros
Iodo	Peixes, ovo, queijo, sal iodado
Selênio	Castanha-do-pará, cereais, cogumelos
Cromo	Levedo de cerveja, cereais integrais, cogumelos, oleaginosas, gérmen de trigo e brócolis
Vanádio	Cogumelos, mariscos, salsa e vinho
Manganês	Grãos integrais, oleaginosas, germe de trigo
Colina	Gema do ovo
Ômega 3	Peixes marinhos (salmão, atum, sardinha, arenque), linhaça e chia
Inositol	Frutas cítricas (exceto limão), melão cantaloupe, feijão, grãos integrais e oleaginosas
Coenzima Q10	Abacate, sardinha, brotos e açaí
Ácido alfalipoico	Espinafre, brócolis, tomate, ervilha e couve-de-bruxelas
Prebiótico	Biomassa de banana verde, chicórea, alho, cebola, aspargos, alcachofra, yacon

REFERÊNCIAS BIBLIOGRÁFICAS

Paschoal V, Naves A, Fonseca ABBL. Nutrição clínica funcional: dos princípios à prática. 2. ed. São Paulo: VP, 2014.

Accioly E, Saunders C, Lacerda EMA. Nutrição em obstetrícia e pediatria. 2. ed. reimpressão revisada e atualizada. Rio de Janeiro: Cultura Médica/Guanabara Koogan, 2012.

SUGESTÕES DE CARDÁPIOS COM OS PRINCIPAIS NUTRIENTES ENVOLVIDOS NA SAÚDE DA MULHER

Exemplo de cardápio na candidíase

Refeição	Alimentos	Principais benefícios nutricionais
DESJEJUM	Chá branco Bolacha de arroz integral Geleia de mirtilo sem açúcar	Chá branco (*Camellia sinensis*) Carboidrato sem glúten Antioxidante
COLAÇÃO	Banana com canela	Canela (*Cinnamomum cassia*)
ALMOÇO	Salada de agrião com cenoura ralada Arroz integral Feijão azuki Peixe grelhado com alecrim Molho caseiro com azeite e alho Tangerina	Prebiótico Complexo B Ferro Alecrim (*Rosmarinus officinalis*) Alicina e ômega 9 Vitamina C
LANCHE	Crepioca com orégano Café com óleo de coco	Orégano (*Origanum vulgare*) Óleo de coco (ácido caprílico e láurico)
JANTAR	Salada de rúcula com beterraba ralada Molho caseiro com azeite e alho Batata-doce assada com tomilho Frango grelhado com açafrão	Prebiótico Alicina Tomilho (*Thymus vulgaris*) Curcumina
CEIA	Maça com casca Probiótico	Prebiótico Probiótico

Exemplo de cardápio para endometriose

Refeição	Alimentos	Principais benefícios nutricionais
DESJEJUM	Leite de amêndoas Morango Farelo de aveia	Complexo B e vitamina E Vitamina C Prebiótico
COLAÇÃO	Mix de castanhas	Manganês, magnésio e vitamina E
ALMOÇO	Mix de folhas com brócolis Arroz integral com açafrão Feijão preto Salmão assado Azeite extravirgem Goiaba	Prebiótico Carotenoides Ferro e riboflavina Vitamina D e ômega 3 Ômega 9 e compostos fenólicos Vitamina C
LANCHE	Iogurte natural Linhaça dourada triturada	Cálcio, riboflavina e niacina Ômega 3 e complexo B
JANTAR	Salada de alface, tomate e cebola Omelete Azeite extravirgem Manga	Prebiótico e vitamina C Colina e vitamina D Ômega 3 Vitamina C
CEIA	Pera	Prebiótico

APÊNDICE

Exemplo de cardápio na gestação

Refeição	Alimentos	Principais benefícios nutricionais
DESJEJUM	Suco verde (limão, couve e gengibre) Tapioca com chia Cottage	Folato, magnésio e carotenoides Ômega 3 e prebiótico Cálcio
COLAÇÃO	Castanha-do-pará	Selênio e magnésio
ALMOÇO	Salada de rúcula, cenoura e ovos de codorna Purê de batata baroa Lentilha Sardinha assada Azeite extravirgem Kiwi	Prebiótico, carotenoides, magnésio e colina Carotenoides Ferro Cálcio e iodo Ômega 9 e compostos fenólicos Vitamina C
LANCHE	Iogurte Quinoa em flocos Mamão	Cálcio Ômega 9 e compostos fenólicos
JANTAR	Sopa de mandioquinha com cenoura Frango Biomassa de banana verde Azeite extravirgem	Carotenoides Ferro e zinco Prebióticos Ômega 9 e compostos fenólicos
CEIA	Laranja com bagaço	Prebiótico e vitamina C

Exemplo de cardápio na menopausa

Refeição	Alimentos	Principais benefícios nutricionais
DESJEJUM	Suco de limão com couve Pão árabe integral Pasta de soja com alho-poró	Magnésio e cálcio Complexo B Fitoestrógenos
COLAÇÃO	Iogurte natural	Probiótico e cálcio
ALMOÇO	Salada de agrião com rabanete Aipim assado com alecrim Feijão marrom Soja texturizada Azeite extravirgem Ameixa	Prebiótico Alecrim (*Rosmarinus officinalis*) Ferro e riboflavina Fitoestrógenos e ferro Ômega 9 e compostos fenólicos Prebiótico e flavonoides
LANCHE	Água de coco Crepioca com orégano	Potássio e magnésio Orégano (*Origanum vulgare*)
JANTAR	Sopa de legumes Músculo Biomassa de banana-verde Azeite extravirgem	Magnésio e carotenoides Ferro e zinco Prebióticos Ômega 9 e compostos fenólicos
CEIA	Chá de erva-doce	Erva-doce (*Pimpinella anisum*)

Exemplo de cardápio para SOP

Refeição	Alimentos	Principais benefícios nutricionais
DESJEJUM	Iogurte natural Chia Maçã	Probiótico Ômega 3 Biotina
COLAÇÃO	Mix de castanhas	Cromo e magnésio
ALMOÇO	Salada de acelga com cogumelos Arroz cateto Grão de bico Peixe grelhado com coentro Azeite extravirgem Tangerina	Vanádio Complexo B Ferro e zinco Ômega 3 Ômega 9 e compostos fenólicos Inositol e vitamina C
LANCHE	Chá de hortelã Panqueca de banana com canela Geleia de mirtilo sem açúcar	Hortelã (*Mentha crispa*) Canela (*Cinnamomum cassia*) Antioxidante
JANTAR	Salada de chicória com tomate Omelete de espinafre Azeite extravirgem	Prebiótico e magnésio Alicina Ômega 9 e compostos fenólicos
CEIA	Abacate com cacau em pó	Coenzima Q10

Exemplo de cardápio para SPM

Refeição	Alimentos	Principais benefícios nutricionais
DESJEJUM	Chá de hibisco Pão integral Ricota temperada com orégano e azeite	Hibisco (*Hibiscus sabdariffa*) Complexo B Cálcio
COLAÇÃO	Suco de melancia com gengibre	Gengibre (*Zingiber officinale*)
ALMOÇO	Salada de acelga com aspargos Purê de batata-doce Grão de bico Frango com tomilho Azeite extravirgem Acerola	Prebiótico Carotenoides Ferro Ferro e zinco Ômega 9 e compostos fenólicos Vitamina C
LANCHE	Banana com canela Mix de castanhas	Triptofano e canela (*Cinnamomum zeylanicum*) Selênio e magnésio
JANTAR	Mix de folhas Filé de atum grelhado Azeite extravirgem Caqui	Prebiótico Ferro Ômega 9 e compostos fenólicos Vitamina C
CEIA	Chocolate 70% cacau	Catequinas

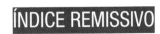

A

Ações fundamentais dos hormônios ovarianos, 6

C

Candidíase vulvovaginal, 83
   abordagem da nutrição funcional no auxílio à prevenção e ao tratamento da candidíase vulvovaginal, 87
      alimentos que favorecem o crescimento fúngico, 88
         ácidos láurico e caprílico, 89
         probióticos e prebióticos, 89
         vitaminas e minerais, 88
   diagnóstico da candidíase vulvovaginal, 85
   fisiopatologia e fatores predisponentes ao desenvolvimento da infecção, 85
   fitoterápicos com atividade antifúngica no tratamento e na prevenção da candidíase, 90
      Allium sativum (alho), 90
      Óleos essenciais: *Origanum vulgare* (orégano), *Thymus vulgaris* (tomilho), *Cinnamomum cassia* (canela) e *Rosmarinus officinalis* (alecrim), 90
      Echinacea purpurea (Echinacea), 92
      Melaleuca alternifolia (óleo de melaleuca), 92
      Tecoma curialis (pau-d'arco), 92
   manifestações clínicas, 84
   tratamento, 87
Classificação das síndromes hipertensivas na gestação, 24
Climatério e menopausa: uma fase na vida das mulheres, 149
   alterações fisiopatológicas associadas ao climatério e à menopausa, 155
      aumento do risco cardiovascular, 157
      modificações na composição e estrutura corporal: aumento de peso e da gordura visceral, 156
      predisposição a disfunções ósseas e articulares, 158
   climatério e menopausa: definições, 150
   climatério e menopausa: impactos psicossociais relacionados às alterações físicas e hormonais, 155
   exames complementares para monitoramento da mulher climatérica, 159
   fisiologia do climatério e da menopausa: diagnóstico, sinais e sintomas, 150
      modificações hormonais: efeitos no organismo da mulher climatérica, 153
   fitoterápicos: uma alternativa no tratamento do climatério e da menopausa, 165
      Cimicifuga racemosa (cimicífuga ou *black cohosh*), 167
      Glycine max L. (soja), 165
      Lepidium meyenii (maca-peruana), 166
      Morus nigra (amora), 166
      Trifolium pratense L. (trevo-vermelho), 166
      Vitex agnus castus (agnocasto), 167
   nutrição funcional nos cuidados nutricionais da mulher climatérica, 161

ÍNDICE REMISSIVO

ação do colágeno hidrolisado no organismo, 162

cálcio, vitamina D e magnésio: funções metabólicas nas mulheres climatéricas, 162

fatores e condutas alimentares importantes no tratamento nutricional, 164

fatores e condutas alimentares inadequadas no tratamento nutricional, 164

fitoestrógenos: efeitos funcionais no organismo da mulher, 161

recomendações para mulheres climatéricas, 167

tratamento do climatério e da menopausa, 159

Concentrações séricas de hormônios durante a transição para menopausa e pós-menopausa, 152

Critérios diagnósticos para a SOP, 100

E

Efeitos cardioprotetores do estrogênio, 157

Endometriose, 121

abordagem nutricional na endometriose: a nutrição funcional como parte integrante do tratamento, 130

ácidos graxos ômega 3, 131

alimentos não recomendados para pacientes portadoras de endometriose, 135

cálcio e magnésio, 133

frutas, vegetais e fibras, 131

N-acetilcisteína, 135

polifenóis, 134

probióticos, 134

vitamina D, 132

vitaminas C e E, 131

vitaminas do complexo B, 133

zinco e selênio, 132

alternativas para tratamento da endometriose e melhora na qualidade de vida da paciente, 129

tratamento cirúrgico e/ou medicamentoso, 129

epidemiologia, 122

fitoterápicos como terapia coadjuvante no manejo da endometriose, 135

Angelica sinensis, 136

Calendula officinalis (calêndula), 137

Centella asiática, 137

Chelidonium majus (erva-andorinha), 137

Curcuma longa (cúrcuma), 138

Glycyrrhiza glabra (alcaçuz), 136

outros fitoterápicos utilizados na endometriose, 139

Phytolacca americana (caruru-de-cacho), 136

Uncaria tomentosa (unha-de-gato), 138

Zingiber officinale (gengibre), 138

manifestações clínicas na endometriose, 128

métodos diagnósticos da endometriose, 123

teorias etiopatogênicas e fatores de risco para o desenvolvimento da doença, 124

Esquema do eixo hipotálamo-hipófise na secreção de esteroides sexuais na mulher, 2

Esquema do sistema de controle gonadal por meio da geração de pulsos de GnRH pelos neurônios do eixo hipotálamo ventrobasal em três etapas da vida, 7

Estágios do envelhecimento ovariano, 151

Exames bioquímicos de acompanhamento da SOP e rastreamento de risco metabólico, 107

Exemplo de cardápio na candidíase, 176

Exemplo de cardápio na gestação, 177

Exemplo de cardápio na menopausa, 177

Exemplo de cardápio para endometriose, 176

Exemplo de cardápio para SOP, 178

Exemplo de cardápio para SPM, 178

F

Fatores alimentares que devem ser evitados e/ou controlados pela mulher climatérica, 164

Fontes alimentares dos principais nutrientes envolvidos na saúde da mulher, 175

G

Ganho de peso recomendado de acordo com o índice de massa corporal pré-gestacional, 20

Grupo de genes e frequência de correlação positiva com endometriose, 127

H

Hormônios na gestação e seus principais efeitos, 19

Hormônios sexuais femininos, controle hormonal do ciclo reprodutivo e ciclo menstrual, 1
    endométrio e o ciclo menstrual, 8
        ciclo menstrual, 9
        fase folicular, proliferativa ou estrogênica, 10
        fase ovulatória e mecanismo de ovulação, 10
        fase secretória, progestacional ou luteínica, 11
    hormônios sexuais femininos e controle do ciclo reprodutivo, 2

I

Índice de Kupperman, 154

M

Manifestações clínicas da SOP em diferentes idades, 102

Métodos diagnósticos da endometriose, 123

ÍNDICE REMISSIVO

N

Nutrição na saúde da gestante, 17
  abordagem nutricional na gestação, 26
    ácidos graxos poli-insaturados, 39
    alimentos não recomendados na gestação, 45
      adoçantes artificiais, 45
      bebida alcoólica, 46
      cafeína, 45
    cálcio, 34
    colina, 38
    cranberry, 44
    ferro, 27
    folato, 38
    gengibre, 44
    iodo, 31
    magnésio, 34
    piridoxina, 37
    prebióticos, 42
    probióticos, 41
    selênio, 30
    vitamina A, 35
    vitamina C, 36
    vitamina D, 36
    zinco, 28
  avaliação nutricional da gestante, 20
    avaliação antropométrica e ganho de peso, 20
    avaliação clínica, 20
    exames laboratoriais, 21
  gestação e alterações hormonais, 19
  importância da atividade física na gestação, 47
  intercorrências na gestação, 23
    anemia ferropriva, 24
    diabetes gestacional, 23
    infecção urinária, 26
    síndromes hipertensivas, 24
  modificações metabólicas e funcionais na gestação, 18
  sintomas comuns na gestação, 21
    constipação e hemorroidas, 22
    náuseas e vômitos, 21
    picamalacia, 22
    pirose e refluxo, 22
  uso de fitoterápicos na gestação, 47

P

Principais alimentos que favorecem o crescimento da *Candida* spp, 88
Principais sintomas da SPM, 65
Principais valores laboratoriais normais para gestantes, 21
Produção e concentração sérica de estrógenos no ciclo menstrual em mulheres normais, 4

R

Recomendações nutricionais para mulheres saudáveis, 174
Resistência periférica à insulina e SOP, 105
Resumo das manifestações clínicas da endometriose, 129
Riscos e benefícios da terapia de reposição hormonal, 160
Roteiro diagnóstico da endometriose, 124

S

Sinais clínicos de boa nutrição na gestante, 21
Síndrome do ovário policístico, 99
  abordagem nutricional funcional na síndrome do ovário policístico, 108
    ácido alfalipoico, 111
    ácidos graxos ômega 3, 110
    biotina, 111
    coenzima Q10, 112
    cromo, 109
    índice glicêmico e carga glicêmica, 109
    inositol, 112
    magnésio, 110
    N-acetilcisteína, 111
    vanádio, 110
    vitamina D, 111
    zinco, 110
  diagnóstico da síndrome do ovário policístico, 100
  exame clínico, 106
  fisiopatologia da síndrome do ovário policístico, 101
    alterações hormonais, 101
    esteroidogênese anormal, 101
  fitoterápicos na síndrome do ovário policístico, 112
    Camellia sinensis, 112
    Cimicifuga racemosa, 113
    Cinnamomum zeylanicum (canela), 112
    Gymnema sylvestre, 113
    Mentha crispa (hortelã), 113

Mucuna pruriens, 113
Panax ginseng (ginseng asiático), 113
Urtica dioica e *Pygeum africanum*, 113
principais manifestações clínicas, 102
acantose nigricans, 105
acne, 103
alopecia androgênica, 103
disfunção menstrual, 103
hiperandrogenismo, 104
hirsutismo, 102
infertilidade, 103
obesidade, 104
outras complicações, 106
resistência à insulina, 104
síndrome metabólica, 106
tratamento da síndrome do ovário policístico, 106
exames importantes no controle da síndrome do ovário policístico, 107
importância da atividade física na síndrome do ovário policístico, 108
Síndrome pré-menstrual, 63
abordagem nutricional na síndrome pré-menstrual, 69
cálcio, 71
carboidratos, 69
magnésio, 71
manganês, 72
piridoxina, 70
triptofano, 70
vitamina E, 72
alimentos a serem evitados na síndrome pré-menstrual, 72
diagnóstico, 65
fitoterapia no manejo dos sintomas da síndrome pré-menstrual, 72
Angelica sinensis, 76
Borago officinalis L. (óleo de borragem), 73
Cimicifuga racemosa, 75
Isoflavonas, 74
Oenothera biennis L. (óleo de prímula), 73
Passiflora incarnata, 75
Valeriana officinalis, 75
Vitex agnus-castus L., 74
Zingiber officinale (gengibre), 74
mecanismos envolvidos na etiologia da síndrome pré-menstrual, 66
estrogênio x neurotransmissores, 67
progesterona x neurotransmissores, 68
sintomas, 64
tratamento e melhora da qualidade de vida em pacientes com síndrome pré-menstrual, 68

Sugestões de cardápios com os principais nutrientes envolvidos na saúde da mulher, 176

T

Taxas de produção e concentração sérica de estrógenos no ciclo menstrual em mulheres normais, 4

V

Valores para classificação dos alimentos de acordo com o índice glicêmico e a carga glicêmica, 109

Via biossintética de esteroides para a conversão do substrato colesterol em progestinas, andrógenos e estrógenos, 4